·大国医经典医案赏析系列·

张锡纯

经典医案赏析

总主编　李家庚

主　编　叶　勇

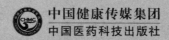
中国健康传媒集团
中国医药科技出版社

内 容 提 要

张锡纯（1860～1933年），字寿甫，河北盐山人，近代著名医家，医学衷中参西第一人。

本书以《医学衷中参西录》为蓝本，对其中137个医案进行赏析。用通俗易懂、简洁明了的语言，分析张氏的辨证思路、组方原则、用药特点及配伍技巧，以启迪后学。

图书在版编目（CIP）数据

张锡纯经典医案赏析 / 叶勇主编. —北京：中国医药科技出版社，2015.1
（大国医经典医案赏析系列）
ISBN 978-7-5067-7076-7

Ⅰ. ①张⋯ Ⅱ. ①叶⋯ Ⅲ. ①医案－汇编－中国－近代 Ⅳ. ①R249.6

中国版本图书馆CIP数据核字（2014）第246972号

美术编辑　陈君杞
版式设计　郭小平

出版　**中国健康传媒集团**｜中国医药科技出版社
地址　北京市海淀区文慧园北路甲22号
邮编　100082
电话　发行：010-62227427　邮购：010-62236938
网址　www.cmstp.com
规格　710×1020mm $\frac{1}{16}$
印张　17 $\frac{1}{4}$
字数　219千字
版次　2015年1月第1版
印次　2024年2月第7次印刷
印刷　大厂回族自治县彩虹印刷有限公司
经销　全国各地新华书店
书号　ISBN 978-7-5067-7076-7
定价　35.00元

前　言

　　医案，古时称为诊籍、脉案及方案，现在亦称为病案、案典。医案是中医临床实践的记录，体现了理法方药的具体运用。中医医案起源极早，其萌芽可追溯到周代，《左传》及先秦诸子著作中亦散在记载关于医家诊治疾病的过程，可视为医案之雏形。现存最早且记录比较完整的病案为淳于意的诊籍，每则载有患者姓氏、住址、职务、病名、脉象、治法及预后等内容，涉及内、外、伤、妇、儿各科病证，诊法以脉为主，兼有病机分析，治法有药物、针刺、熏洗等，用药或汤或丸或酒。秦汉以降，医学崇尚方书，直至隋唐五代，医案未能取得突破性发展。宋金元时期为医案空前发展的阶段，宋代许叔微的《伤寒九十论》，是我国现存最早的医案专著。该书将常见的伤寒病证方分为90种，每证一案。立案严谨，内容全面完整，且以《内经》、《难经》、《伤寒论》等经典著作为依据，对医案加以剖析，颇有启发。然纵览许多名家医案，其并非简单的诊疗纪实，也不同于一般的病历记录，而是取材于大量病案中的验案总结，蕴涵着医家心法和创意，反映了医家临床经验和学术特点，启迪思维，给人以智慧。因此，医案不仅是医学发展的奠基石，也是中医理论形成的最基本元素。

　　大国医是指在中医药历史发展过程中，具有较大声望和非凡中医造诣，对中医药事业发展具有推动作用的著名中医。《大国医经典医案赏析系列》，收集明清及民国时期著名中医医家如喻嘉言、尤在泾、叶天士、吴鞠通、程杏轩、王旭高、费伯雄、陈莲舫、张聿青、丁甘仁、张锡纯、曹颖甫、章次公等的经典医案，这13位医家均为当时名噪一时，并对后世影响深远的中医大家。丛书以各医家医案为分册，以临床各科常见疑难病为主题，内容涉及内、外、妇、儿等临床各科，选录医家具有较高临床价值的病案进行分析、辨别、评按。

总的编写原则：依据医家原病案体例，始录该医家原始病案，后对该病案进行赏析，重点揭示案例之精要，指明名医独特之学术思想、知常达变之诊治技巧和用药特色。力求使整个内容突出科学性、先进性、实用性，更进一步贴合临床。

是书由湖北中医药大学李家庚教授担任总主编，各分册主编聘请湖北中医药大学、湖北省中医院、武汉市中医院、华中科技大学协和医院、武汉大学人民医院、江汉大学、湖北省高等中医药专科学校等单位的知名中医药专家领衔。几经寒暑，焚膏继晷，数易其稿，终得完功。然因时间仓促，编者学识有限，古今语言差距，理解角度有别，难免挂一漏万，或有未合之处，尚祈学者不吝赐教，以便再版时修改。

大国医经典医案赏析系列编委会

2014年9月24日于武昌

编者的话

张锡纯（1860~1933年），字寿甫，河北盐山人。出生于累世业儒的书香之家，少时广泛涉猎经史子集，读书之暇随父习医。1893年因科举不第，转攻医学，各家典籍，深究博览，采撷精华，独探奥妙，卓然自成一家。为人治病，往往力排众议，独任其责，群医束手之证，常能力挽沉疴，远近咸服其胆识。1911年投戎武汉为军医正，1918年在沈阳创立达中医院。1924年直奉战时悬壶于河北沧县，临证救难，常能起死回生，医名日噪。其时与吴郡陆晋笙、泰兴杨如侯、香山刘蔚楚同列，人赞谓"医林四大家"。又与慈溪张生甫、嘉定张山雷齐名，世誉之"名医三张"。与冉雪峰有"南冉北张"之说。他主张衷中参西，以中医为主体，沟通中西医医学。中西医应互取所长，补己之短。遵古而不泥古，参西而不背中。为我国早期主张中西医汇通派人物之一。1928年寓居天津，办天津"国医函授学校"，设"中西汇通医社"，努力培养后学，弟子私淑半天下。1933年秋病逝，享年74岁。

《医学衷中参西录》是张锡纯一生临床经验的心血结晶，理论联系实际的典范。当时《山西医学杂志》称之为"医书中第一可法之书"，《绍兴医报》称之为"医家必读之书"。据《奉天医学杂志》记载，朝鲜人称为"至贵至宝之救命书"，"从此知《衷中参西录》实为医学家不可不备之要书也"。自成书以来，历经增删修订，多次付梓印行。目前，国内版本总计有几十种之多，可见该书之价值。

张锡纯《医学衷中参西录》中医案部分，内容丰富，分类清楚，记载项目，尤能要言不繁，简而不漏，首尾完整，层次井然，可为医案的范例，后来的津梁。它不仅是张氏学术思想载体，也凸显了张氏学术特长。在张氏医案的叙述中，对气独具见解，创升陷汤治疗大气下陷证；重用萸肉救脱；发扬生石膏的治热病的功效，创制了中西药合用的方剂，如"石膏阿司匹林汤"以石膏清里热治渴，阿司匹林解表热以除周身壮热，表里双解，体现了他主张的"不妨以西药治其标，中药治其本，则见效必速"的汇通思想；创立丰富多彩的虚痨治方；对当时霍乱防治提出"治霍乱当以解毒之药为主，以助心活血之药为佐，以调阴阳奠中土之药为使"，具有一定的实践意义。

为了继承和传播张锡纯的学术思想，本书以《医学衷中参西录》书中医案部分为蓝本，选录十八门疾病医案进行分类整理，案后加赏析，其赏析原则，秉持有一得，书一语，避免无病呻吟、信马由缰。由于张氏胆识过人、学验俱丰，辨证常能独辟蹊径，用药经验独到、自成一家，而著者学识有限、经验不足，所以诚惶诚恐，谨言慎笔，以免词不达意。为了彰显国粹之真谛，存续中医之命脉，虽无咏絮之才，但确怀苦吟之心，不揣冒昧，解读张氏医案。试图用通俗易懂、简洁明了的语言，解析张氏的辨证思路、组方原则、用药特点以及配伍技巧，结合自身的临床实践，加深对张氏医学学术思想精髓的理解，以期为研习提供捷径。为保持张锡纯医案的原貌，所录医案中药物的剂量均沿用原单位。

由于编者的水平有限，加之时间仓促，书中不妥之处在所难免。恳请同道专家学者及广大读者，不惜赐教，予以指正！

编者

2014年10月

目录

虚劳喘嗽门

气病门

血病门

脑充血门

肠胃病门

头部病门

肢体疼痛门

肿胀门

黄疸门

痢疾门

大小便病门

不寐病门

痫痉癫狂门

伤寒门

温病门

虚劳喘嗽门

案1 虚劳证阳亢阴亏

天津张媪，年九十二岁，得上焦烦热病。

病因 平素身体康强，所禀元阳独旺，是以能享高年。至八旬后阴分浸衰，阳分偏盛，胸间恒觉烦热，延医服药多用滋阴之品始愈。迨至年过九旬，阴愈衰而阳愈亢，仲春阳气发生烦热，旧病反复甚剧。

证候 胸中烦热异常，剧时若屋中莫能容，恒至堂中，当户久坐以禽收庭中空气。有时，觉心为热迫怔忡不宁。大便干燥四五日一行，甚或服药始通。其脉左右皆弦硬，间现结脉，至数如常。

诊断 证脉细参，纯系阳分偏盛阴分不足之象。然所以享此大年，实赖元阳充足。此时阳虽偏盛，当大滋真阴以潜其阳，实不可以苦寒泻之。至脉有结象，高年者虽在所不忌，而究系气分有不足之处，宜以大滋真阴之药为主，而少加补气之品以调其脉。

处方 生怀山药一两　玄参一两　熟怀地黄一两　生怀地黄八钱　天冬八钱　甘草二钱　大甘枸杞八钱　生杭芍五钱　野台参三钱　赭石六钱,轧细　生鸡内金二钱, 黄色的捣

共煎三大盅，为一日之量，徐徐分多次温饮下。

方解 方中之义，重用凉润之品以滋真阴，少用野台参三钱以调其脉。犹恐参性温升不宜于上焦之烦热，又倍用生赭石以引之下行，且此证原艰于大便，赭石又能降胃气以通大便也。用鸡内金者，欲其助胃气以运化药力

也；用甘草者，以其能缓脉象之弦硬，且以调和诸凉药之性也。

效果 每日服药一剂至三剂，烦热大减，脉已不结，且较前柔和。遂将方中玄参、生地黄皆改用六钱，又加龙眼肉五钱，连服五剂，诸病皆愈。

【赏析】

虚劳是指脏腑劳伤，气血阴阳中两种或多种因素虚损所致的各种慢性虚弱性疾病的总称。其病名提出首见于《金匮要略·血痹虚劳病脉证并治》篇，历代医家对虚劳亦有独到的论述，如张景岳在《景岳全书·杂证谟·虚损》中指出："凡劳伤虚损，五脏各有所主，而惟心脏最多"；而李中梓在虚劳治疗中则更重视脾肾，其在《医宗必读·虚劳》中指出："夫人之气，不属于气，即属于血，五脏六腑，莫能外焉。而独举脾肾者，水为万物之元，土为万物之母，二脏安和，一身皆治，百疾不生。"结合临床，虚劳治疗中应多重视脾肾，心亦不可忽视。此案患者耄耋之年，本阴衰阳亢也，值仲春阳气生发，引旧疾反复，觉胸中烦闷异常，心悸怔忡，大便干结，脉弦数或结。内外阳合，阴液叠亏，属于元阳浮越真阴不足之证。虑其年事已高，不可苦寒泻下，治疗上以补养真阴为主兼以健运脾胃调理后天之本。张锡纯运用山药、玄参、地黄、天冬等滋阴药物以资真阴。山药之性，能滋补又能利湿，能滑润又能收涩，是以能补肺、肾、脾胃也。且其含蛋白质最多，在滋补药中诚为无上之品，特性甚和平。用野台参以补助气分，与玄参、天冬之凉润者并用，又能补助阴分。且虑其升补之性，与上焦烦热者不宜，故又佐以赭石之重镇最胜者，使上焦之逆气浮火顺流而下，赭石始载于《神农本草经》，其色赤，性微凉，能生血兼能凉血，而其质重坠，又善镇逆气，降痰涎，止呕吐，通燥结，用之当能建奇效。故用赭石降胃气以通大便，适用于大便干结不通之证；鸡内金，鸡之胃也，其中原含有稀盐酸，味酸而性微温，中有瓷、石、铜、铁皆能消化，知其善化瘀积，更为健补脾胃之妙品。故用鸡内金助胃气以运药力。用甘草以调和药性，诸药合用，共奏益气滋阴之效。服之，烦热大减，遂加重玄参、生地黄剂量，再加温补之龙眼肉以补益心脾，养血安神，诸病皆愈。整体观之，本案例充分体现了中医学壮水之主以制阳光的治疗思想。

案2　虚劳兼劳碌过度

天津宁氏妇，年近四旬，素病虚劳，偶因劳碌过甚益增剧。

病因　处境不顺，家务劳心，饮食减少，浸成虚劳，已病倒卧懒起床矣。又因讼事，强令公堂对质，劳苦半日，归家病大加剧。

证候　卧床闭目，昏昏似睡，呼之眼微开不发言语，有若能言而甚懒于言者。其面色似有浮热，体温38.8℃，问其心中发热乎？觉怔忡乎？皆颔之。其左脉浮而弦硬，右脉浮而芤，皆不任重按，一息六至。两日之间，惟少饮米汤，大便数日未行，小便亦甚短少。

诊断　即其脉之左弦右芤，且又浮数无根，知系气血亏极有阴阳不相维系之象。是以阳气上浮而面热，阳气外越而身热，此乃虚劳中极危险之证也。所幸气息似稍促而不至于喘，虽有咳嗽亦不甚剧，知尤可治。斯当培养其气血，更以收敛气血之药佐之，俾其阴阳互相维系，即可安然无虞矣。

处方　野台参四钱　生怀山药八钱　净萸肉八钱　生龙骨八钱，捣碎　大甘枸杞六钱　甘草二钱　生怀地黄六钱　玄参五钱　沙参五钱　生赭石五钱，轧细　生杭芍四钱

共煎汤一大盅，分两次温饮下。

复诊　将药连服三剂，已能言语，可进饮食，浮越之热已敛，体温度下降至37.6℃，心中已不发热，有时微觉怔忡，大便通下一次，小便亦利，遂即原方略为加减俾再服之。

处方　野台参四钱　生怀山药一两　大甘枸杞八钱　净萸肉六钱　生怀地黄五钱　甘草二钱　玄参五钱　沙参五钱　生赭石四钱，轧细　生杭芍三钱　生鸡内金钱半，黄色的捣

共煎汤一大盅，温服。

方解　方中加鸡内金者，因虚劳之证，脉络多瘀，《金匮》所谓血痹虚劳也。用鸡内金以化其血痹，虚劳可以除根，且与台参并用，又能运化参之

补力不使作胀满也。

效果 将药连服四剂，新得之病全愈，其素日虚劳未能尽愈。俾停服汤药，日用生怀山药细末煮粥，少加白糖当点心服之。每服时送服生鸡内金细末少许以善其后。

【赏析】

此医案中患者平素烦劳过度，损伤五脏，因而患虚劳之病。《素问·宣明五气》云："久视伤血，久卧伤气，久坐伤肉，久立伤骨，久行伤筋。"患者长期劳力过度，耗伤正气而积劳成疾，又因近日讼事，劳神过度，七情致病直中脏腑，致虚劳发热，气短懒言，怔忡，面色浮热，食少，大便数日未行，小便短少，其脉之左弦右芤，浮数无根，系气血亏极有阴阳不相维系之象。阳浮面热，乃虚劳中极危险之证也。初诊用山药、玄参、沙参、地黄补阴药物，寓意阴中求阳，阴阳互补，顺接阴阳之气也。野台参即野生之党参，《本草正义》曰：党参力能补脾养胃，润肺生津，健运中气，本与人参不相甚远。其有可贵者，则健脾运而不燥，滋胃阴而不湿，润肺而不犯寒凉，养血而不偏滋腻，鼓舞清阳，振动中气，而无刚燥之弊。枸杞性味甘平，具有养肝，滋肾，润肺的作用。诸药合用，共奏补益气血，续接阴阳之功效。复诊已能言语，进饮食，浮越之热已敛，心中已不发热，时觉怔忡，二便通利。加鸡内金再服四剂，化瘀而消血痹，运化参之补力，后用生怀山药细末煮粥，少加白糖送服生鸡内金细末少许以善其后。此举虽小但令患者受益，充分体现中医学治病药食同源观念。

案3 肺劳咳嗽由于伏气化热所伤证

沈阳高某某，三十二岁。因伏气化热伤肺，致成肺劳咳嗽证。

病因 腊底感受寒凉，未即成病，而从此身不见汗。继则心中渐觉发热，至仲春其热加甚，饮食懒进，发生咳嗽，浸成肺劳病。

证候 其咳嗽昼轻夜重，时或咳而兼喘，身体羸弱，筋骨酸疼，精神时昏愦，腹中觉饥而饮食恒不欲下咽。从前惟心中发热，今则日时身恒觉热。大便燥，小便短赤，脉左右皆弦长，右部重按有力，一息五至。

诊断 此病之原因，实由伏气化热久留不去。不但伤肺而兼伤及诸脏腑也。按此证自述，因腊底受寒，若当时即病，则为伤寒矣。乃因所受之寒甚轻，不能即病，惟伏于半表半里三焦脂膜之中，阻塞气化之升降流通，是以从此身不见汗，而心渐发热。迨时至仲春，阳气萌动，原当随春阳而化热以成温病（《内经》谓"冬伤于寒，春必病温"），乃其所化之热又非如温病之大热暴发能自里达表，而惟缘三焦脂膜散漫于诸脏腑，是以胃受其热而懒于饮食，心受其热而精神昏愦，肾受其热而阴虚潮热，肝受其热而筋骨酸疼，至肺受其热而咳嗽吐痰，则又其显然者也。治此证者，当以清其伏气之热为主，而以滋养津液药辅之。

处方 生石膏一两，捣碎　党参三钱　天花粉八钱　玄参八钱　生杭芍五钱　甘草钱半　连翘三钱　滑石三钱　鲜茅根三钱　射干三钱　生远志二钱

共煎汤一大盅半，分两次温服。若无鲜茅根，可以鲜芦根代之。

方解 方中之义，用石膏以清伏气之热，而助之以连翘、茅根，其热可由毛孔透出；更辅之以滑石、杭芍，其热可由水道泻出；加花粉、玄参者，因石膏但能清实热，而花粉、玄参兼能清虚热也；用射干、远志者，因石膏能清肺宁嗽，而佐以射干、远志，更能利痰定喘也；用甘草者，所以缓诸凉药之下趋，不欲其寒凉侵下焦也；至加党参者，实仿白虎加人参汤之义，因身体虚弱者，必石膏与人参并用，始能逐久匿之热邪外出也。

复诊 将药连服四剂，热退三分之二，咳嗽吐痰亦愈强半，饮食加多，脉象亦见缓和。知其伏气之热已消，所余者惟阴虚之热也，当再投以育阴之方，俾多服数剂自能全愈。

处方 生怀山药一两　大甘枸杞八钱　玄参五钱　生怀地黄五钱　沙参五钱　生杭芍三钱　生远志二钱　川贝母二钱　生鸡内金钱半，黄色的捣　甘草钱半

共煎汤一大盅温服。方中加鸡内金者，不但欲其助胃消食，兼欲借之以化诸药之滞泥也。

效果 将药连服五剂，病遂全愈。而夜间犹偶有咳嗽之时，俾停服汤药，日用生怀山药细末煮作粥，调以白糖当点心服之以善其后。

【赏析】

此案肺劳咳嗽乃伏气化热所伤。患者初感风寒，受之甚轻，寒郁化热，以成温病，乃伏气化热也。《素问·生气通天论》及《素问·阴阳应象大论》云："冬伤于寒，春必温病。"感受寒邪，邪阻气化，升降失司。仲春阳动，邪气郁闭，内外热合，遂发此病。伏气化热伤肺则咳喘，伤肝则羸弱，筋酸骨疼，伤心则精神昏愦，伤胃则饥而不欲下咽。初诊用石膏清气分之热。石膏性味辛甘大寒，生用清热泻火，除烦止渴，为清泻肺胃气分实热之要药。《名医别录》曰石膏："除时气头痛身热，三焦大热，皮肤热，肠胃中膈热，解肌发汗；止消渴烦逆，腹胀暴气喘息，咽热。"加连翘、茅根，助石膏清热，使热从肤解；加滑石、杭芍，使热从下焦泻出。滑石者，利窍清热也，《本草纲目》云："滑石利窍，不独小便也。上能利毛腠之窍，下能利精溺之窍。盖甘淡之味，先入于胃，渗走经络，游溢精气，上输于肺，下通膀胱。肺主皮毛，为水之上源。膀胱司津液，气化则能出。故滑石上能发表，下利水道，为荡热燥湿之剂。"加玄参、天花粉，利痰定喘；加党参，扶助正气，鼓邪外出；甘草有滋阴清热之功效。患者热退三分之二，咳痰亦愈强半，此气分实热已解，余热乃阴虚引起，故加滋阴药物善后之病情乃愈。

反思：冬天偶感小寒，未能及时处理，驱寒外出，乃酿成大祸。千里之堤毁于蚁穴。小的外感病，乃大病之开端。病者应牢记，每遇外感病，应及时就诊，不应松懈，降低风险。

案4 虚劳咳嗽兼外感实热证

抚顺一童，九岁，因有外感实热久留不去，变为虚劳咳嗽证。

病因 从前曾受外感，热入阳明。医者纯用甘寒之药清之，致病愈之后，犹有些些余热稽留脏腑，久之阴分亏耗，浸成虚劳咳嗽证。

证候 心中常常发热，有时身亦觉热，懒于饮食，咳嗽频吐痰涎，身体瘦弱。屡服清热宁嗽之药，即稍效病仍反复，其脉象弦数，右部尤弦而兼硬。

诊断 其脉象弦数者，热久涸阴血液亏损也。其右部弦而兼硬者，从前外感之余热，犹留滞于阳明之腑也。至其咳嗽吐痰，亦热久伤肺之现象也。欲治此证，当以清其阳明余热为初步，热清之后，再用药滋养其真阴，病根自不难除矣。

处方 生石膏两钱半，捣细　大潞参三钱　玄参五钱　生怀山药五钱　鲜茅根三钱　甘草二钱

共煎汤一盅半，分两次温饮下。若无鲜茅根时，可用鲜芦根代之。

方解 此方即白虎加人参汤以玄参代知母，生山药代粳米，而又加鲜茅根也。盖阳明久郁之邪热，非白虎加人参汤不能清之，为其病久阴亏，故又将原方少为变通，使之兼能滋阴也。加鲜茅根者，取其具有升发透达之性，与石膏并用，能清热兼能散热也。

复诊 将药煎服两剂，身心之热大减，咳嗽吐痰已愈强半，脉象亦较前和平。知外邪之热已清，宜再用药专滋其阴分，俾阴分充足自能尽消其余热也。

处方 生怀山药一两　大甘枸杞八钱　生怀地黄五钱　玄参四钱　沙参四钱　生杭芍三钱　生远志二钱　白术二钱　生鸡内金二钱，黄色的捣　甘草钱半

共煎汤一盅温服。

效果 将药连服三剂，饮食加多，诸病皆愈。

方解 陆九芝谓："凡外感实热之证，最忌但用甘寒滞泥之药治之。其病纵治愈，亦恒稽留余热；永锢闭于脏腑之中，不能消散，致热久耗阴，浸成虚劳，不能救药者多矣。"此诚见道之言也。而愚遇此等证，其虚劳不至过甚，且脉象仍有力者，恒治以白虎加人参汤，复略为变通，使之退实热兼能退虚热，约皆可随手奏效也。

【赏析】

此患者因外感实热，医生纯用清法，过用甘寒之品清之，实热虽清，余热稽留，耗伤阴分，见心热身热，懒于饮食，咳吐痰涎，身体瘦弱，脉弦

数。证属虚劳咳嗽兼外感实热证。初诊用生石膏、大潞参、甘草等清实热，取白虎加人参汤之意。用玄参代知母，生山药代粳米，加强滋阴效果；加白茅根，取升达透热之性，清热亦散热。《本草正义》："白茅根，寒凉而味甚甘，能清血分之热而不伤于燥，又不黏腻，故凉血而不虑其积瘀，以主吐衄呕血。却降火逆，其效甚捷。"复诊患者身心热大减，咳痰已愈强半，脉象较前和平。可知实热基本已清，可用一些滋阴药物以消除余热。加地黄、沙参滋阴，枸杞、杭芍敛阴益肾，服三剂后，病愈。从此医案我们可得到警示：治病时不可一味见热即只清热，当究其病因，了解邪从何得，否则易造成余邪留于体内，留下病根。

案5 劳热咳嗽

邻村许姓学生，年十八岁，于季春得劳热咳嗽证。

病因 秉性刚强，劳心过度；又当新婚之余，或年少失保养，迫至春阳发动，渐成劳热咳嗽证。

证候 日晡潮热，通夜作灼，至黎明得微汗其灼乃退。白昼咳嗽不甚剧，夜则咳嗽不能安枕。饮食减少，身体羸瘦，略有动作即气息迫促。左右脉皆细弱，重按无根，数逾七至。夫脉一息七至，即难挽回，况复逾七至乎？犹幸食量犹佳，大便干燥（此等证忌滑泻），知犹可治。拟治以峻补真阴之剂，而佐以收敛气化之品。

处方 生怀山药一两 大甘枸杞八钱 玄参六钱 生怀地黄六钱 沙参六钱 甘草三钱 生龙骨六钱,捣碎 净萸肉六钱 生杭芍三钱 五味子三钱,捣碎 牛蒡子三钱,捣碎

共煎汤一大盅，温服。

方解 五味入汤剂，药局照例不捣。然其皮味酸，核味辛，若囫囵入煎则其味过酸，服之恒有满闷之弊。故徐灵胎谓宜与干姜之味辛者同服。若捣碎入煎，正可惜其核味之辛以济皮味之酸，无事伍以干姜而亦不发满闷。是以欲重用五味以治嗽者，当注意令其捣碎，或说给病家自检点。至于甘草多

用至三钱者，诚以此方中不但五味酸，萸肉亦味酸，若用甘草之至甘者与之化合，可增加其补益之力（如酸能齿，得甘则不齿是明征），是以多用至三钱。

复诊 将药连服三剂，灼热似见退，不复出汗，咳嗽亦稍减，而脉仍七至强。因恍悟此脉之数，不但因阴虚，实亦兼因气虚，犹若力小而强任重者其体发颤也。拟仍峻补其真阴，再辅以补气之品。

处方 生怀山药一两　野台参三钱　大甘枸杞六钱　玄参六钱　生怀地黄六钱　甘草三钱　净萸肉五钱　天花粉五钱　五味子三钱，捣碎　生杭芍三钱　射干二钱　生鸡内金钱半，黄色的捣

共煎一大盅温服。为方中加台参恐服之作闷，是以又加鸡内金以运化之。且凡虚劳之甚者，其脉络间恒多瘀滞，鸡内金又善化经络之瘀滞也。

三诊 将药连服四剂，灼热咳嗽已愈十之七八，脉已缓至六至，此足征补气有效也。爰即原方略为加减，多服数剂，病自除根。

处方 生怀山药一两　野台参三钱　大甘枸杞六钱　玄参五钱　生怀地黄五钱　甘草二钱　天冬五钱　净萸肉五钱　生杭芍三钱　川贝母三钱　生远志二钱　生鸡内金钱半，黄色的捣

共煎一大盅温服。

效果 将药连服五剂，灼热咳嗽全愈，脉已复常，遂停服汤剂。俾日用生怀山药细末煮作茶汤，兑以鲜梨自然汁，当点心服之，以善其后。

【赏析】

《素问·咳论》云："五脏六腑皆令人咳，非独肺也……五脏各以其时受病，非其时各传以与之……乘秋则肺先受邪，乘春则肝先受之，乘夏则心先受之，乘至阴则脾先受之，乘冬则肾先受之。"此医案中患者年十八岁，秉性刚强，季春时节发病，此时五脏中肝气当令，肝木亢盛则反侮肺金发为咳嗽；或患者年少失保养，肾精亏虚，水不涵木，故至春肝木亢盛。整体观之，本病病位主要在肝肾，病因主要为肾气阴亏虚。阴虚发热，故出现日晡潮热，夜间身体发热至黎明后方觉热退。病在阴分，故白昼咳嗽不甚剧，夜

则咳嗽不能安枕。肝病传脾，故饮食减少，身体羸瘦。肾主纳气，肾气亏虚，故略有动作即气息迫促。左右脉皆细弱，重按无根，数逾七至为肾气阴不足之征，为难治之证。然饮食尚可，张锡纯认为犹能救治，故初诊用大剂补阴之山药、地黄、玄参、沙参。《本经逢原》："干地黄，内专凉血滋阴，外润皮肤荣泽，病人虚而有热者宜加之。戴元礼曰，阴微阳盛，相火炽盛，来乘阴位，日渐煎熬，阴虚火旺之症，宜生地黄以滋阴退阳。"佐以牛蒡子、五味子止咳药物，连服三剂，灼热减退，不复出汗，咳嗽稍减，脉仍七至强，乃阴虚气虚也。加补气之野台参。三诊时，症状基本好转，原方加减后服用5剂，咳嗽痊愈，脉象正常。此医案的诊治过程为五行相生相克的完美体现，在疾病治疗过程中，我们应该开阔视野，不可见咳即从肺治，应重视整体辨证论治，及时找到疾病发生之源。

案6 肺劳喘嗽遗传性证

天津陈某某，年十八岁。自幼得肺劳喘嗽证。

病因 因其母素有肺劳病，再上推之，其外祖母亦有斯病。是以自幼时，因有遗传性亦患此病。

证候 其证，初时犹轻，至热时即可如常人，惟略有感冒即作喘嗽。治之即愈，不治则两三日亦可自愈。至过十岁则渐加重，热时亦作喘嗽，冷时则甚于热时，服药亦可见轻，旋即反复。至十六七岁时，病又加剧，屡次服药亦无效，然犹可支持也。迨愚为诊视，在一九三〇年仲冬，其时病剧已难支持，昼夜伏几，喘而且嗽，咳吐痰涎，连连不竭，无论服何中药，皆分毫无效。惟日延西医注射药针一次，虽不能止咳喘而可保当日无虞。诊其脉左右皆弦细，关前微浮，两尺重按无根。

诊断 此等证原因，肺脏气化不能通畅，其中诸细管即易为痰涎滞塞，热时肺胞松缓，故病犹轻，至冷时肺胞紧缩，是以其病加剧。治之者当培养其肺中气化，使之阖辟有力，更疏瀹其肺中诸细管，使之宣通无滞，原为治此病之正则也。而此证两尺之脉无根，不但其肺中有病，其肝肾实亦有病，且病因又为遗传性，原非一蹴所能治愈，当分作数步治之。

处方 生怀山药一两　大甘枸杞一两　天花粉三钱　天冬三钱　生杭芍三钱　细辛一钱　射干三钱　杏仁二钱，去皮　五味子二钱，捣碎　葶苈子二钱，微炒　广三七二钱，捣细

药共十一味，前十味煎汤一大盅，送服三七末一钱，至煎渣再服时仍送服余一钱。

方解 方中用三七者，恐肺中之气窒塞，肺中之血亦随之凝滞，三七为止血妄行之圣药，更为流通瘀血之圣药，故于初步药中加之。

复诊 将药连服四剂，咳喘皆愈三分之二，能卧睡两三点钟。其脉关前不浮，至数少减，而两尺似无根，拟再治以纳气归肾之方。

处方 生怀山药一两　大甘枸杞一两　野党参三钱　生赭石六钱，轧细　生怀地黄六钱　生鸡内金钱半，黄色的捣　净萸肉四钱　天花粉四钱　天冬三钱　牛蒡子三钱，捣碎　射干二钱

共煎汤一大盅温服。

方解 参之性补而微升，惟与赭石并用，其补益之力直达涌泉。况咳喘之剧者，其冲胃之气恒因之上逆，赭石实又为降胃镇冲之要药也。至方中用鸡内金者，因其含有稀盐酸，原善化肺管中之瘀滞以开其闭塞，又兼能运化人参之补力不使作满闷也。

三诊 将药连服五剂，咳喘皆愈，惟其脉仍逾五至，行动时犹觉气息微喘，此乃下焦阴分犹未充足，不能与阳分相维系也。此当峻补其真阴，俾阴分充足自能维系其阳分，气息自不上奔矣。

处方 生怀山药一两　大甘枸杞一两　熟怀地黄一两　净萸肉四钱　玄参四钱　生远志钱半　北沙参四钱　怀牛膝三钱　大云苓片二钱　苏子二钱，炒捣　牛蒡子二钱，捣碎　生鸡内金钱半

共煎汤一大盅温服。

效果 将药连服八剂，行走动作皆不作喘，其脉至数已复常。从此停服汤药，俾日用生怀山药细末，水调煮作茶汤，少调以生梨自然汁，当点心用

之以善其后。

【赏析】

虚劳之病因可分为先天不足、后天失养两大因素。《订补明医指掌·虚损痨瘵证》中指出："小儿之劳，得之母胎。"此医案中患者母亲、外祖母皆患有肺劳病，而此患者自幼也患有肺劳病，可推断出此病具有遗传性，属于肺劳喘嗽遗传性证，先天之本不足范畴。患者幼时虽先天肾阴阳不足，但体内少有邪气，故初时感冒始喘嗽，热时如常；随着时间推移，患者体内由于感受邪气未完全清除，病理产物残留于体内不断与正气相搏使之耗伤而影响其生长发育。《内经·上古天真论篇第一》云："丈夫八岁，肾气实，齿长发更；二八，肾气盛，天癸至，精气溢泻"；然其实际生长发育速度与人自身生长发育规律难以同步，故十岁后症状逐渐加重，热亦喘嗽，冷时则甚于热时，服药亦可见轻，旋即反复。重时昼夜伏几，服药无效。诊其脉左右皆弦细，关前微浮，两尺重按无根。乃因肺气不畅，痰涎壅盛，以宣肺祛痰为主，药用天花粉、射干、杏仁、葶苈子、五味子。《本草拾遗》杏仁："杀虫。以利咽喉，去喉痹、痰唾、咳嗽、喉中热结生疮。"《神农本草经》射干："治咳逆上气，喉痹咽痛不得消息。散结气，腹中邪逆，食饮大热。"方中另加活血化瘀之三七，虑肺气不畅，气不畅则血瘀，故用三七活血化瘀。《本草求真》："三七，世人仅知功能止血住痛，殊不知痛因血瘀则痛作，血因敷散则血止。三七气味苦温，能于血分化其血瘀。"复诊咳喘好转，脉关前不浮，至数少减，而尺似无根，虑为肾不纳气之喘嗽也，用补肾纳气方药野党参、生赭石等，以参之性补而微升，与赭石并用，补益之力直达涌泉。服后咳喘痊愈，但脉数逾五至，动犹气喘，乃下焦阴分亏虚，此当峻补其真阴，阴足系阳，气息平矣。药用大剂生怀山药、枸杞、熟地，服后痊愈。最后用生怀山药细末，水调煮作茶汤，少调以生梨自然汁，当点心用之以善其后。此案中患者本虚标实，先天不足后天失于调养，故治疗时当先以驱邪为主后扶正，待病证皆去则可通过食疗补后天以充先天，未病先防，实为良法。

案7 肺劳痰喘

天津徐某某，年三十四岁，得肺劳痰喘证。

病因 因弱冠时游戏竞走，努力过度伤肺，致有喘病，入冬以来又兼咳嗽。

证候 平素虽有喘证，然安养时则不犯，入冬以来，寒风陡至，出外为风所袭，忽发咳嗽。咳嗽不已，喘病亦发，咳喘相助为虐，屡次延医，服药不愈，夜不能卧。其脉左部弦细而硬，右部濡而兼沉，至数如常。

诊断 此乃气血两亏，并有停饮之证，是以其左脉弦细者，气虚也。弦细兼硬者，肝血虚津液短也。其右脉濡者，湿痰留饮也。濡而兼沉者，中焦气化亦有所不足也。其所以喘而且嗽者，亦痰饮上溢之所迫致也。拟用小青龙汤，再加滋补之药治之。

处方 生怀山药一两　当归身四钱　天冬四钱　寸麦冬四钱　生杭芍三钱　清半夏三钱　桂枝尖二钱五分　五味子二钱，捣碎　杏仁二钱，去皮　干姜钱半　细辛一钱　甘草钱半　生姜三片

共煎一大盅温饮下。

方解 凡用小青龙汤，喘者去麻黄加杏仁，此定例也。若有外感之热者，更宜加生石膏，此证无外感之热，故但加二冬以解姜桂诸药之热。

复诊 将药煎服一剂，其喘即愈，又继服两剂，咳嗽亦愈强半，右脉已不沉，似稍有力，左脉仍近弦硬，拟再以健胃养肺滋生血脉之品。

处方 生怀山药一两　生百合五钱　大枸杞子五钱　天冬五钱　当归身三钱　苏子钱半，炒捣　川贝母三钱　白术三钱，炒　生薏米三钱，捣碎　生远志二钱　生鸡内金钱半，黄色的捣　甘草钱半

共煎汤一大盅温服。

效果 将药连服四剂，咳嗽全愈，脉亦调和如常矣。

【赏析】

此案患者弱冠时劳力伤肺，致有喘病，冬来寒至，诱发喘咳嗽。屡次延

医服药不愈。张锡纯认为此乃气血两亏，并有停饮之证，拟用小青龙汤加减。去辛温发汗之麻黄加止咳平喘之杏仁，加强宣肺平喘止咳之功效。加淮山药、当归、天冬、麦冬以补血养阴，全方表里同治，扶正祛邪，服药后表寒解，痰饮化，咳喘平。二诊时左脉仍弦硬，津液气血仍未复也，用健脾养肺之法以治其本，所谓"肺为储痰之器，脾为生痰之源"，用淮山药、白术、薏苡仁、鸡内金以健脾祛湿；苏子、川贝、远志、百合以润肺降气化痰，脾肺同调，痰无所生，则宿饮可消，咳喘不宜复发，诚为咳喘治本之法，加当归、枸杞子、天冬者以补人体津血之亏虚。服药后脉和如常。此经方变通之妙也。

案8 肺劳喘咳

天津罗某某，年三十四岁，得肺劳喘嗽病。

病因 数年之前，曾受肺风发咳嗽，治失其宜，病虽暂愈，风邪锢闭肺中未去，致成肺劳喘嗽证。

证候 其病在暖燠之时甚轻，偶发喘嗽一半日即愈，至冬令则喘嗽连连，必至天气暖和时始渐愈。其脉左部弦硬，右部濡滑，两尺皆重按无根。

诊断 此风邪锢闭肺中，久而伤肺，致肺中气管滞塞，暖时肌肉松缓，气管亦随之松缓，其呼吸犹可自如；冷时肌肉紧缩，气管亦随之紧缩，遂至吸难呼易而喘作，更因痰涎壅滞而嗽作矣。其脉左部弦硬者，肝肾之阴液不足也。右部濡滑者，肺胃中痰涎充溢也。两尺不任重按者，下焦气化虚损，不能固摄，则上焦之喘嗽益甚也。欲治此证，当先宣通其肺，俾气管之郁者皆开后，再投以滋阴培气，肺肾双补之剂以拔除其病根。

处方 麻黄钱半　天冬三钱　天花粉三钱　牛蒡子三钱，捣碎　杏仁二钱，去皮捣碎　甘草钱半　苏子二钱，炒捣　生远志二钱，去心　生麦芽二钱　生杭芍二钱　细辛一钱

共煎汤一大盅，温服。

复诊 将药煎服两剂，喘嗽皆愈，而劳动时仍微喘。其脉左部仍似弦

硬，右部仍濡，不若从前之滑，两尺犹虚，此病已去而正未复也。宜再为谋根本之治法，而投以培养之剂。

处方 野台参三钱　生赭石八钱，轧细　生怀山药一两　熟怀地黄一两　生怀地黄一两　大云苓片二钱　大甘枸杞六钱　天冬六钱　净萸肉五钱　苏子三钱，炒捣　牛蒡子三钱，捣碎

共煎一大盅温服。

方解 人参为补气主药，实兼具上升之力。喻嘉言谓"气虚欲上脱者专用之转气高不返。"是以凡喘逆之证，皆不可轻用人参，惟重用赭石以引之下行，转能纳气归肾，而下焦之气化，遂因之壮旺而固摄。此方中人参、赭石并用，不但欲导引肺气归肾，实又因其两尺脉虚，即借以培补下焦之气化也。

效果 将药连服十余剂，虽劳动亦不作喘。再诊其脉，左右皆调和无病，两尺重按不虚，遂将赭石减去二钱，俾多服以善其后。

【赏析】

此案患者因数年前感受风邪，肺失宣降而咳嗽，时医者治之不当，致邪锢于肺，肺受邪困，通调水道失常，水饮内停，聚湿成痰，成肺劳咳喘。《灵枢·邪气脏腑病形第四》"形寒饮冷则伤肺"，冬寒引动内饮，则咳喘连连，天暖痰饮得化，则咳喘见轻。脉搏左弦硬，右濡滑，两尺重按无根，乃肝肾阴虚也，所谓"肺为气之主，肾为气之根"。肝肾阴虚，肾脏受纳无权，则咳喘甚。本证乃痰涎壅盛于肺，肝肾亏虚于下之本虚标实证。当先宣肺化痰平喘以治其标，故以麻黄、杏仁、苏子、牛蒡子、远志、细辛宣肺平喘，化痰止咳；加天花粉、天冬、白芍以补肝肾之阴，以生麦芽、甘草健脾和胃，补益后天之本。全方以宣肺平喘止咳治本为主，故药后咳喘平。然其脉左部仍似弦硬，右部仍濡，不若从前之滑，两尺犹虚，表明肝肾阴虚仍未恢复。二诊治疗以培补肝肾为主，兼以降肺平喘。以生怀山药、熟怀地黄、生怀地黄、大云苓片、大甘枸杞、天冬、净萸肉等补益肝肾之阴，培补后天之本，使肾脏受纳之权恢复，咳喘自平，方中妙用人参、代赭石，人参气阴双补，兼具上升之力，单用于咳喘不宜，与代赭石相配，借代赭石沉降之

力，而成补肾纳气之功，肾虚之喘自平。

案9 肺劳喘嗽兼不寐证

天津于姓媪，年近五旬，咳嗽有痰微喘，且苦不寐。

病因 夜间因不能寐，心中常觉发热，久之，则肺脏受伤，咳嗽多痰，且微作喘。

证候 素本夜间不寐，至黎明时始能少睡。后因咳嗽不止，痰涎壅盛，且复作喘，不能安卧，恒至黎明亦不能睡。因之心中发热益甚，懒于饮食，大便干燥，四五日一行，两旬之间大形困顿，屡次服药无效。其脉左部弦而无力，右部滑而无力，数逾五至。

诊断 此真阴亏损，心肾不能相济，是以不眠。久则心血耗散，心火更易妄动以上铄肺金，是以咳嗽有痰作喘。治此证者，当以大滋真阴为主，真阴足则心肾自然相交，以水济火而火不妄动；真阴足则自能纳气归根，气息下达，而呼吸自顺。且肺肾为子母之脏，原相连属，子虚有损于母，子实即有益于母，果能使真阴充足，则肺金既不受心火之铄耗，更可得肾阴之津润，自能复其清肃下行之常，其痰涎咳嗽不治自愈也。若更辅以清火润肺化痰宁嗽之品，则奏效当更捷矣。

处方 沙参一两　大枸杞一两　玄参六钱　天冬六钱　生赭石五钱，轧细　甘草二钱　生杭芍三钱　川贝母三钱　牛蒡子一钱，捣碎　生麦芽三钱　枣仁三钱，炒捣　射干二钱

共煎汤一大盅，温服。

复诊 将药连服六剂，咳喘痰涎愈十分之八，心中已不发热，食欲已振，夜能睡数时，大便亦不甚燥。诊其脉至数复常，惟六部重按仍皆欠实，左脉仍有弦意。拟再峻补其真阴以除病根，所谓上病取诸下也。

处方 生怀山药一两　大枸杞一两　辽沙参八钱　生怀地黄六钱　熟怀地黄六钱　甘草二钱　生赭石六钱，轧细　净萸肉四钱　生杭芍三钱　生麦芽三钱　生鸡内金钱半，黄色的捣

共煎汤一大盅，温服。

效果 将药连服二剂，诸病皆愈，俾用珠玉二宝粥常常当点心服之，以善其后。

或问 两方中所用之药，若滋阴、润肺、清火、理痰、止嗽诸品，原为人所共知，而两方之中皆用赭石、麦芽，且又皆生用者其义何居？答曰：胃居中焦，原以传送饮食为专职，是以胃中之气，以息息下行为顺，果其气能息息下行，则冲气可阻其上冲，胆火可因之下降，大便亦可按时下通，至于痰涎之壅滞，咳嗽喘逆诸证，亦可因之递减，而降胃之药，固莫赭石若也。至于麦芽，炒用之善于消食，生用之则善于升达肝气。人身之气化原左升右降，若但知用赭石降胃，其重坠下行之力或有碍于肝气之上升，是以方中用赭石降胃，即用麦芽升肝，此所以顺气化之自然，而还其左升右降之常也。

【赏析】

本案肺劳喘嗽兼不寐，患者心中发热，大便干燥，脉左弦右滑无力，乃心肾不交也。肾阴亏虚，心火上炎则不寐，心火灼伤肺金，炼液为痰则咳嗽作喘。心肾不交为本，咳喘吐痰为标。标本皆急，故以沙参、川贝母、玄参、牛蒡子、射干清火润肺、化痰止咳平喘之法以致其标；以枸杞子、天冬、白芍补益肝肾之阴以治其本，以恢复心肾相交之机。

二诊咳喘心热减，夜寐能安，左脉仍弦，肝肾之阴仍未全复也，故用怀山药、枸杞、沙参、生地黄、熟怀地黄、净萸肉、生杭芍大补肝肾之阴，使肾阴恢复，心肾相交，肺金得润，咳喘自平。《素问·刺禁论》云："肝生于左，肺藏于右"，肝升肺降乃保持人体气机正常升降之重要环节。方用生麦芽、代赭石为本案用药特点，代赭石降肺胃之气，治肺气上逆之咳喘证，但重坠之性不利肝气升达。生麦芽升肝气，顺应自然之气化，肝升则肺降，肺降则喘平。张锡纯方药配伍，深得气机升降之妙，故能效如桴鼓。

案10　肺病咳嗽吐血

天津张某某，年二十六岁，得肺病咳嗽吐血。

病因　经商劳心，又兼新婚，失于调摄，遂患劳嗽。继延推拿者为推拿两日，咳嗽分毫未减，转添吐血之证。

证候　连声咳嗽不已，即继以吐血。或痰中带血，或纯血无痰，或有咳嗽兼喘。夜不能卧，心中发热，懒食，大便干燥，小便赤涩。脉搏五至强，其左部弦而无力，右部浮取似有力，而尺部重按豁然。

处方　生怀山药一两　大潞参三钱　生赭石六钱，轧细　生怀地黄六钱　玄参六钱　天冬五钱　净萸肉五钱　生杭芍四钱　射干二钱　甘草二钱　广三七二钱，轧细

药共十一味，将前十味煎汤一大盅，送服三七末一半，至煎渣重服时，再送服其余一半。

复诊　此药服两剂后，血已不吐，又服两剂，咳嗽亦大见愈，大小便已顺利，脉已有根，不若从前之浮弦。遂即原方略为加减，俾再服之。

处方　生怀山药一两　大潞参三钱　生赭石六钱，轧细　生怀地黄六钱　大甘枸杞六钱　甘草二钱　净萸肉五钱　沙参五钱　生杭芍二钱　射干二钱　广三七钱半，轧细

药共十一味，将前十味煎汤一大盅，送服三七末一半，至煎渣重服时，再送其余一半。

效果　将药连服五剂，诸病皆愈，脉已复常，而尺部重按仍欠实。遂于方中加熟怀地黄五钱，俾再服数剂以善其后。

【赏析】

此案患者因经商劳累伤心，兼新婚失于调摄，致肝肾阴虚，心肾不交，阴虚火旺，心火上扰心神则夜不能卧，心中发热；阴虚津亏，不能濡润大肠则大便干燥；阴虚火旺，下迫小肠则小便赤涩；肺为娇脏，喜润而恶燥，阴虚火旺，灼伤肺络，则咳嗽吐血。治以滋阴降火，止咳平喘，兼止血。用生

怀山药、生怀地黄、玄参、天冬、净萸肉、生杭芍滋补肝肾之阴，降虚灼上逆之火；党参、代赭石补肾纳气平喘，射干降肺平喘；三七冲服以活血化瘀止血。标本兼治，血止喘减，肾阴得复，虚火得降。

二诊咳嗽大愈，大小便顺利，脉已有根，原方略加减治疗而安。另嘱患者注意疾病痊愈后的调护和顾摄，使身体更加强健。

案11　肺病咳吐脓血

天津叶某某，年三十二岁，得肺病咳吐脓血。

病因　其未病之前数月，心中时常发热，由此浸成肺病。

证候　初觉发热时，屡服凉药，热不减退，大便干燥，小便短赤，后则渐生咳嗽，继则痰中带血，继则痰血相杂，又继则脓血相杂。诊其脉左部弦长，右部洪长，皆重按颇实。

诊断　此乃伏气化热，窜入阳明之腑。医者不知病因，见其心中发热，而多用甘寒滞腻之品，稽留其热，俾无出路。久之，上熏肺部，至肺中结核因生咳嗽，溃烂遂吐脓血，斯必先清其胃腑之热，使不复上升熏肺而后肺病可愈。特是，此热为伏气之热所化，原非轻剂所能消除，当先投以治外感实热之剂。

处方　生石膏两钱半，捣细　大潞参三钱　生怀山药六钱　天花粉六钱　金银花四钱　鲜芦根四钱　川贝母三钱　连翘二钱　甘草二钱　广三七二钱，轧细

药共十味，将前九味煎汤一大盅，送服三七末一钱，至煎渣再服时，仍送服余一钱。

方解　此方实仿白虎加人参汤之义而为之变通也。方中以天花粉代知母，以生山药代粳米，仍与白虎加人参汤无异，故用之以清胃腑积久之实热。而又加金银花、三七以解毒，芦根、连翘以引之上行，此肺胃双理之剂也。

复诊　将药连服三剂，脓血已不复吐，咳嗽少愈，大便之干燥，小便之短赤亦见愈。惟心中仍觉发热，脉象仍然有力，拟再投以清肺泻热之剂。

　　处方 天花粉八钱　北沙参五钱　玄参五钱　鲜芦根四钱　川贝母三钱　牛蒡子三钱，捣碎　五味子二钱，捣细　射干三钱　甘草二钱，轧细

　　药共九味，将前八味煎汤一大盅，送服甘草末一钱，至煎渣再服时，仍送服余一钱。方中五味子，必须捣碎入煎，不然则服之恒多发闷；方中甘草，无论红者黄者，皆可用至轧之不细时，切忌锅炮，若炮则其性即变，非此方中用甘草之意矣。用此药者，宜自监视轧之，或但罗取其头次所轧之末亦可。

　　效果 将药连服五剂，诸病皆愈，惟心中犹间有发热之时，脉象较常脉似仍有力。为善后计，俾用生怀山药轧细，每用七八钱或两许，煮作茶汤，送服离中丹钱许或至钱半（多少宜自酌），当点心用之。后此方服阅两月，脉始复常，心中亦不复发热矣。离中丹为愚自制之方，即益元散方以生石膏代滑石也。盖滑石宜于湿热，石膏宜于燥热，北方多热而兼燥者，故将其方变通之，凡上焦有实热者，用之皆有捷效。

　　或问 伏气化热，原可成温，即无新受之外感，而忽然成温病者是也。此证伏气所化之热，何以不成温病而成肺病？答曰：伏气之侵人，伏于三焦脂膜之中，有多有少，多者化热重，少者化热轻，化热重者当时即成温病，化热轻者恒循三焦脂膜而窜入各脏腑。愚临证五十年，细心体验，知有窜入肝胆病目者，窜入肠中病下痢者，有窜入肾中病虚劳者，窜入肺中病咳嗽久而成肺病者，有窜入胃中病吐衄而其热上熏亦可成肺病者，如此证是也。是以此证心中初发热时，医者不知其有伏气化热入胃，而泛以凉药治之，是以不效，而投以白虎加人参汤即随手奏效。至于不但用白虎汤而必用白虎加人参汤者，诚以此证已阅数月，病久气化虚损，非人参与石膏并用，不能托深陷之热外出也。

　　【赏析】

　　此案中患者初因伏气化热，窜入阳明之腑而致发热，症见热不减退，大便干燥，小便短赤，本应清阳明腑热，但医者不察，见其心中发热，多用甘寒滞腻之品，阻碍气机，使热邪稽留日久，上熏肺部，致渐生咳嗽，继则痰

中带血，痰血相杂，后脓血相杂。治当釜底抽薪，先清胃腑之热，使阳明之热不能上熏肺部。方用白虎加人参汤加减。以天花粉代知母，以生山药代粳米，以清胃腑积久之实热。加金银花以解毒。《本草纲目》云金银花："一切风湿气，及诸肿毒、痈疽疥癣、杨梅诸恶疮。散热解毒。"芦根、连翘以引之上行，此肺胃双理之剂也。《珍珠囊》云连翘："连翘之用有三；泻心经客热，一也；去上焦诸热，二也；为疮家圣药，三也。"贝母清热化痰，三七粉以止血，诸药合用，标本兼顾，药后脓血消失，咳嗽大减，二便正常。

二诊觉心中仍有热感，脉象有力，乃肺中余热未除，再投清肺泻热之剂，以清肺之余热。最后以生怀山药煮汤，送服离中丹，以善其后。此乃经方变通之妙用。

案12 肺病咳吐痰血

天津乔某某，年三十余，得咳吐痰血病。

病因 前因偶受肺风，服药失宜，遂息咳嗽，咳嗽日久，继患咳血。

证候 咳嗽已近一年，服药转浸加剧，继则痰中带血，又继则间有呕血之时，然犹不至于倾吐。其心中时常发热，大便时常燥结，幸食欲犹佳，身形不至羸弱，其脉左部近和平，右部寸关俱有滑实之象。

诊断 证脉合参，知系从前外感之热久留肺胃，金畏火刑，因热久而肺金受伤，是以咳嗽；至于胃腑久为热铄，致胃壁之膜腐烂连及血管，是以呕血；至其大便恒燥结者，因其热下输肠中，且因胃气因热上逆失其传送之职也。治此证者，当以清肺胃之热为主，而以养肺降胃之药辅之。

处方 生石膏二两，细末　粉甘草六钱，细末　镜面朱砂二钱，细末

共和匀每服一钱五分。

又方 生怀山药一两　生赭石八钱，轧细　天冬六钱　玄参五钱　沙参五钱　天花粉五钱　生杭芍四钱　川贝母三钱　射干二钱　儿茶二钱　甘草钱半　广三七二钱，轧细

共药十二味，将前十一味煎汤送服三七一钱，至煎渣再服时再送服一钱。每日午前十点钟服散药一次，临睡时再服一次，汤药则晚服头煎，翌晨服次煎。

效果 服药三日，咳血吐血皆愈。仍然咳嗽，遂即原方去沙参加生百合五钱、米壳钱半，又服四剂，咳嗽亦愈，已不发热，大便已不燥结。俾将散药惟头午服一次，又将汤药中赭石减半，再服数剂以善后。

【赏析】

此医案中患者偶受肺风，服药失宜，邪留肺中，时近一年，灼伤肺金，咳嗽咳血，时常发热，大便燥结，但食欲尚可，脉右寸关滑实。张锡纯根据症脉，治以清肺胃热为主，养肺降胃辅之。用大量生石膏，旨在清热泻火，除烦止渴。《名医别录》曰石膏："除时气头痛身热，三焦大热，皮肤热，肠胃中膈热，解肌发汗；止消渴烦逆，腹胀暴气喘息，咽热。"用朱砂，取其清心镇惊之意。《本草从新》曰："朱砂，邪心经邪热，镇心定惊，……解毒，定癫狂。"加入天花粉、川贝、射干、儿茶清肺止咳化痰药物，《本草正义》曰儿茶："降火生津，清痰涎咳嗽，烦热，止消渴，吐血、衄血，便血，尿血，湿热痢血，及妇人崩淋经血不止，小儿疳热，口疮，热疮，湿烂诸疮，敛肌长肉，亦杀诸虫。"山药、天冬、玄参润肺止咳，防止咳嗽伤阴；赭石降逆胃气；三七活血化瘀止血。诸药合用，有清肺胃之热，养肺降胃止血之功效。服药三日后，咳血吐血已愈，但仍咳嗽，遂原方去沙参加生百合、米壳，病痊愈矣。

从此医案体现出张锡纯用药之精妙，剂型运用之灵活也。

气病门

案1 大气下陷兼小便不禁

天津陈某某，三十五岁，于孟冬得大气下陷兼小便不禁证。

病因 禀赋素弱，恒觉呼吸之气不能上达，屡次来社求诊，投以拙拟升陷汤，即愈。后以出外劳碌过度，又兼受凉，陡然反复甚剧，不但大气下陷，且又小便不禁。

证候 自觉胸中之气息息下坠，努力呼之犹难上达，其下坠之气行至少腹，小便即不能禁，且觉下焦凉甚，肢体无力，其脉左右皆沉濡，而右部寸关之沉濡尤甚。

诊断 此胸中大气下陷之剧者也。此证因大气虚陷，心血之循环无力，是以脉象沉濡而迟，肺气之呼吸将停，是以努力呼气外出而犹难上达。不但此也，大气虽在膈上，实能斡旋全身统摄三焦，今因下陷而失位无权，是以全身失其斡旋，肢体遂酸软无力，三焦失其统摄，小便遂泄泻不禁。其下焦凉甚者，外受之寒凉随大气下陷至下焦也。此证之危已至极点，当用重剂升举其下陷之大气，使复本位，更兼用温暖下焦之药，祛其寒凉庶能治愈。

处方 野台参五钱 乌附子四钱 生怀山药一两

煎汤一盅温服，此为第一方。

又方 生箭芪一两 生怀山药一两 白术四钱,炒 净萸肉四钱 草薢二钱 升麻钱半 柴胡钱半共煎药一大盅，温服。此为第二方。先服第一方，后迟一点半钟即服第二方。

效果 将药如法各服两剂，下焦之凉与小便之不禁皆愈，惟呼吸犹觉气分不足，肢体虽不酸软，仍觉无力。遂但用第二方，将方中柴胡减去，加桂枝尖钱半，连服数剂，气息已顺。又将方中升麻、桂枝，皆改用一钱，服至五剂，身体健康如常，遂停药勿服。

或问 此二方前后相继服之，中间原为时无多，何妨将二方并为一方？答曰：凡欲温暖下焦之药，宜速其下行，不可用升药提之。若将二方并为一方，附子与升、柴并用，其上焦必生烦躁，而下焦之寒凉转不能去。惟先服第一方，附子得人参之助，其热力之敷布最速，是以为时虽无多，下焦之寒凉已化其强半；且参附与山药并用，大能保合下焦之气化，小便之不禁者亦可因之收摄，此时下焦受参附山药之培养，已有一阳来复，徐徐上升之机。已陷之大气虽不能因之上升，实已有上升之根基。遂继服第二方，黄芪与升柴并用，升提之力甚大，借之以升提下陷之大气，如人欲登高山则或推之，或挽之，纵肢体软弱，亦不难登峰造极也。且此一点余钟，附子之热力已融化于下焦，虽遇升柴之升提，必不至上升作烦躁，审斯则二方不可相并之理由，及二方前后继服之利益不昭然乎。

【赏析】

本案患者由于禀赋素弱，加之劳碌过度，又兼寒邪侵袭，致已虚之大气骤然下陷，病情急剧加重。《灵枢·客邪》云"宗气积于胸中，出于喉咙，以贯心脉而行呼吸"，宗气者，大气也。大气盛衰与先天禀赋有关，禀赋素弱之人易患大气下陷之证。大气下陷，不能鼓动，故见"胸中之气息下坠，努力呼之而犹难上达"；大气下陷，心血之循环无力，故脉象"左右皆沉濡，而右部寸关之沉濡尤甚"；大气下陷，不能斡旋全身，故肢软无力，三焦失其统摄，故小便不禁，寒邪随大气下陷至下焦，使下焦凉甚，病变至此，有滑脱之势，实属危极重证。张锡纯辨为大气下陷兼小便不禁证。先投参附汤加味（人参、附子、山药）温阳固脱，恢复气化。方中附子得人参之助，使热力迅布下焦；参附与山药同用，能恢复下焦气化，治小便失禁。如此用药，下焦之寒凉去其大半，已虚之阳气得以来复，出现徐徐上升之机，此时再因势利导，予升陷汤加减（黄芪、山药、白术、山萸肉、萆薢、升麻、柴胡）升举下陷之大气，方中以黄芪为主，既善补气，又善升气，与柴胡、升麻同用升举大气之功颇著；白术、山药补脾肾，以固先后天；山萸肉收敛元气，萆薢固涩小便。待病情好转后，又用桂枝易柴胡，因桂枝有降逆作用，与升麻并用，可使气机升降得调。此两方不可合用，虑第一方中之附子与第二方中之升麻、柴胡相合，使上焦生烦躁，而下焦之寒凉不能去。

纵观该案，张氏告诫医者，一是当大气下陷兼下焦滑脱时，宜先温阳固脱，后升阳举陷，否则，温阳升举并用，则温阳药难以速达下焦，易随升阳之品达于上焦而徒生烦躁。二是对大气下陷之重证，补气升举之中宜配收涩之品，以防元气耗散，张氏案中选用黄芪、柴胡、升麻与山萸肉配伍；三是大气下陷基本恢复时，升气之中可适当配伍降逆之品，使升降得调，张氏案中选用升麻、桂枝配伍。总之，病有缓急，治分先后，升敛相宜，升降协调。

案2　大气下陷

天津李某某，年三十二岁，拉洋车为业，得大气下陷证。

病因　腹中觉饥，未吃饭，枵腹奔走七八里，遂得此病。

证候　呼吸短气，心中发热，懒食，肢体酸懒无力，略有动作，即觉气短不足以息。其脉左部弦而兼硬，右部则寸关皆沉而无力。

诊断　此胸中大气下陷，其肝胆又蕴有郁热也。盖胸中大气，原为后天宗气，能代先天元气主持全身，然必赖水谷之气以养之。此证因忍饥劳力过度，是以大气下陷，右寸关之沉而无力其明征也。其举家数口生活皆赖一人劳力，因气陷不能劳力继将断炊，肝胆之中遂多起急火，其左脉之弦而兼硬是明征也。治之者当用拙拟之升陷汤，升补其胸中大气，而辅以凉润之品以清肝胆之热。

处方 生箭芪八钱　知母五钱　桔梗二钱　柴胡二钱　升麻钱半　生杭芍五钱　龙胆草二钱

共煎汤一大盅，温服。

效果 将药连服两剂，诸病脱然全愈。

【赏析】

本医案中患者忍饥劳力过度，致大气下陷，后因气陷不能劳力，继将断炊，肝胆之火遂起，疟见呼吸短气，心中发热，食欲不振，肢体酸懒无力，略有动作，即觉气短不足以息。脉左弦硬，右寸关沉而无力。辨为胸中大气下陷，肝胆蕴郁热证。治以升补其胸中大气，辅以凉润之品以清肝胆之热，拟用升陷汤治之。方中以黄芪为主，既善补气，又善升气，且其质轻松，中含氧气，与胸中大气有同气相求之妙用，惟其性稍热，故以知母之凉润者济之；柴胡为少阳之药，能引大气之陷者自左上升；升麻为阳明之药，能引大气之陷者自右上升；桔梗为药中之舟楫，能载诸药之力上达胸中，故用之为向导也。加白芍、龙胆草旨在清泻肝胆之蕴热。服用两剂后，症状消失，疾病痊愈。方证合拍，则效如桴鼓。

案3　大气下陷身冷

天津宋氏妇，年四旬，于仲夏得大气下陷，周身发冷证。

病因 禀赋素弱，居恒自觉气分不足，偶因努力搬运重物，遂觉呼吸短气，周身发冷。

证候 呼吸之间，恒觉气息不能上达，时当暑热，着夹衣犹觉寒凉，头午病稍轻，午后则渐剧，必努力始能呼吸，外被大氅犹或寒战，饮食少许，犹不消化。其脉关前沉细欲无，关后差胜亦在沉分，一息不足四至。

诊断 此上焦心肺之阳虚损，又兼胸中大气下陷也。为其心肺阳虚，是以周身恶寒而饮食不化，为其胸中大气下陷，是以呼吸短气，头午气化上升之时是以病轻，过午气化下降之时所以增剧也。拟治以回阳升陷汤加党参之大力者以补助之。

处方　生箭芪八钱　野台党参四钱　干姜四钱　当归身四钱　桂枝尖三钱　甘草二钱

共煎汤一大盅，温服。

效果　将药连服三剂，气息已顺，而兼有短气之时，周身已不发冷，惟晚间睡时仍须厚复，饮食能消化，脉象亦大有起色。遂即原方去党参，将干姜、桂枝皆改用二钱，又加生怀山药八钱，俾再服数剂，以善其后。

说明　心为君火，全身热力之司命，肺与心同居膈上，一系相连，血脉之循环又息息相通，是以与心相助为理，同主上焦之阳气。然此气虽在上焦，实如日丽中天，照临下土，是以其热力透至中焦，胃中之饮食因之熟腐，更透至下焦，命门之相火因之生旺，内温脏腑，外暖周身，实赖此阳气为布护宣通也。特是，心与肺皆在胸中大气包举之中，其布护宣通之原动力，实又赖于大气。此证心肺之阳本虚，向赖大气为之保护，故犹可支持，迨大气陷而失其保护，遂致虚寒之象顿呈。此方以升补胸中大气为主，以培养心肺之阳为辅，病药针芥相投，是以服之辄能奏效也。

【赏析】

此案患者禀赋虚弱，长期自觉气短不足以息，后偶因努力搬运重物，遂觉呼吸短气，气难以续，午后重，伴周身发冷。饮食少许，犹不消化。脉关前沉细欲无，关后差胜亦在沉分，一息不足四至。张锡纯辨为上焦心肺之阳虚损，兼胸中大气下陷之证也。治以回阳升陷汤加党参以温补心阳，升举大气。

心肺同居胸中，阳虚气陷，则周身冷而呼吸气短，难以持续，上午阳气当令，气化上升，故是以病轻，午后气化下降之时增剧。脉沉迟无力，示阳虚气虚，大气下陷。《素问·生气通天论》："阳气者，若天与日，失其所，则折寿而不彰"。张氏认为，心为君火，全身热力之司命，肺与心同居膈上，同主上焦之阳气，如日丽中天，照临下土。方中生黄芪、党参补胸中大气，党参补脾肺气。《本草正义》曰党参："补脾养胃，润肺生津，健运中气，本与人参不甚相远。"与当归合用，益气生血，培土生金。桂枝、干姜、甘草温心肺阳气，标本兼顾，服三剂后，气息已顺，周身已不发冷，饮食能消化，脉亦大有起色。遂原方去党参，加生怀山药八钱，减桂枝、干姜用量皆改用二钱，以升提、扶阳、理脾，俾再服数剂，以善其后。治病求本，患者自觉寒冷而未一味用温法治之，析其气机升降出入之理，以升补胸中大气为主，温养为辅，实属妙哉！

案4 大气陷兼消食

李某某，年二十六岁，得大气下陷兼消食证。

病因 其未病之前二年，常觉呼吸短气，初未注意。继因校中功课劳心短气益剧，且觉食量倍增，因成消食之证。

证候 呼吸之间，觉吸气稍易而呼气费力，夜睡一点钟许，即觉气不上达，须得披衣起坐，迟移时，气息稍顺，始能再睡。一日之间，进食四次犹饥，饥时若不急食，即觉怔忡。且心中常觉发热，大便干燥，小便短赤，其脉浮分无力，沉分稍实，至数略迟。

诊断 此乃胸中大气下陷，兼有伏气化热因之成消食也。为其大气下陷，是以脉象浮分无力，为其有伏气化热，是以其沉分犹实，既有伏气化热矣，而脉象转稍迟者，因大气下陷之脉原多迟也。盖胃中有热者，恒多化食，而大气下陷其胃气因之下降甚速者，亦恒能多食。今既病大气下陷，又兼伏气化热，侵入胃中，是以日食四次犹饥也。此宜升补其胸中大气，再兼用寒凉之品以清其伏气所化之热，则短气与消食原不难并愈也。

处方 生箭芪六钱　生石膏一两，捣细　天花粉五钱　知母五钱　玄参四钱　升麻钱半　柴胡钱半　甘草钱半

共煎汤一大盅温服。

复诊 将药连服四剂，短气已愈强半，发热与消食亦大见愈，遂即原方略为加减俾再服之。

处方 生箭芪六钱　天花粉六钱　知母六钱　玄参六钱　净萸肉三钱　升麻钱半　柴胡钱半　甘草钱半

共煎汤一大盅，温服。

方解　方中去石膏者，以伏气所化之热所余无多也。既去石膏而又将花粉、知母诸凉药加重者，因花粉诸药原用以调剂黄之温补生热，而今则兼用之以清伏气所化之余热，是以又加重也。至于前方之外，又加萸肉者，欲以收敛大气之涣散，俾大气之已升者不至复陷，且又以萸肉得木气最浓，酸敛之中大具条畅之性，虽伏气之热犹未尽消，而亦不妨用之也。

效果　将药又连服四剂，病遂全愈。俾停服汤药，再用生箭、天花粉等分轧为细末，每服三钱，日服两次以善其后。

或问　脉之迟数，恒关于人身之热力，热力过盛则脉数，热力微弱则脉迟，此定理也。今此证虽有伏气化热，因大气下陷而脉仍迟，何以脉之迟数与大气若斯有关系乎？答曰：胸中大气亦名宗气，为其实用能斡旋全身，故曰大气，为其为后天生命之宗主，故又曰宗气。《内经》谓宗气积于胸中以贯心脉而行呼吸，深思《内经》之言，知肺叶之阖辟，固为大气所司，而心机之跳动，亦为大气所司也。今因大气下陷而失其所司，是以不惟肺受其病，心机之跳动亦受其病而脉遂迟也。

【赏析】

本案患者本壮岁，未病之前两年，常觉气短，后因劳心，短气加剧，并食量大增，遂成消食之病。症见吸气易，呼气难，凌晨即有气不上行，须穿衣坐起，移动后，气息稍顺畅，才能再睡，一日四餐，仍觉饥饿，饥饿时心中怔忡。且心中常觉发热，大便干燥，小便短赤，脉轻取无力，沉取稍实，一息不足四至。病由劳心伤气，日久伏气化热，是虚中夹实。治以提升胸中大气，清解伏气之热。

处方用生黄芪，补气健脾，升阳举陷，寿甫曾言黄芪"能补气，兼能升气，善治胸中大气下陷"。石膏生用能清热泻火，除烦止渴，《名医别录》曰石膏"除时气头痛身热，三焦大热，皮肤热，肠胃中膈热，解肌发汗；止消渴烦逆，腹胀暴气喘息，咽热"。天花粉清热泻火，生津止渴，《神农本草经》言天花粉"主消渴，身热，烦满大热，补虚，安中，续绝伤"。知母清热泻火，滋阴润燥，《神农本草经》曰知母"主消渴热中，除邪气，肢体浮肿，下水，补不足，益气"。玄参有清热泻火，滋阴之功，柴胡、升麻有升举阳气之效，甘草调和诸药，补中益气。连服四剂，短气愈半，发热、消食证大部愈。原方去生石膏，因伏气化热大部已愈，天花粉、知母加量，续清余热，加萸肉收敛涣散之气，使中气升，又因萸肉得木，酸敛中有条畅之性，虽伏气之热未全消，仍不妨用萸肉。连服四剂，病痊愈，停服汤药，再用生黄芪、天花粉碾磨为粉，服之以调理善后。

本证因中气下陷而失所主，肺呼吸受累，心亦受其影响矣。根据中气之性调理，病迎刃而解也。

案5　大气陷兼疝气

天津陈某某，年三十八岁，得大气下陷兼疝气证。

病因　初因劳心过度，浸觉气分不舒，后又因出外办事劳碌过甚，遂觉呼吸短气，犹不以为意也。继又患疝气下坠作疼，始来寓求为延医。

证候　呼吸之际，常觉气短似难上达，劳动时则益甚。夜间卧睡一点钟许，即觉气分不舒，披衣起坐移时将气调匀，然后能再睡。至其疝气之坠疼，恒觉与气分有关，每当呼吸不利时，则疝气之坠疼必益甚。其脉关前沉而无力，右部尤甚，至数稍迟。

诊断　即此证脉参之，其呼吸之短气，疝气之下坠，实皆因胸中大气下陷也。此气一陷则肺脏之阖辟失其斡旋，是以呼吸短气，三焦之气化失其统摄，是以疝气下坠。斯当升补其下陷之大气，俾仍还其本位，则呼吸之短气，疝气之坠疼自皆不难愈矣。

处方　生箭芪六钱　天花粉六钱　当归三钱　荔枝核三钱　生明没药三钱　生五灵脂三钱　柴胡钱半　升麻钱半　小茴香一钱，炒捣

共煎汤一大盅，温饮下。

复诊　将药连服三剂，短气之病已大见愈，惟与人谈话多时，仍觉短气。其疝气已上升，有时下坠亦不作疼，脉象亦大有起色。此药已对证，而服药之功候未到也。爰即原方略为加减，俾再服之。

处方 生箭芪六钱　天花粉六钱　净萸肉四钱　当归三钱　荔枝核三钱　生明没药三钱　生五灵脂三钱　柴胡钱半　升麻钱半　广砂仁一钱，捣碎

共煎一大盅温服。

效果 将药连服四剂，呼吸已不短气，然仍自觉气分不足，疝气亦大轻减，犹未全消。遂即原方去萸肉，将柴胡、升麻皆改用一钱，又加党参、天冬各三钱，俾多服数剂以善其后。

【赏析】

本案为张锡纯治疗中气下陷兼有疝气证验案之一。患者因劳心过度，觉气分不舒，后又因劳累过度，觉呼吸气短，继而因患疝气下坠疼痛，始求医问药。症见呼吸气短，劳则加剧，夜间一点钟左右，觉气不舒，穿衣起坐，活动后气息调匀，后能入睡。呼吸不畅时，感疝气坠疼加重，脉关前沉无力，至数稍迟。据脉症辨之，乃中气下陷也。治以补其下陷，益气复原。使宗气复位，呼吸畅达。佐以理气化瘀，使疝气归位。

一诊方中生黄芪，补气健脾，升阳举陷。天花粉清热泻火，生津止渴。当归补血，活血止痛，荔枝核行气散结，散寒止痛。加活血止痛之没药、五灵脂，升阳举陷之柴胡、升麻。小茴香辛温，散寒止痛。诸药共奏益气升提补气血，理气化瘀止疝气之功。煎汤温服，连服三剂。气短好过大半，疝气已不疼。二诊，稍去温通之小茴香，加温补酸收之萸肉、行气调脾之砂仁，重在扶正，收敛大气，连服四剂。三诊气短消失，仍觉气不足，疝气大部分康复，仍未全消，原方去萸肉，将柴胡、升麻改为一钱，又加党参、天冬各三钱益气养阴以调理善后。整个治疗可谓标本分明，缓急得当。

案6　冲气上冲兼奔豚

天津张某某，年四十五岁，得冲气上冲兼奔豚证。

病因 初秋之时，患赤白痢证，医者两次用大黄下之，其痢愈而变为此证。

证候 每夜间当丑寅之交,有气起自下焦挟热上冲,行至中焦觉闷而且热,心中烦乱,迟十数分钟其气上出为呃,热即随之消矣。其脉大致近和平,惟两尺稍浮,按之不实。

诊断 此因病痢时,连服大黄下之,伤其下焦气化,而下焦之冲遂挟肾中之相火上冲也。其在丑寅之交者,阳气上升之时也。宜用仲师桂枝加桂汤加减治之。

处方 桂枝尖四钱　生怀山药一两　生芡实六钱,捣碎　清半夏四钱,水洗三次　生杭芍四钱　生龙骨四钱,捣碎　生牡蛎四钱,捣碎　生麦芽三钱　生鸡内金二钱,黄色的捣　黄柏二钱　甘草二钱

共煎汤一大盅,温服。

效果 将药煎服两剂,病愈强半,遂即原方将桂枝改用三钱,又加净萸肉、甘枸杞各四钱,连服三剂全愈。

说明 凡气之逆者可降,郁者可升,惟此证冲气挟相火上冲,则升降皆无所施。桂枝一药而升降之性皆备,凡气之当升者遇之则升,气之当降者遇之则降,此诚天生使独而为不可思议之妙药也。山药、芡实,皆能补肾,又皆能敛戢下焦气化;龙骨、牡蛎,亦收敛之品,然敛正气而不敛邪气,用于此证初无收敛过甚之虞,此四药并用,诚能于下焦之气化培养而镇安之也。用芍药、黄柏者,一泻肾中之相火,一泻肝中之相火,且桂枝性热,二药性凉,凉热相济,方能奏效。用麦芽、鸡内金者,所以运化诸药之力也。用甘草者,欲以缓肝之急,不使肝木助气冲相火上升也。至于服药后病愈强半,遂减轻桂枝加萸肉、枸杞者,俾肝肾壮旺自能扫除病根。

【赏析】

本案张姓患者,年四十五岁。孟秋时节,患赤白痢,医生两用大黄攻下,痢症加重。夜间三点左右,自觉有气自下焦挟热上冲,至中焦自觉闷热,心中烦热躁乱,数十分钟后其气上冲,呃出,热随气消,脉象大致平和,两尺稍浮,按之不实。此因痢疾误用大黄,伤及下焦气化,下焦之气上冲挟肾中相火,发作于三点钟左右,因阳气始升时,应以仲景桂枝加桂汤加

减治之。方中桂枝温通经脉，助阳化气。山药益气养阴，补脾肺肾，《本草纲目》："益肾气，健脾胃。" 芡实，《神农本草经》言："补中，除暴疾，益精气。" 清半夏，《名医别录》："消心腹胸膈痰热满结，咳嗽上气，心下急痛，坚痞，时气呕逆。" 杭芍，即白芍，《神农本草经》言："主邪气腹痛，……止痛，利小便，益气。" 龙骨、牡蛎重镇降逆，平肝潜阳之功。《药性论》生麦芽："消化宿食，破冷气，去心腹胀痛。"《神农本草经》言黄柏："主五脏肠胃中结热，黄疸，肠痔，止泄利，女子漏下赤白，阴伤蚀疮。" 甘草缓肝止痛，调和诸药。煎汤温服，两剂后，病愈过半，遂将原方桂枝改用三钱，又加萸肉、枸杞各四钱，连服3剂痊愈。

案7　胃气上逆

大城王某某妻，年近四旬，时常呕吐，大便迟下，数年不愈。

病因　其人禀性暴烈，处境又多不顺，浸成此证。

证候　饭后每觉食停胃中，似有气上冲阻其下行，因此大便恒至旬日始下。至大便多日不下时，则恒作呕吐，即屡服止呕通便之药，下次仍然如故。求为延医，其脉左右皆弦，右脉弦而且长，重诊颇实，至数照常。

诊断　弦为肝脉，弦而且长则冲脉也。弦长之脉，见于右部，尤按之颇实，此又为胃气上逆之脉。肝胃冲三经之气化皆有升无降，宜其下焦便秘而上焦呕吐也。此当治以泻肝、降胃、镇冲之剂，其大便自顺，呕吐自止矣。

处方　生赭石两半，轧细　生杭芍六钱　柏子仁六钱　生怀山药六钱　天冬六钱　怀牛膝五钱　当归四钱　生麦芽三钱　茵陈二钱　甘草钱半

共煎汤一大盅，温服。

效果　服药一剂，大便即通下，即原方略为加减，又服数剂，大便每日一次，食后胃中已不觉停滞，从此病遂除根。

或问　麦芽生用能升肝气，茵陈为青蒿之嫩者亦具有升发之力，此证即因脏腑之气有升无降，何以方中复用此二药乎？答曰：肝为将军之官，中寄相火，其性最刚烈，若强制之，恒激发其反动之力；麦芽、茵陈，善舒肝气

而不至过于升提，是将顺肝木之性使之柔和，不至起反动力也。

【赏析】

本案患者年近四旬，时常呕吐，大便迟下，病已多年，平素性情易激动，处境不顺，则病加重。症见饭后食停胃中，似有气上冲，阻其下行，大便十天后才解出，期间经常呕吐，即使多次服用止呕通便的药物，仍然如此，脉弦长实。弦为肝脉，弦长为冲脉，弦长实为胃气上逆之脉象。肝胃冲三经气化有升无降，则下焦便秘，上焦呕吐。治以泻肝、降胃、镇冲之剂。方用赭石平肝降逆；白芍养血敛阴，柔肝止痛，平抑肝阳，《神农本草经》言白芍："主邪气腹痛，……止痛，利小便，益气。"柏子仁养心安神，润肠通便；生山药补脾肺肾，益气养阴；天冬益胃生津，滋阴清热；牛膝利水通淋，引血下行；当归补血调经，润肠通便；麦芽运化诸药；茵陈清利湿热；甘草补中益气，调和诸药，煎汤温服，一剂后，大便通下。原方略为加减，又服数次，大便每天一次，饭后胃中不觉停滞，病愈也。

方中用麦芽升肝气，茵陈升发之力者，乃顺肝木之性使之柔和，药之反佐也。顺其性，治其本，则效显矣。

案8　肝气郁兼胃气不降

天津姚某某，年五十二岁，得肝郁胃逆证。

病因　劳心太过，因得斯证。

证候　腹中有气，自下上冲，致胃脘满闷，胸中烦热，胁下胀疼，时常呃逆，间作呕吐。大便燥结，其脉左部沉细，右部则弦硬而长，大于左部数倍。

诊断　此乃肝气郁结，冲气上冲，更迫胃气不降也。为肝气郁结，是以左脉沉细，为冲气上冲，是以右脉弦长，冲脉上隶阳明，其气上冲不已，易致阳明胃气不下降。此证之呕吐呃逆，胃脘满闷，胸间烦热，皆冲胃之气相并冲逆之明征也。其胁下胀疼，肝气郁结之明征也。其大便燥结者，因胃气原宜息息下行，传送饮食下为二便，今其胃气既不下降，是以大便燥结也。拟治以舒肝降胃安冲之剂。

处方 生赭石一两，轧细 生怀山药一两 天冬一两 寸麦冬六钱，去心 清半夏四钱，水洗三次 碎竹茹三钱 生麦芽三钱 茵陈二钱 川续断二钱 生鸡内金二钱，黄色的捣 甘草钱半

煎汤一大盅，温服。

方解 肝主左而宜升，胃主右而宜降，肝气不升则先天之气化不能由肝上达，胃气不降则后天之饮食不能由胃下输，此证之病根，正因当升者不升，当降者不降也。故方中以生麦芽、茵陈以升肝；生赭石、半夏、竹茹以降胃，即以安冲；用续断者，因其能补肝，可助肝气上升也；用生山药二冬者，取其能润胃补胃，可助胃气下降也，用鸡内金者，取其能化瘀止疼，以营运诸药之力也。

复诊 上方随时加减，连服二十余剂，肝气已升，胃气已降，左右脉均已平安，诸病皆愈。惟肢体乏力，饮食不甚消化，拟再治以补气健胃之剂。

处方 野台参四钱 生怀山药一两 生赭石六钱，轧细 天冬六钱 寸麦冬六钱 生鸡内金三钱，黄色的捣 生麦芽三钱 甘草钱半

煎汤一大盅，温服。

效果 将药煎服三剂，饮食加多，体力渐复。于方中加枸杞五钱，白术三钱，俾再服数剂以善其后。

说明 身之气化，原左升右降，若但知用赭石降胃，不知用麦芽升肝，久之，肝气将有郁遏之弊，况此证之肝气原郁结乎？此所以方中用赭石，即用麦芽，赭石生用而麦芽亦生用也。且诸家本草谓麦芽炒用者为丸散计也，若入汤剂何须炒用，盖用生者煮汁饮之，则消食之力愈大也。

或问 升肝之药，柴胡最效，今方中不用柴胡而用生麦芽者，将毋别有所取乎？答曰：柴胡升提肝气之力甚大，用之失宜，恒并将胃气之下行者提之上逆。曾有患阳明厥逆吐血者，初不甚剧。医者误用柴胡数钱即大吐不止，须臾盈一痰盂，有危在顷刻之惧，取药无及，适备有生赭石细末若干，

俾急用温开水送下，约尽两半，其血始止，此柴胡并能提胃气上逆之明征也。况此证之胃气原不降乎？至生麦芽虽能升肝，实无妨胃气之下降，盖其萌芽发生之性，与肝木同气相求，能宣通肝气之郁结，使之开解而自然上升，非若柴胡之纯于升提也。

【赏析】

本案患者因劳心太过而得病。症见腹中气自下向上冲逆，胃脘满闷，胸中烦热，胁下胀痛，呃逆呕吐，大便燥结，脉沉细弦长。乃肝郁犯胃气也。方用舒肝降胃安冲之剂。药用赭石平肝降逆；山药补脾胃之气；天冬、麦冬益胃生津，共助胃气下降；清半夏降逆止呕；竹茹清热化痰，除烦止呕；续断补益肝肾，助肝气上升；鸡内金化瘀止疼，运行诸药；生麦芽、茵陈二味，于本方反佐之功；甘草补中益气，调和诸药，煎汤温服。复诊各病症已愈，唯肢体乏力，饮食不化，治以补气健胃之剂，三剂服完，饮食量多，体力渐复，于方中加枸杞、白术，再服以调养善后。

此医案中疏通气机为治疗之关键，把握药物相互作用后的升降平衡实属不易，需仔细学习体会。

案9 胃气不降

掖县任某某妻，年五旬，得胃气不降证。

原因 举家人口众多，因其夫在外，家务皆自操劳，恒动肝火，遂得此证。

证候 食后停滞胃中，艰于下行，且时觉有气挟火上冲，口苦舌胀，目眩耳鸣，恒有呃欲呕逆或恶心，胸膈烦闷，大便六七日始行一次，或至服通利药始通，小便亦不顺利。其脉左部弦硬，右部弦硬而长，一息搏近五至，受病四年，屡次服药无效。

诊断 此肝火与肝气相并，冲激胃腑，致胃腑之气不能息息下行传送饮食，久之，胃气不但不能下行，且更转而上逆，是以有种种诸病也。宜治以降胃理冲之品，而以滋阴清火之药辅之。

处方 生赭石两半，轧细 生怀山药一两 生杭芍六钱 玄参六钱 生麦芽三钱 茵陈二钱 生鸡内金二钱，黄色的捣 甘草钱半

共煎汤一大盅，温服。

效果 每日服药一剂，三日后大便日行一次，小便亦顺利。上焦诸病亦皆轻减，再诊其脉，颇见柔和。遂将赭石减去五钱，又加柏子仁五钱，连服数剂，霍然全愈。

【赏析】

此案患者因操劳恼怒，遂得斯病。症见食停胃中，时觉火气上冲，口苦舌胀，眩晕耳鸣，呃逆欲呕，恶心，胸闷，大便六七天一行，或者服泻药才通便，小便不利，脉弦硬长，屡次服药无效。乃肝火犯胃，致胃气不运而上逆。用降胃理冲之品治之，滋阴清火佐之，方中赭石平肝降逆；山药补脾胃之气，润胃助降；白芍养血敛阴，柔肝止痛；玄参滋阴；鸡内金助运诸药；甘草调和诸药，补中益气；生麦芽、茵陈升肝气，为反佐之品。煎汤温服，三日后大便日行一次，小便通畅，脉象柔和，将赭石减去五钱，加柏子仁五钱，连服数剂，豁然痊愈。此病未用通下之剂，而用疏肝降逆之品，使二便通畅，乃治病求本之范例也。

血病门

案1　劳心吐血

天津张某某，年三十五岁，得吐血证，年余不愈。

病因　禀性褊急，之余又兼有拂意之事，遂得斯证。

证候　初次所吐甚多，屡经医治，所吐较少，然终不能除根。每日或一次或两次，觉心中有热上冲，即吐血一两口。因病久身羸弱，卧床不起，亦偶有扶起少坐之时，偶或微喘，幸食欲犹佳，大便微溏，日行两三次，其脉左部弦长，重按无力，右部大而芤，一息五至。

诊断　凡吐血久不愈者，多系胃气不降，致胃壁破裂，出血之处不能长肉生肌也。再即此脉论之，其左脉之弦，右脉之大，原现有肝火浮动挟胃气上冲之象，是以其吐血时，觉有热上逆，至其脉之弦而无力者，病久而气化虚也。大而兼芤者，失血过多也。至其呼吸有时或喘，大便日行数次，亦皆气化虚而不摄之故。治此证者，当投以清肝、降胃、培养气血、固摄气化之剂。

处方　赤石脂两半　生怀山药一两　净萸肉八钱　生龙骨六钱，捣碎　生牡蛎六钱，捣碎　生杭芍六钱　大生地黄四钱　甘草二钱　广三七二钱

药共九味，将前八味煎汤送服三七末。

方解　降胃之药莫如赭石，此愚治吐衄恒用之药也。此方中独重用赤石脂者，因赭石为铁养化合其重坠之力甚大，用之虽善降胃，而其力达于下

焦，又善通大便，此证大便不实，赭石似不宜用；赤石脂之性，重用之亦能使胃气下降，至行至下焦，其黏滞之力又能固涩大便，且其性能生肌，更可使肠壁破裂出血之处早愈，诚为此证最宜之药也。

效果　将药煎服两剂，血即不吐，喘息已平，大便亦不若从前之勤，脉象亦较前和平，惟心中仍有觉热之时。遂即原方将生地黄改用一两，又加熟地黄一两，连服三剂，诸病皆愈。

【赏析】

本案患者平素性情急躁，情志不畅，肝气郁结，郁而化火，肝火旺盛，乘克脾土，灼伤胃络，随胃气上逆，而成吐血之证。又治不得法，久治不愈，脾胃受伤，气血流失，故在热证的同时，兼有脾气虚弱，气血亏虚之候。由于肝火旺盛，阴液暗耗，故本案的气血亏虚主要表现为气阴两虚；与气血亏虚之阳气不足证显然不同。所以，其治主在清肝、降胃的同时，兼顾滋阴养血、健脾和胃。方中白芍性凉，味苦酸，微寒，具有养血敛阴，补血柔肝、平抑肝阳；生地甘、苦、寒，清热凉血、养阴生津；净萸肉补益肝肾，收敛固涩；怀山药，健脾益胃，使血气平和，气顺吐止，则血不致奔脱。龙骨质最黏涩，具有翕收之力，能收敛元气、固涩滑脱。血见热则行，得寒则凝。张氏治疗血证忌重用凉药及药炭强止其血，故在重用生地黄滋阴、清热、凉血的同时加用善止血兼善化瘀血之三七以辅之。《医学衷中参西录·药物篇》第三卷中"三七解"，善化瘀血，又善止血妄行，为吐衄要药。在复诊中，患者惟心中仍有觉热之时，可见阴液亏虚，故生地黄加量，并加用熟地黄以加强滋阴、补血之效。

张氏治疗吐血依据《黄帝内经》立论，《素问·厥论》曰："阳明厥逆，喘咳身热，善惊衄呕血"，故认为"吐血之证，多由于胃气挟冲气上逆"。所以张氏治疗吐衄之证，多从"虚热"与"胃气上逆"论治，并贯穿于各医案中，值得借鉴。

案2 咳血兼吐血证

堂侄女某某,适邻村王氏,年三十。于乙酉仲春,得吐血证。

病因 因家务自理,劳心过度,且禀赋素弱,当此春阳发动之时,遂病吐血。

证候 先则咳嗽痰中带血,继则大口吐血,其吐时觉心中有热上冲,一日夜吐两三次,剧时可吐半碗。两日之后,觉精神气力皆不能支持,遂急迎愚诊治。自言心中摇摇似将上脱,两颧发红,面上发热,其脉左部浮而动,右部浮而濡,两尺无根,数逾五至。

诊断 此肝肾虚极,阴分阳分不相维系,而有危在顷刻之势。遂急为出方取药以防虚脱。

处方 生怀山药—两 生怀地黄—两 熟怀地黄—两 净萸肉—两 生赭石—两,轧细

急火煎药取汤两盅,分两次温服下。

效果 将药甫煎成未服,又吐血一次,吐后忽停息闭目,惝然罔觉。诊其脉跳动仍旧,知能苏醒,约四分钟呼吸始续,两次将药服下,其血从此不吐。俾即原方再服一剂,至第三剂即原方加潞党参三钱、天冬四钱,连服数剂,身形亦渐复原。继用生怀山药为细面,每用八钱煮作茶汤,少调以白糖,送服生赭石细末五分,作点心用之以善其后。

【赏析】

本案为血证之重证。患者系体质素虚,肾阴亏虚;又劳心、劳力,阴液暗耗,致阴虚火旺;肝肾同源,阴液亏虚;故在春阳发动之时,内外夹攻,虚火上浮,木火刑金、肝木乘克脾土,而成咳血、吐血之证,并有虚脱之势。

张氏选方用药看似简单,其实蕴涵深意,重用滋补肝肾的六味地黄丸中"三补"地黄、山萸肉、山药之药,并生地、熟地同用,体现了张氏用药经验之独到;组方源于前人,但自有创新,值得参考。在《医学衷中参西

录·药物篇》第二卷中，"地黄解"有"地黄大能滋阴养血，大剂服之，使阴充足，人身元阳之气，自不至于上脱下陷也"。"山药解"有"色白入肺，味甘归脾，液浓益肾，能滋润血脉，固涩气化"，故健脾益胃，使血气平和，气顺吐止，则血不致奔脱。而山萸肉味酸性温，大能收敛元气，振作精神，固涩滑脱；且敛正气而不敛邪气。故对于虚火上浮之咳血及吐血证，出血量大，而致阴阳不相维系，亡阴亡阳者，治疗关键不在于强止其血，而是紧扣其阴液亏虚、虚火上浮之病机，用大剂滋阴、养血、清热药以滋阴、养血、清热，使虚火归位，而不是见血止血，体现了治病求本思想。

本案与其他出血案相比较，本案滋阴、清热药剂量更大，但未使用三七以活血化瘀止血，与本案患者出血量更大，病情危急相关，急者止血。出血停止后，因为气随血耗，故守原方，加潞党参、天冬以滋阴补气。而对于党参，《本草正义》载：党参力能补脾养胃，润肺生津，健运中气，本与人参不甚相远。其尤可贵者，则健脾运而不燥，滋胃阴而不湿，润肺而不犯寒凉，养血而不偏滋腻，鼓舞清阳，振动中气，而无刚燥之弊。且较诸辽参之力量厚重，而少偏于阴柔，高丽参之气味雄壮，而微嫌于刚烈者，尤为得中和之正，宜乎五脏交受其养，而无往不宜也。特力量较为薄弱，不能持久，凡病后元虚，每服二三钱，止足振动其一日之神气，则信乎和平中正之规模，亦有不耐悠久者。然补助中州而润泽四隅，故凡古今成方之所用人参，无不可以潞党参当之，即凡百证治之应用人参者，亦无不可以潞党参投之。而天冬，性寒，味甘，微苦；具有养阴清热，润肺滋肾的功效。两药合用，以滋阴、补气。出血治愈后，采用山药、白糖、代赭石以治病善后的方法，对于脾胃虚弱的调养方式及重视，值得我们思考。

案3 咳嗽吐血证

天津王某某，年二十四岁，得咳嗽吐血证。

病因　禀赋素弱，略有外感，即发咳嗽，偶因咳嗽未愈，继又劳心过度，心中发热，遂至吐血。

证候 先时咳嗽犹轻，失血之后则嗽益加剧。初则痰中带血，继则大口吐血，心中发热，气息微喘，胁下作疼，大便干燥。其脉关前浮弦，两尺重按不实，左右皆然，数逾五至。

诊断 此证乃肺金伤损，肝木横恣，又兼胃气不降，肾气不摄也。为其肺金受伤，是以咳嗽痰中带血；为胃气不降，是以血随气升，致胃中血管破裂而大口吐血；至胁下作疼，乃肝木横恣之明证；其脉上盛下虚，气息微喘，又肾气不摄之明征也。治之者，宜平肝、降胃、润肺、补肾，以培养调剂其脏腑，则病自愈矣。

处方 生怀山药一两　　生赭石六钱，轧细　　生怀地黄一两　　生杭芍五钱　　天冬五钱　　大甘枸杞五钱　　川贝母四钱　　生麦芽三钱　　牛蒡子三钱，捣碎　　射干二钱　　广三七三钱，细末　　粉甘草二钱，细末

药共十二味，将前十味煎汤一大盅，送服三七、甘草末各一半，至煎渣再服，仍送服其余一半。

效果 服药一剂，吐血即愈，诸病亦轻减。后即原方随时为之加减，连服三十余剂，其嗽始除根，身体亦渐壮健。

【赏析】

本案患者由于先天禀赋不足，感受外邪，又劳心过度，内外兼夹，而发吐血。症见咳嗽，痰中带血，继则大口吐血，心中发热，气息微喘，胁下作疼，大便干燥。脉关前浮弦，两尺重按不实，左右皆然，数逾五至。此乃肺金不足、肝气横逆、胃气不降、肾气不摄所致。治宜平肝、降胃、润肺、补肾，方中怀山药特性甚和平，能滋补又能利湿，能滑润又能收涩，是以能补肺、肾、脾胃也。白芍性凉，味苦酸，微寒，能养血敛阴，补血柔肝、平抑肝阳；赭石性微凉，能生血兼能凉血，而其质重坠，又善镇逆气，降痰涎，止呕吐，故用赭石降胃气；生地甘、苦、寒，清热凉血、养阴生津；天冬，性寒，味甘，微苦，养阴清热，润肺滋肾；生麦芽，能入脾胃，为补助脾胃之辅佐品；牛蒡辛凉宣散风热；射干苦寒利咽喉；三七活血化瘀止血。用药多方兼

顾，药味虽较多，但仍不离"虚热"与"胃气上逆"论治之宗旨。

案4 吐血兼咳嗽

天津孙某某，年二十八岁，得吐血兼咳嗽证。

病因 因事心中着急起火，遂致吐血咳嗽。

证候 其吐血之始，至今已二年矣。经医治愈，屡次反复，少有操劳，心中发热即复吐血。又频作咳嗽，嗽时吐痰亦恒带血。肋下恒作刺疼，嗽时其疼益甚，口中发干，身中亦间有灼热，大便干燥。其脉左部弦硬，右部弦长，皆重按不实，一息搏近五至。

诊断 此证左脉弦硬者，阴分亏损而肝胆有热也。右部弦长者，因冲气上冲并致胃气上逆也。为其冲冲胃逆，是以胃壁血管破裂以至于吐血咳血也。其脉重按不实者，血亏而气亦亏也。至于口无津液，身或灼热，大便干燥，无非血少阴亏之现象。拟治以清肝、降胃、滋阴、化瘀之剂。

处方 生赭石八钱，轧细　生怀地黄一两　生怀山药一两　生杭芍六钱　玄参五钱　川楝子四钱，捣碎　生麦芽三钱　川贝母三钱　甘草钱半　广三七二钱，细末

药共十味，将前九味煎汤一大盅，送服三七末一半，至煎渣重服时，再送服其余一半。

方解 愚治吐血，凡重用生地黄，必用三七辅之，因生地黄最善凉血，以治血热妄行，犹恐妄行之血因凉而凝，瘀塞于经络中也。三七善化瘀血，与生地黄并用，血止后自无他虞；且此证肋下作疼，原有瘀血，则三七尤在所必需也。

复诊 将药连服三剂，吐血全愈，咳嗽吐痰亦不见血，肋疼亦愈强半，灼热已无，惟口中仍发干，脉仍有弦象。知其真阴犹亏也，拟再治以滋补真阴之剂。

处方 生怀山药一两　生怀地黄六钱　大甘枸杞六钱　生杭芍四钱　玄参四钱　生赭石四钱，轧细　生麦芽二钱　甘草二钱　广三七二钱，细末

服法如前。

效果 将药连服五剂，病全愈，脉亦复常，遂去三七，以熟地黄易生地黄，俾多服数剂以善其后。

【赏析】

对于血证，张氏以血热立论，血热之因强调情志不畅肝郁化火，或劳心、劳力过度气阴耗伤，或久病不愈，气血亏虚，或体质素弱，肾气不足，所以血证之血热以虚热为主，治疗重在滋阴养血；但由于肝藏血，主情志，兼有情志不畅，虚实夹杂，故除了治血，更重治肝，或柔肝或疏肝。而对于上溢之血如吐血、咳血，认为与胃气上逆相关，并重视调气。因为吐血、咳血或衄血，源于肺气上逆或胃气上逆，故治疗贵在降气。

本案患者之血证，也不离"火"、"逆"、"虚"三方面；但由于患者"肋下恒作刺疼，嗽时其疼益甚，口中发干，身中亦间有灼热，大便干燥，其脉左部弦硬，右部弦长"，可见肝气郁滞，兼有阴液亏虚；而张氏用药似有一贯煎的影子。一贯煎为清代魏之琇之名方，具有滋阴疏肝功效，主治肝肾阴虚、肝气不舒证。一贯煎重用生地滋阴养血以补肝肾为君，沙参、麦冬、当归、枸杞子配合君药滋阴养血生津以柔肝为臣，更用少量川楝子疏泄肝气为佐、使，共奏滋阴疏肝之功。而本案患者阴虚更甚，故易性温之当归为苦酸微寒之白芍，以补血柔肝、平肝止痛；又由于患者大便干燥，兼有咳嗽，故加清热凉血、滋阴泻火之玄参，以滋阴、清热、解毒、通便。本案与上案相比较同中有异，上案阴虚更甚，主要表现为肺、肝、肾三脏阴虚，故重用生地黄，并加用天冬。而本案主要表现为肝阴虚，兼有瘀血，故治疗重在柔肝兼活血化瘀。

案5 吐血证

天津冯某某，年三十二岁，得吐血证久不愈。

病因 因办公劳心劳力过度，遂得此证。

证候 吐血已逾二年，治愈，屡次反复。病将发时，觉胃中气化不通，满闷发热，大便滞塞，旋即吐血，兼咳嗽多吐痰涩。其脉左部弦长，右部长而兼硬，一息五至。

诊断 此证当系肝火挟冲胃之气上冲，血亦随之上逆，又兼失血久而阴分亏也。为其肝火炽盛，是以左脉弦长；为其肝火挟冲胃之气上冲，是以右脉长而兼硬；为其失血久而真阴亏损，是以其脉既弦硬（弦硬即有阴亏之象）而又兼数也。此宜治以泻肝降胃之剂，而以大滋真阴之药佐之。

处方 生赭石一两，轧细　玄参八钱　大生地八钱　生怀山药六钱　瓜蒌仁六钱，炒捣　生杭芍四钱　龙胆草三钱　川贝母三钱　甘草钱半　广三七二钱，细末

药共十味，先将前九味煎汤一大盅，送服三七细末一半，至煎渣重服时，再送服其余一半。

效果 每日煎服一剂，初服后血即不吐，服至三剂咳嗽亦愈，大便顺利。再诊其脉，左右皆有和柔之象，问其心中闷热全无。遂去蒌仁、龙胆草，生山药改用一两，俾多服数剂，吐血之病可从此永远除根矣。

【赏析】

此案为张锡纯治疗吐血证验案之一。由于患者劳心、劳力过度致气阴耗伤，遂得此证。本案虚实夹杂，既有情志怫郁之肝火旺盛，又有久治不愈阴血亏虚之阴虚火旺，故治疗拟两者兼顾，治以泻肝降胃之品，佐以大滋真阴之药。代赭石为君药以降胃，是张氏治疗吐衄血证的要药，正如张氏《医学衷中参西录》云：治吐衄之证，当以降胃为主，而降胃之药，实以赭石力最效。用大剂玄参、生地、生杭芍滋阴、清热、养血、柔肝，又用龙胆草苦寒直折，清泄肝胆有余之火。张氏认为龙胆草，味苦微酸，为胃家正药。其苦也，能降胃气，坚胃质；其酸也，能补益胃中酸汁，消化饮食。凡胃热气逆，胃汁短少，不能食者，服之可以开胃进食。其泻肝胆实热之力，数倍于芍药。瓜蒌能开胸间及胃口热痰，故仲景治胸结有小陷胸汤，瓜蒌与连、夏并用；治胸痹有瓜蒌薤白等方，瓜蒌与薤、酒、桂、朴诸药并用。若与山甲同用，善治乳痈；若与赭石同用，善止吐衄；若但用其皮，最能清肺、敛肺、宁嗽、定喘；若但用其瓤，最善滋阴、润燥、滑痰、生津；若但用其仁，其开胸降胃之力较大，且善通小便。故本案用瓜蒌仁也。同时加用善止

血兼善化瘀血之三七以辅之。兼咳嗽，故加山药、川贝母润肺止咳。很快血即不吐，咳嗽亦愈。从本案中可以学到张锡纯治病求本的思想及其用药精湛的技巧。

案6　酒伤吐血

天津张某某　年过三旬，偶患吐血证。

病因　其人性嗜酒，每日必饮，且不知节。初则饮酒过量即觉胸间烦热，后则不饮酒时亦觉烦热，遂至吐血。

证候　其初吐血之时，原不甚剧，始则痰血相杂，因咳吐出。即或纯吐鲜血，亦不过一日数口，继复因延医服药，方中有柴胡三钱，服药半点钟后，遂大吐不止，仓猝迎愚往视。及至，则所吐之血已盈痰盂，又复连连呕吐，若不立为止住，实有危在目前之惧。幸所携药囊中有生赭石细末一包，俾先用温水送下五钱，其吐少缓须臾，又再送下五钱遂止住不吐。诊其脉弦而芤，数逾五至，其左寸摇摇有动意，问其心中觉怔忡乎？答曰：怔忡殊甚，几若不能支持。

诊断　此证初伤于酒，继伤于药，脏腑之血几于倾囊而出。犹幸速为立止，宜急服汤药以养其血，降其胃气保其心气，育其真阴，连服数剂，庶其血不至再吐。

处方　生怀山药一两　生赭石六钱，轧细　玄参六钱　生地黄六钱　生龙骨六钱，捣碎　生牡蛎六钱，捣碎　生杭芍五钱　酸枣仁四钱，炒捣　柏子仁四钱　甘草钱半　广三七三钱，细末

此方将前十味煎汤，三七分两次用，头煎及二煎之汤送服。

效果　每日服药一剂，连服三日血已不吐，心中不复怔忡。再诊其脉芤动皆无，至数仍略数，遂将生地黄易作熟地黄，俾再服数剂以善其后。

【赏析】

本案为张锡纯治疗吐血证验案之一。本案患者饮酒无度，邪热内生，故出现胸间烦热。西医学认为，酒伤肝；又因为误用柴胡，"柴胡劫肝阴"；

则阴虚火旺，灼伤胃络，大吐血不止。"急者治标"，冲服大量代赭石，因为代赭石单用有快速止大吐血的功效。血止之后，则治其本，以养血、柔肝、滋阴、清热、养心。从本案也可看出张氏使用生地黄、熟地黄之区别，临床仔细推敲。急性出血期，主要表现为热，生地黄性凉，故使用生地黄以滋阴清热。出血停止后，因为气随血耗，需要温补，熟地黄味甘、性温，具有补血滋润、益精填髓之效，治疗肝肾阴虚主药，故使用熟地黄以滋阴养液、益精填髓。

通过以上吐血或咳血等"上血"证案，体现了张氏对吐、咳之"上血证"认识，也可以看出张氏治疗吐、咳之"上血证"用药的主线与脉络。代赭石、生地黄、山药为治血证之主药，每案必用，并且重用。重用代赭石主在降胃气，重用生地黄主在滋阴、清热、补血，而重用山药主在健脾益胃，针对血证之"逆"、"火"、"虚"三方面。由于血热多与肝气郁结、郁而化火相关，故多数使用苦酸、微寒之白芍以养血柔肝。为了预防凉血而留瘀，或"瘀血不祛，新血不生"，佐用三七粉以散瘀止血，预防血凝。再根据患者临床兼夹，辨证论治，随证加减，也体现了辨病与辨证相结合的治疗思路。

案7 便血证

天津袁某某，年三十二岁，得大便下血证。

病因 先因劳心过度，心中时觉发热，继又因朋友宴会，饮酒过度遂得斯证。

证候 自孟夏下血，历六月不止，每日六七次，腹中觉疼即须入厕，心中时或发热，懒于饮食。其脉浮而不实有似芤脉，而不若芤脉之硬，两尺沉分尤虚，至数微数。

诊断 此证临便时腹疼者，肠中有溃烂处也。心中时或发热者，阴虚之热上浮也。其脉近芤者，失血过多也。其两尺尤虚者，下血久而阴亏，更兼下焦气化不固摄也。此宜用化腐生肌之药治其肠中溃烂，滋阴固气之药固其下焦气化，则大便下血可愈矣。

处方 生怀山药两半　熟地黄一两　龙眼肉一两　净萸肉六钱　樗白皮五钱　金银花四钱　赤石脂四钱,研细　甘草二钱　鸦胆子仁八十粒成实者　生硫黄八分,细末

药共十味,将前八味煎汤,送服鸦胆子、硫黄各一半,至煎渣再服时,仍送服其余一半,至于硫黄生用之理,详于敦复汤下。

方解 方中鸦胆子、硫黄并用者,因鸦胆子善治下血,而此证之脉两尺过弱,又恐单用之失于寒凉,故少加硫黄辅之,况其肠中脂膜,因下血日久易至腐败酿毒,二药之性皆善消除毒菌也。又其腹疼下血,已历半载不愈,有似东人某某某所谓阿米巴赤痢,硫黄实又为治阿米巴赤痢之要药也。

复诊 前药连服三剂,下血已愈,心中亦不发热,脉不若从前之浮,至数如常。而其大便犹一日溏泻四五次,此宜投以健胃固肠之剂。

处方 炙箭芪三钱　炒白术三钱　生怀山药一两　龙眼肉一两　生麦芽三钱　建神曲三钱　大云苓片二钱

共煎汤一大盅温服。

效果 将药连服五剂,大便已不溏泻,日下一次,遂停服汤药。俾用生怀山药细末煮作粥,调以白糖,当点心服之以善其后。

【赏析】

本案患者袁氏先因劳心过度,阴血暗耗;继又因朋友宴会,饮酒过度,胃肠积热;热邪亢盛,灼伤络脉,则致大便下血不止。又未及时治疗,下血历六月而不止,日六七次,气血流失,故其脉近芤者;其两尺尤虚者,下血久而阴亏,更兼下焦气化不固摄也。阴血亏虚,下元不足,气化不及,虚火上浮则心中时或发热,临便时腹疼者,肠中有溃烂处也。宜用化腐生肌之药治其肠中溃烂,滋阴固气之药固其下焦气化,则大便下血可愈矣。方用山药、熟地、龙眼肉、山萸肉、甘草、硫黄,滋阴清热、温补元气、固摄下元;樗白皮、金银花、鸦胆子,清热解毒;赤石脂收敛固摄。其中,方中部分药物配伍值得推敲。鸦胆子与硫黄治疗赤痢,赤石脂温补下元、收敛止泻。张氏认为,鸦胆子性善凉血止血,兼能化瘀生新。凡痢之偏于热者用之

皆有捷效，而以治下鲜血之痢，泻血水之痢，则尤效。又善清胃腑之热，胃脘有实热充塞，噤口不食者，服之即可进食。审斯，则鸦胆子不但善利下焦，即上焦有虚热者，用之亦妙，此所以治噤口痢而有捷效也。由于脾虚则湿盛，湿盛则濡泄，故在溃烂修复、血止之后，张氏注意调脾祛湿以治其本。在收尾之时，采用健脾固肠治疗思路，在目前有关炎症性肠病缓解期治疗中值得临床借鉴。

张氏在治疗大便下血证与吐血、咳血等"上血证"用药上略有差别，其特点是："上血证"强调"逆"、"火"、"虚"三方面，但更强调胃气上逆；而下血证主要强调"虚"与"火"，但"虚"居于主要地位。因为正气不足，升提无力；或元气亏虚，气化不及；两者均可致血陷而便血。所以，张氏治疗"下血证"主要在于补虚升提或固摄，而清热次之。治疗"下血证"诸案，补泻兼施，寒热并用。

案8　下焦虚寒便血

高某某，年三十六岁，得大便下血证。

病因　冷时出外办事，寝于寒凉屋中，床衾又甚寒凉遂得斯证。

证候　每日下血数次，或全是血，或兼有大便，或多或少，其下时多在夜间，每觉腹中作疼，即须入厕，夜间恒苦不寐，其脉迟而芤，两尺尤不堪重按，病已二年余，服温补下元药则稍轻，然终不能除根，久之，则身体渐觉羸弱。

诊断　此下焦虚寒太甚，其气化不能固摄而血下陷也。视其从前所服诸方，皆系草木之品，其质轻浮，温暖之力究难下达，当以矿质之品温暖兼收涩者投之。

处方　生硫黄半斤，色纯黄者　赤石脂半斤，纯系粉末者

将二味共轧细过罗，先空心服七八分，日服两次，品验渐渐加多，以服后移时微觉腹中温暖为度。

效果　后服至每次二钱，腹中始觉温暖，血下亦渐少。服至旬余，身体

渐壮，夜睡安然，可无入厕。服至月余，则病根被除矣。

方解 按硫黄之性，温暖下达，诚为温补下焦第一良药，而生用之尤佳，惟其性能润大便（本草谓其能使大便润、小便长，西医以为轻泻药），于大便滑泻者不宜，故辅以赤石脂之黏腻收涩，自有益而无弊矣。

【赏析】

本案患者由于起居不慎，感受寒邪，阴寒凝滞，损伤阳气，下焦气化不及，固摄无力而血下陷。前医使用温补下元药，使患者症状稍轻，但不能根除，日久不愈。久之则身体渐觉羸弱。张氏认为病属下焦虚寒太甚，气化不能固摄所致。从前所服诸方，皆系草木之品，其质轻浮，温暖之力究难下达，当以矿质之品温暖兼收涩者投之。药用坎中丹，缓缓服之，服至月余，则病根拔除矣。体现了治疗慢性病，要善守，缓缓图之，忌急功近利。

坎中丹为张氏自创方，治疗命门相火虚衰，下焦寒凉泄泻及五更泄泻。张氏善用生硫黄，认为"自古论硫黄者，莫不谓其功胜桂附，惟径用生者系愚之创见"。在治痢偏寒案中，常于汤药之外嘱患者口服生硫黄如绿豆粒大。并谓"硫黄原禀火之精气，其夹有杂质者有时有毒。若其色纯黄，即纯系硫质，无毒，为补相火、暖下焦之主药"。赤石脂，甘、涩、酸，温，无毒。具有涩肠，收敛止血，收湿敛疮，生肌。主要用于久泻，久痢，便血，脱肛，遗精，崩漏，带下，溃疡不敛，湿疹，外伤出血。赤石脂与硫黄相伍，赤石脂收敛固摄之力，一可避免硫黄之轻泄作用，另可"且但热下焦而性不僭上……"。本案张氏根据"异病同治"，选取坎中丹，直达下焦，峻药缓图，治疗下焦元气大虚之大便下血证。

对于吐衄之证，张氏认为因凉者极少；同理，对于大便下血者，阳虚导致出血者极为少见。本案患者，"下焦虚寒太甚，其气化不能固摄而血下陷也"。而温阳之法，在于散剂缓缓图之，并可避免血得热而妄行加重出血。自拟硫黄与赤石脂同用，配伍精妙。

案9　大便下血

崔童，年十三岁，得大便下血证。

病因　仲夏天热，赛球竞走，劳力过度，又兼受热，遂患大便下血。

证候　每日大便，必然下血，便时腹中作疼，或轻或剧，若疼剧时，则血之下者必多，已年余矣。饮食减少，身体羸弱，面目黄白无血色，脉搏六至，左部弦而微硬，右部濡而无力。

诊断　此证当因脾虚不能统血，是以其血下陷至其腹，所以作疼，其肠中必有损伤溃烂处也。当用药健补其脾胃，兼调养其肠中溃烂。

处方　生怀山药一两　龙眼肉一两　金银花四钱　甘草三钱　广三七二钱半，轧细末　鸦胆子八十粒，去皮，拣其仁之成实者

共药六味，将前四味煎汤，送服三七、鸦胆子各一半，至煎渣再服时，仍送服其余一半。

效果　将药如法服两次，下血病即除根矣。

【赏析】

本案之大便下血，关键在于脾气虚弱，脾失统摄，血下陷而成便血证。治疗在于健脾益气，滋阴清热，修补溃疡。方用生怀山药、龙眼肉、甘草，健脾益气；鸦胆子、三七、金银花，清热解毒、去腐生肌。其中，张氏常用三七末与鸦胆子并用，化腐生肌，以救肠中之腐烂。谓"鸦胆子味极苦，性凉，为凉血解毒之要药，善治热性赤痢，二便因热下血，最能清血分之热及肠中之热，防腐生肌，诚有奇效……"，"三七味苦微甘，性平，善化瘀血，又善止血，痢疾下血鲜红，久不愈，肠中腐烂……，所下之痢色紫腥臭，瘀血而不伤新血，允为理血妙品"。

案中通过描述大便与腹痛、便血的关系，体现了张氏辨证之精细与中西医汇通的思想，值得借鉴。而温补之龙眼肉、健脾之山药与清热解毒之金银花、甘草同用，攻补兼施；三七与鸦胆子同用，体现了专病专药。虽然用药简单，但多方兼顾，所以取得了意想不到的疗效。

案10 痔疮出血

阜城杜某某，年四十五岁，得大便下血证。

病因 因劳心过度，每大便时下血，服药治愈。因有事还籍，值夏季暑热过甚，又复劳心过度，旧证复发，屡治不愈。遂来津入西医院治疗，西医为其血在便后，谓系内痔，服药血仍不止，因转而求治于愚。

证候 血随便下，且所下甚多，然不觉疼坠，心中发热懒食，其脉左部弦长，右部洪滑。

诊断 此因劳心生内热而牵动肝经所寄相火，致肝不藏血而兼与溽暑之热相并，所以血妄行也。宜治以清心凉肝兼消暑热之剂，而少以培补脾胃之药佐之。

处方 生怀地黄一两　白头翁五钱　龙眼肉五钱　生怀山药五钱　知母四钱　秦皮三钱　黄柏二钱　龙胆草二钱　甘草二钱

共煎汤一大盅，温服。

复诊 上方煎服一剂，血已不见，服至两剂，少腹觉微凉。再诊其脉，弦长与洪滑之象皆减退，遂为开半清半补之方以善其后。

处方 生怀山药一两　熟怀地黄八钱　净萸肉五钱　龙眼肉五钱　白头翁五钱　秦皮三钱　生杭芍三钱　地骨皮三钱　甘草二钱

共煎汤一大盅，温服。

效果 将药煎服一剂后，食欲顿开，腹已不疼，俾即原方多服数剂，下血病当可除根。

【赏析】

本案大便下血证西医诊断为痔疮出血，但治疗效果不佳，求治于张氏。张氏作为清末、民国时期中西汇通派代表人物之一，不受西医诊断局限，仍立足于中医学，辨证论治，考虑患者心肝火旺，又感受暑邪，故邪热亢盛。首诊以清心凉肝兼消暑热之剂为主，方中生地、知母清心消暑，龙胆草、白头翁、黄柏、秦皮清热凉肝，山药、龙眼肉、甘草培补脾胃。二诊，患者邪热已退，并感"少腹觉微凉"，故攻补兼施，半清半补，减少苦寒之品，加重补益之剂。

在本案治疗中，张氏处理效不更方与攻伐之药中病即止关系的娴熟值得借鉴。"复诊，上方煎服一剂，血已不见，服至两剂，少腹觉微凉。再诊其脉，弦长与洪滑之象皆减退，遂为开半清半补之方以善其后。"虚实夹杂，治以清热与温补同用，不治血而血自止。

案11 瘀血短气

盐山刘某某，年二十五岁，得瘀血短气证。

病因 因出外修工，努力抬重物，当时觉胁下作疼，数日疼愈，仍觉胁下有物妨碍呼吸。

证候 身形素强壮，自受病之后，迟延半载，渐渐羸弱，常觉右胁之下有物阻碍呼吸之气，与人言时恒半句而止，候至气上达再言，若偶忿怒则益甚，脉象近和平，惟稍弱不能条畅。

诊断 此因努力太过，致肝经有不归经之血瘀经络之间，阻塞气息升降之道路也。喜其脉虽稍弱，犹能支持，可但用化瘀血之药，徐徐化其瘀结，气息自能调顺。

处方 广三七四两 轧为细末，每服钱半，用生麦芽三钱煎汤送下，日再服。

方解 三七为止血妄行之圣药，又为化瘀血之圣药，且又化瘀血不伤新血，单服久服无碍，此乃药中特异之品，其妙处直不可令人思议。愚恒用以消积久之瘀血，皆能奏效。至麦芽原为消食之品，生煮服之则善舒肝气，且亦能化瘀者也。是以用之煎汤，以送服三七也。

效果 服药四日后，自鼻孔中出紫血一条，呼吸较顺，继又服至药尽，遂脱然全愈。

或问 人之呼吸在于肺，今谓肝经积有瘀血，即可妨碍呼吸，其义何居？答曰：按生理之学，人之呼吸可达于冲任，方书又谓呼出心肺，吸入肝肾，若谓呼吸皆在于肺，是以上两说皆可废也。盖心、肺、肝，原一系相连，下又连于冲任，而心肺相连之系，其中原有两管，一为血脉管，一为回血管，血脉管下行，回血管上行。肺为发动呼吸之机关，非呼吸即限于肺也，是以吸入之气可由血脉管下达，呼出之气可由回血管上达，无论气之上达下达，皆从肝经过，是以血瘀肝经，即有妨于升降之气息也。据斯以论呼吸之关于肺者固多，而心肺相连之系亦司呼吸之分支也。

【赏析】

本案看似简单，实则复杂。因为用理论之常，解释不了患者临床之变，体现了临床辨证论治之"知常达变"的思维。虽然张氏短气之解释有牵强附会之嫌，但辨证准确，用药简单，治愈了疑难杂症。所以，临床辨证注意处理证之常与变，有时可取到意想不到之疗效。临床表现为短气者，常者多数为虚证，变者少数为实证。该患者因为担重，挫伤肝部，血瘀局部，气机阻滞，经络不通，不通则痛，而成瘀血阻滞证。治疗重在活血化瘀，疏肝理气，疏通经络，故用三七活血化瘀，生麦芽疏肝理气、散结等。

笔者曾经治愈一短气患者，中年女性，自觉胸中有股气提不上来，拍打或活动后稍舒。有时正同张氏所云：与人言时恒半句而止，候至气上达再言，若偶忿怒则益甚。并行胸片、心电图、心脏冠脉CT等多项检查未发现异常，多考虑为更年期综合征，中西医多方求治，短气一直少有缓解。看患者所服中药，多为补中益气汤、香砂六君子汤、半夏厚朴汤、越鞠丸或甘麦大枣汤类等加减而成。后来求治于予，发现患者舌左侧边中间可见少许瘀斑，考虑瘀血内阻、气机阻滞而致短气，使用血府逐瘀汤加减三剂取效。

脑充血门

案1 脑充血头疼（肝火上炎证）

京都谈某某，年五十二岁，得脑充血头疼证。

病因 因劳心过度，遂得脑充血头疼证。

证候 脏腑之间恒觉有气上冲，头即作疼，甚或至于眩晕，其夜间头疼益甚，恒至疼不能寐。医治二年无效，浸至言语謇涩，肢体渐觉不利，饮食停滞胃口不下行，心中时常发热，大便干燥。其脉左右皆弦硬，关前有力，两尺重按不实。

诊断 弦为肝脉，至弦硬有力无论见于何部，皆系有肝火过升之弊。因肝火过升，恒引动冲气胃气相并上升，是以其脏腑之间恒觉有气上冲也。人之血随气行，气上升不已，血即随之上升不已，以致脑中血管充血过甚，是以作疼。其夜间疼益剧者，因其脉上盛下虚，阴分原不充足，是以夜则加剧，其偶作眩晕亦职此也。至其心常发热，肝火炽其心火亦炽也。其饮食不下行，大便多干燥者，又皆因其冲气挟胃气上升，胃即不能传送饮食以速达于大肠也。其言语肢体謇涩不利者，因脑中血管充血过甚，有妨碍于司运动之神经也。此宜治以镇肝、降胃、安冲之剂，而以引血下行兼清热滋阴之药辅之。又须知肝为将军之官，中藏相火，强镇之恒起其反动力，又宜兼用舒肝之药，将顺其性之作引也。

处方 生赭石一两，轧细　生怀地黄一两　怀牛膝六钱　大甘枸杞六钱　生龙骨六钱，捣碎　生牡蛎六钱，捣碎　净萸肉五钱　生杭芍五钱　茵陈二钱　甘草二钱共煎汤一大盅，温服。

复诊 将药连服四剂，头疼已愈强半，夜间可睡四五点钟，诸病亦皆见愈，脉象之弦硬已减，两尺重诊有根，拟即原方略为加减俾再服之。

处方 生赭石一两，轧细 生怀地黄一两 生怀山药八钱 怀牛膝六钱 生龙骨六钱，捣碎 生牡蛎六钱，捣碎 净萸肉五钱 生杭芍五钱 生鸡内金钱半，黄色的捣 茵陈钱半 甘草二钱

共煎汤一大盅，温服。

三诊 将药连服五剂，头已不疼，能彻夜安睡，诸病皆愈。惟办事，略觉操劳过度，头仍作疼，脉象犹微有弦硬之意，其心中仍间有觉热之时，拟再治以滋阴清热之剂。

处方 生怀山药一两 生怀地黄八钱 玄参四钱 北沙参四钱 生杭芍四钱 净萸肉四钱 生珍珠母四钱，捣碎 生石决明四钱，捣碎 生赭石四钱，轧细 怀牛膝三钱 生鸡内金钱半，黄色的捣 甘草二钱

共煎汤一大盅，温饮下。

效果 将药连服六剂，至经理事务时，头亦不疼，脉象已和平如常。遂停服汤药，俾日用生山药细末，煮作茶汤调以白糖令适口，送服生赭石细末钱许，当点心服之以善其后。

【赏析】

脑充血之病名出自西人，实即《内经》所谓诸厥证。《素问·调经论》篇云："血之与气并走于上，则为大厥，厥则暴死，气复反则生，不反则死。"此条言明脑充血之病机为气血上行所作，转机为气复反而下行。患者脉左右皆弦硬，弦为肝脉，故此脉象为肝胆之火过升之征，肝火过升，引动胃火冲气相并上升，从而在脏腑之间总感觉有气上冲。气为血之帅，《素问·生气通天论》有"阳气者，大怒则形气绝，而血菀于上，使人薄厥"，故出现"人之血随气行，气上升不已，血即随之上升不已，以致脑中血管充血过甚，是以作疼"。目系连脑，脑中血管膨胀不已，故目疼生翳且眩晕。脑疼为目疼之根，而肝胆之火挟气血上冲又为脑疼之根。由于肝火炽盛故有

心常发热，又胃气不降，饮食不下行，多表现大便干燥。故欲使气复反而下行，镇肝、降胃、安冲之剂，而以引血下行兼清热滋阴之药辅之，同时兼用疏肝之药，顺其性也，从而使逆则降，热得清。方以镇肝熄风汤加减。方中生赭石、生龙骨、生牡蛎为金石介类药，质重性降，既可潜降摄纳上亢之肝阳，又可平镇上逆之气血；生赭石与净萸肉相伍降胃安冲；怀牛膝性味苦酸而平，入肝肾经，引血下行且可滋补肝肾；肝火过升，是因肝肾之阴不足，故用生怀地黄、大甘枸杞、生杭芍滋水涵木；肝为将军之官，中藏相火，不可一味潜镇使其疏泄受抑，故配茵陈以顺肝木之升发，条达肝气而防郁滞，兼清肝火；甘草调和诸药，又能养胃和中，防止金石介类药碍胃。复诊时患者头疼已愈强半，夜间可睡四五点钟，两尺之弦硬已减，两尺重诊有根，故加生淮山药以加强滋阴清热之功，减茵陈之量，加用生鸡内金以舒肝兼健脾胃、化瘀血。三诊时诸病已愈，唯操劳后仍觉头作疼，脉象微有弦硬之意，故在二诊方上去生龙骨、生牡蛎改用生珍珠母、生石决明以镇肝，去茵陈只用鸡内金一味以舒肝，减方中滋阴清热及引血下行药物剂量，而加用玄参、北沙参、淮山药以滋阴清热兼健脾和胃。本病病性为虚实夹杂，证属肝火过升，肝肾阴亏，标实本虚，以标实为急，故前二诊治以镇肝熄风，引血下行为主兼滋养肝肾，三诊时标实已去大半，故治以滋阴清热为主。整个过程充分体现了中医学"急则治其标，缓则治其本"的治疗思想。

案2 脑充血头疼（肝阳上亢证）

天津李氏妇，年过三旬，得脑充血头疼证。

病因 禀性褊急，家务劳心，常起暗火，因得斯证。

证候 其头疼或左或右，或左右皆疼，剧时至作呻吟。心中常常发热，时或烦躁，间有眩晕之时，其大便燥结非服通下药不行。其脉左右皆弦硬而长，重诊甚实，经中西医延医二年，毫无功效。

诊断 其左脉弦硬而长者，肝胆之火上升也；其右脉弦硬而长者，胃气不降而逆行，又兼冲气上冲也。究之，左右脉皆弦硬，实亦阴分有亏损也。

因其脏腑之气化有升无降，则血随气升者过多，遂至充塞于脑部，排挤其脑中之血管而作疼，此《内经》所谓血之与气，并走于上之厥证也。亦即西人所谓脑充血之证也。其大便燥结不行者，因胃气不降，失其传送之职也。其心中发烦躁者，因肝胃之火上升也。其头部间或眩晕者，因脑部充血过甚，有碍于神经也。此宜清其脏腑之热，滋其脏腑之阴，更降其脏腑之气，以引脑部所充之血下行，方能治愈。

处方　生赭石两半，轧细　怀牛膝一两　生怀山药六钱　生怀地黄六钱　天冬六钱　玄参五钱　生杭芍五钱　生龙齿五钱，捣碎　生石决明五钱，捣碎　茵陈钱半　甘草钱半

共煎汤一大盅，温服。

方解　赭石能降胃平肝镇安冲气。其下行之力，又善通大便燥结而毫无开破之弊。方中重用两半者，因此证大便燥结过甚，非服药不能通下也。盖大便不通，是以胃气不下降，而肝火之上升冲气之上冲，又多因胃气不降而增剧。是治此证者，当以通其大便为要务，迨服药至大便自然通顺时，则病愈过半矣。牛膝为治腿疾要药，以其能引气血下行也。而《名医别录》及《千金翼方》，皆谓其除脑中痛，盖以其能引气血下行，即可轻减脑中之充血也。

愚生平治此等证必此二药并用，而又皆重用之。用玄参、天冬、芍药者，取其既善退热兼能滋阴也。用龙齿、石决明者，以其皆为肝家之药，其性皆能敛戢肝火，镇熄肝风，以缓其上升之势也。用山药、甘草者，以二药皆善和胃，能调和金石之药与胃相宜，犹白虎汤用甘草粳米之义，而山药且善滋阴，甘草亦善缓肝也。用茵陈者，因肝为将军之官，其性刚果，且中寄相火，若但用药平之镇之，恒至起反动之力，茵陈最能将顺肝木之性，且又善泻肝热，李氏《本草纲目》谓善治头痛，是不但将顺肝木之性使不至反动，且又为清凉脑部之要药也。诸药汇集为方，久服之自有殊效。

复诊　将药连服二十余剂（其中随时略有加减），头已不疼，惟夜失眠时则仍疼，心中发热、烦躁皆无，亦不复作眩晕，大便届时自行，无须再服

通药，脉象较前和平而仍有弦硬之意，此宜注意滋其真阴以除病根。

处方 生赭石一两，轧细 怀牛膝八钱 生怀山药八钱 生怀地黄八钱 玄参六钱 大甘枸杞六钱 净萸肉五钱 生杭芍四钱 柏子仁四钱 生麦芽三钱 甘草二钱

共煎汤一大盅，温服。方中用麦芽者，借以宣通诸药之滞腻也。且麦芽生用原善调和肝气，亦犹前方用茵陈之义也。

效果 将药又连服二十余剂（亦随时略有加减），病遂全愈，脉象亦和平如常矣。

【赏析】

此案与上案京都谈某某脑充血头疼案原因大致相同而略有差异，该案为三旬女性，禀性褊急，为肝郁体质，由于家务繁杂，思虑过多，内生暗火，日久暗耗阴液，阴不制阳则肝胆火升，引动胃气冲气一并上升，血随气行上升不已，故得此证。木曰曲直，若肝气不能条达，就会出现脏腑气化功能失调，该降不降，气为血之帅，血随气升太过，遂充塞于头部，表现为头疼，即《内经·调经论》云"血之与气，并走于上，则为大厥"之证。由于肝胃之火上升，故见心中时时发热，时或烦躁；胃气不降反升，失其传送之职，腑气不通，故大便燥结非服通下药不行。左脉弦硬而长为肝胆火盛，右脉弦硬而长为胃气不降，《素问·五脏生成》曰："头痛巅疾，下虚上实，过在足少阴、巨阳，甚则入肾"，遵内经之法，当以清其热，滋其阴，降其气，引血下行。故方中重用赭石，其质重坠下行，既可降胃平肝镇安冲气，又善通大便燥结而毫无开破之弊；脑充血之为病，为气血并行于上所作，故重用怀牛膝以引血下行兼减轻脑中之充血；肝胆火升，阴液受损，用玄参、天冬、生地黄、芍药者，取增液之义，既滋阴又退热；龙齿、石决明以镇肝熄风，缓其上升之势，又配山药、甘草以和胃，防止金石类药物损脾胃运化腐熟之功；茵陈味苦、平，为蒿之嫩者，禀少阳初生之气，与肝木同气相求，顺应肝主升发条达之性，防止方中重镇之药太过，恒至起反动之力，又善泻肝热，方中平肝又佐以舒肝，实属妙哉！复诊时诸症已愈，唯脉象微有弦硬

之意，此时邪火已去大半，阴液尚不足，故宜补其肝肾之阴，以治本为主，以建瓴汤加减以镇肝熄风，滋阴安神。方中改茵陈为麦芽，麦芽受春气而生，自能调和肝气，并能防止诸药滋腻，故能解决病人的痛苦。

案3　脑充血头疼（阴血亏虚证）

天津于氏妇，年二十二岁，得脑充血头疼证。

病因　其月信素日短少，不调，大便燥结，非服降药不下行，浸至脏腑气化有升无降，因成斯证。

证候　头疼甚剧，恒至夜不能眠，心中常觉发热，偶动肝火即发眩晕，胃中饮食恒停滞不消，大便六七日不行，必须服通下药始行。其脉弦细有力而长，左右皆然，每分钟八十至，延医历久无效。

诊断　此因阴分亏损，下焦气化不能固摄，冲气遂挟胃气上逆，而肝脏亦因阴分亏损水不滋木，致所寄之相火妄动，恒助肝气上冲。由斯脏腑之气化有升无降，而自心注脑之血为上升之气化所迫，遂至充塞于脑中血管而作疼作晕也。其饮食不消大便不行者，因冲胃之气皆逆也；其月信不调且短少者，因冲为血海，肝为冲任行气，脾胃又为生血之源，诸经皆失其常司，是以月信不调且少也；《内经》谓："血菀（同郁）于上，使人薄厥"，言为上升之气血逼薄而厥也。此证不急治则薄厥将成，宜急治以降胃、镇冲、平肝之剂，再以滋补真阴之药辅之，庶可转上升之气血下行不成薄厥也。

处方　生赭石一两, 轧细　怀牛膝一两　生怀地黄一两　大甘枸杞八钱　生怀山药六钱　生杭芍五钱　生龙齿五钱, 捣碎　生石决明五钱, 捣碎　天冬五钱　生鸡内金二钱, 黄色的捣　苏子二钱, 炒捣　茵陈钱半　甘草钱半

共煎汤一大盅，温服。

复诊　将药连服四剂，诸病皆见轻，脉象亦稍见柔和。惟大便六日仍未通行，因思此证必先使其大便如常，则病始可愈，拟将赭石加重，再将余药略为加减以通其大便。

处方　生赭石两半, 轧细　怀牛膝一两　天冬一两　黑芝麻八钱, 炒捣　大甘枸

杞八钱　生杭芍五钱　生龙齿五钱，捣碎　生石决明五钱，捣碎　苏子三钱，炒捣　生鸡内金钱半，黄色的捣　甘草钱半　净柿霜五钱

药共十二味，将前十一味煎汤一大盅，入柿霜融化温服。

三诊　将药连服五剂，大便间日一行，诸证皆愈十之八九，月信适来，仍不甚多，脉象仍有弦硬之意，知其真阴犹未充足也。当即原方略为加减，再加滋阴生血之品。

处方　生赭石一两，轧细　怀牛膝八钱　大甘枸杞八钱　龙眼肉六钱　生怀地黄六钱　当归五钱　玄参四钱　沙参四钱　生怀山药四钱　生杭芍四钱　生鸡内金一钱，黄色的捣　甘草二钱　生姜三钱　大枣三枚，掰开

共煎汤一大盅，温服。

效果　将药连服四剂后，心中已分毫不觉热，脉象亦大见和平，大便日行一次，遂去方中玄参、沙参，生赭石改用八钱，生怀山药改用六钱，俾多服数剂以善其后。

【赏析】

张介宾《类经十五卷·疾病类三十四》云："厥者，逆也。气逆则乱，故忽为眩仆脱绝，是名为厥。……厥逆者，直因精气之内伤。"此案患者阴分受损，下焦气化不固摄，使得冲气胃气上逆，又阴分受损肾阴不足，水不涵木，相火妄动，肝气上冲，二者合而为病。《内经·生气通天论》云："阳气者，大怒则形气伤，而血菀于上，使人薄厥"，故患者偶动肝火即发眩晕；其脏腑之气化有升无降，血随气升太过，充塞于脑部，排挤其脑中之血管而头痛剧；肾水亏于下，心火亢于上，故心中常觉发热；冲气挟胃气上逆，腑气不通，又肝失疏泄，肝火偏亢克脾土，故胃中饮食恒停滞不消，大便六七日不行。而脉弦细有力而长，左右皆然，每分钟八十至，亦为肝阳偏亢，脏腑之气有升无降之征。故治宜平肝降胃镇冲，兼滋补真阴，方用镇肝熄风汤加减。方中重用怀牛膝以引血下行，兼滋补肝肾；重用赭石以降胃平肝镇冲，又可通大便燥结而无开破之弊；生龙齿、生石决明皆为肝家之药，皆能敛戢肝火，镇肝熄风，缓解气机上升之势；生怀地黄、大甘枸杞、生怀

山药、生杭芍、天冬入肝肾经，滋补真阴；少许鸡内金、茵陈以舒肝气，苏子入肺、大肠经，富含油脂，能润燥滑肠，又可降泄肺气以助大肠传导；甘草调和诸药，与山药相配又善和胃，调和金石之药与胃相宜。复诊时诸症好转，惟大便六日仍未通行，《内经·标本病传论》篇谓"小大不利治其标，小大利治其本"。故加大生赭石量至两半，复增黑芝麻、柿蒂霜利其大便，余药略有加减。《神农本草经》中记载："黑芝，味咸，平。主癃，利水道，益肾气，通九窍，聪察"。柿霜入肺，而甘凉滑润，其甘也，能益肺气；其凉也，能清肺热；其滑也，能利肺痰；其润也，能滋肺燥。二者相合通调三焦之气机、滋阴以通便。三诊之时，便行而效显，然脉象弦硬，月信适来而不甚多，知其真阴犹未充也。故再方减苦寒通利之药，加滋阴生血之品以治其本，稍作变动连服数剂后痊愈。治疗过程中，不可见患者月信量少而开始就一味补虚，应先治疗脏腑气机之紊乱，待气机通顺，邪实已去再着重扶正补虚，则可达事半功倍之效。

案4 脑充血兼腿痿弱

天津崔某某，年三十八岁，得脑充血兼两腿痿弱证。

病因 出门采买木料，数日始归，劳心劳力过度，遂得斯证。

证候 其初常觉头疼，时或眩晕，心中发热，饮食停滞，大便燥结，延医治疗无效。一日早起下床，觉痿弱无力，痿坐于地，人扶起坐床沿休息移时，自扶杖起立，犹可徐步，然时恐颠仆。其脉左部弦而甚硬，右部弦硬且长。

诊断 其左脉弦硬者，肝气挟火上升也。右脉弦硬且长者，胃气上逆更兼冲气上冲也。因其脏腑间之气化有升无降，是以血随气升充塞于脑部作疼作眩晕。其脑部充血过甚，或自微细血管溢血于外，或隔血管之壁，些些渗血于外，其所出之血，若着于司运动之神经，其重者可使肢体痿废，其轻者亦可使肢体软弱无力。若此证之忽然痿坐于地者是也。至其心中之发热，饮食之停滞，大便之燥结，亦皆其气化有升无降之故，此宜平肝、清热、降胃、安冲，不使脏腑之气化过升，且导引其脑中过充之血使之下行，则诸证自愈矣。

处方 生赭石一两，轧细　怀牛膝一两　生怀地黄一两　生珍珠母六钱，捣碎　生石决明六钱，捣碎　生杭芍五钱　当归四钱　龙胆草二钱　茵陈钱半　甘草钱半

共煎汤一大盅，温服。

复诊 将药连服七剂，诸病皆大见愈，脉象亦大见缓和，惟其步履之间仍须用杖，未能复常，心中仍间有发热之时。拟即原方略为加减，再佐以通活血脉之品。

处方 生赭石一两，轧细　怀牛膝一两　生怀地黄一两　生杭芍五钱　生珍珠母四钱，捣碎　生石决明四钱，捣碎　丹参四钱　生麦芽三钱　土鳖虫五个　甘草一钱

共煎汤一大盅温服。

效果 将药连服八剂，步履复常，病遂全愈。

【赏析】

此案为痿证。张氏衷中参西，运用西方医学理论加以论述，他认为此即西医学所说的脑充血后遗症，认为脑部充血过甚，或自微细血管溢血于外，或隔血管之壁，些些渗血于外，其所出之血，压迫运动神经，其重者可使肢体痿废，其轻者亦可使肢体软弱无力。其猝然昏扑，不省人事，苏醒后四肢或左或右即痿废不用。中医学认为其为气机运行不畅，气血不行之故。但中医对中风的论述中有内风和外风的区别，不论内风或外风，邪之所凑，其气必虚，故肝肾亏虚，水不涵木，为该病之本。该病初起时病人心中发热，饮食停滞，大便燥结，时时眩晕，常觉头疼，皆其气化有升无降之故；左部脉弦而甚硬，此肝气挟火上升之征；右脉弦硬且长，此为胃气上逆更兼冲气上冲之征。脏腑之气化有升无降，血随气过升于脑部，充实于血管内，则头痛，或兼眩晕，病情进一步发展，血因充实过甚，或自分支细血管中溢出少许，或隔血管之壁溢出少许，其所出之血着于司运动之神经则有累于运动，着于司知觉的神经则有累于知觉，此处患者因血溢于脉外而有累于运动，故

见双腿痿弱。由于血溢于脉外为离经之血，故治以平肝、清热、降胃、安冲乃此病之机要，不使脏腑之气化过升，引其脑中过充之血下行为治病之捷径。龙胆草为泻肝经之邪热之要药，如龙胆泻肝汤、当归龙荟丸等方中皆以该药为君；代赭石、珍珠母、石决明三药与怀牛膝相配，镇上逆之气的同时又辅以牛膝的活血和引气血下行之功；茵陈、白芍合用，既疏肝又柔肝，以合木曰曲直之性；生地一味，补真阴，降虚火，治病求本。诸药合用，共奏平肝、清热、降胃、安冲之功。复诊时诸症好转，惟其步履之间仍须用杖，未能复常，心中仍间有发热。故增加活血通络丹参、䗪虫。䗪虫在《金匮要略》大黄䗪虫丸方中用治五劳虚极羸瘦，腹满不能饮食，食伤、忧伤、饮伤、房室伤、饥伤、劳伤、经络荣卫气伤，内有干血，肌肤甲错，两目黯黑，由此可见其去久病离经止血效佳，故此处用其去久溢脉外脑中瘀血。诸药连服八剂，步履复常，病遂全愈。使瘀血得消，脑司运动或知觉之神经恢复正常。

案5 脑充血兼痰厥

天津骆某某，年四十九岁，得脑充血兼痰厥证。

病因 平素常患头晕，间有疼时，久则精神渐似短少，言语渐形謇涩，一日外出会友，饮食过度，归家因事有拂意，怒动肝火，陡然昏厥。

证候 闭目昏昏，呼之不应，喉间痰涎杜塞，气息微通。诊其脉左右皆弦硬而长，重按有力，知其证不但痰厥实素有脑充血病也。

诊断 其平素头晕作疼，即脑充血之现证也。其司知觉之神经为脑充血所伤，是以精神短少。其司运动之神经为脑充血所伤，是以言语謇涩。又凡脑充血之人，其脏腑之气多上逆，胃气逆则饮食停积不能下行，肝气逆则痰火相并易于上干，此所以因饱食动怒而陡成痰厥也。此其危险即在目前，取药无及当先以手术治之。

手术 治痰厥之手术，当以手指点其天突穴处（详见"治痰点天突穴法"），近八分钟许，即咳嗽呕吐。约吐出痰涎饮食三碗许，豁然顿醒，自言心中发热，头目胀疼，此当继治其脑部充血以求全愈。拟用建瓴汤方治之，因病脉之所宜而略为加减。

处方 生赭石一两,轧细　怀牛膝一两　生怀地黄一两　天花粉六钱　生杭芍六钱　生龙骨五钱,捣碎　生牡蛎五钱,捣碎　生麦芽三钱　茵陈钱半　甘草钱半

磨取生铁锈浓水，以之煎药，煎汤一盅，温服下。

复诊 将药服三剂，心中已不发热，头疼目胀皆愈，惟步履之时觉头重足轻，脚底如踏棉絮。其脉象较前和缓似有上盛下虚之象，爰即原方略为加减，再添滋补之品。

处方 生赭石一两,轧细　怀牛膝一两　生怀地黄一两　大甘枸杞八钱　生杭芍六钱　净萸肉六钱　生龙骨五钱,捣碎　生牡蛎五钱,捣碎　柏子仁五钱,炒捣　茵陈钱半　甘草钱半

磨取生铁锈浓水以之煎药，煎汤一大盅，温服。

效果 将药连服五剂，病遂脱然全愈。将赭石、牛膝、地黄皆改用八钱，俾多服数剂以善其后。

【赏析】

《素问·厥论》篇云："阳气盛于上则下气重上而邪气逆，逆则阳气乱，阳气乱则不识人也。"患者平素常患头晕，时有头疼，此即脑充血之征，气血并行于上，外出会友饮食过度，阻滞脏腑气机不能下行，又怒动肝火，肝火挟痰火上冲，诸因相合则陡成痰厥，昏迷不省人事。急则治其标，此时应立即采取措施使病人苏醒，故医者运用刺激穴位的方法使病人转醒，实属妙哉！天突穴位于颈与胸交际之处，简单易取，以指代针，充分为抢救节约了时间，且天突穴为治疗气逆之要穴，通过指尖向下向外挠动，使壅塞之痰活动，并可使喉中发痒，助其咳嗽排痰。痰吐出后，则可根据病人之实际情况治疗其原发病脑充血。血随气过升于脑，司知觉之神经为脑充血所伤，故精神短少，司运动之神经为脑充血所伤，故言语謇涩。其脉左右皆弦硬而长，此为冲、肝胃气逆上冲兼有痰火之征。故张氏以平肝降胃镇冲为法，方用建瓴汤加减。重用怀牛膝以引血下行，赭石、生龙骨、生牡蛎、萸

肉、铁锈水以降胃镇冲；茵陈、生麦芽以舒肝，防止重镇降逆之药物太过而抑制肝主升发条达之性，且茵陈兼有清肝热，生麦芽兼有健脾和胃之效；生地、天花粉、生杭芍、甘草、枸杞、柏子仁以清热养血，主要用于疾病治疗的后期以扶正治本。

案6 脑充血兼偏枯

天津孙某某，年四十六岁，得脑充血证遂至偏枯。

病因 禀性褊急，又兼处境不顺，恒触动肝火致得斯证。

证候 未病之先恒觉头疼，时常眩晕。一日又遇事有拂意，遂忽然昏倒，移时醒后，左手足皆不能动，并其半身皆麻木，言语謇涩。延医服药十个月，手略能动，其五指则握而不伸，足可任地而不能行步，言语仍然謇涩，又服药数月病仍如故。诊其脉左右皆弦硬，右部似尤甚，知虽服药年余，脑充血之病犹未除也。问其心中发热乎？脑中有时觉疼乎？答曰：心中有时觉有热上冲胃口，其热再上升则脑中可作疼，然不若病初得时脑疼之剧也。问其大便两三日一行，证脉相参，其脑中犹病充血无疑。

诊断 按此证初得，不但脑充血实兼脑溢血也。其溢出之血，着于左边司运动之神经，则右半身痿废，着于右边司运动之神经，则左半身痿废，此乃交叉神经以互司其身之左右也。想其得病之初，脉象之弦硬，此时尤剧，是以头疼眩晕由充血之极而至于溢血，因溢血而至于残废也。即现时之证脉详参，其脑中溢血之病想早就愈，而脑充血之病根确未除也。宜注意治其脑充血，而以通活经络之药辅之。

处方 生怀山药一两　生怀地黄一两　生赭石八钱，研细　怀牛膝八钱　生杭芍六钱　柏子仁四钱，炒捣　白术三钱，炒　滴乳香三钱　明没药三钱　土鳖虫四大个，捣　生鸡内金钱半，黄色的捣　茵陈一钱

共煎汤一大盅，温服。

复诊 将药连服七剂，脑中已不作疼，心中间有微热之时，其左半身自觉肌肉松活，不若从前之麻木，言语之謇涩稍愈，大便较前通顺，脉之弦硬

已愈十之七八，拟再注意治其左手足之痿废。

处方 生箭芪五钱 天花粉八钱 生赭石六钱，轧细 怀牛膝五钱 滴乳香四钱 明没药四钱 当归三钱 丝瓜络三钱 土鳖虫四大个，捣 地龙二钱，去土

共煎汤一大盅，温服。

三诊 将药连服三十余剂（随时略有加喊），其左手之不伸者已能伸，左足之不能迈步者今已举足能行矣。病患问从此再多多服药可能撤消否？答曰：此病若初得即治，服药四十余剂即能脱然，今已迟延年余，虽服数百剂亦不能保全愈，因关节经络之间瘀滞已久也。然再多服数十剂，仍可见愈，遂即原方略为加减，再设法以动其神经补助其神经当更有效。

处方 生箭芪六钱 天花粉八钱 生赭石六钱，轧细 怀牛膝五钱 滴乳香四钱 明没药四钱 当归三钱 土鳖虫四大个，捣 地龙二钱，去土 真鹿角胶二钱，轧细 广三七二钱，轧细 制马钱子末三分

药共十二味，先将前九味共煎汤一大盅，送服后三味各一半，至煎渣再服时，仍送服其余一半。

方解 方中用鹿角胶者，因其可为左半身引经，且其角为督脉所生，是以其性善补益脑髓以滋养脑髓神经也，用三七者，关节经络间积久之瘀滞，三七能融化之也。用制马钱子者，以其能瞤动神经使灵活也。

效果 将药又连服三十余剂，手足之举动皆较前便利，言语之謇涩亦大见愈，可勉强出门作事矣。遂俾停服汤药，日用生怀山药细末煮作茶汤，调以白糖令适口，送服黄色生鸡内金细末三分许。当点心用之以善其后。此欲用山药以补益气血，少加鸡内金以化瘀滞也。

说明 按脑充血证，最忌用黄芪，因黄芪之性补而兼升，气升则血必随之上升，致脑中之血充而益充，排挤脑中血管可至溢血，甚或至破裂而出血，不可救药者多矣。至将其脑充血之病治愈，而肢体之痿废仍不愈者，皆因其经络瘀塞血脉不能流通也。此时欲化其瘀塞，通其血脉，正不妨以黄芪辅之，特是其脑中素有充血之病，终嫌黄芪升补之性能助血上升，故方中仍加生赭石、牛膝，以防血之上升，即所以监制黄芪也。又虑黄芪性温，温而

且补即能生热，故又重用花粉以调剂之也。

【赏析】

此案例为脑充血之重者，为脑出血。患者禀性褊急，又兼处境不顺，触动肝火，肝阳上亢导致本病的发生。如《素问·调经论》就有"血之与气，并走于上，则为大厥，厥则暴死"，可见脑充血病与气的关系密切相关。其血管充血至极点，而忽然破裂，故其人忽然昏倒，人事不知，因其血管破裂不剧，血甫出即止，故患者又可徐徐苏醒，但溢出之血已着于司运动之神经，脑为高级神经中枢，交叉神经以司其身之左右也，此处患者为左侧运动神经失司，故见右半身痿废。服药数月，其脉左右皆弦硬，右部似犹甚，此为气血仍旧上逆明显之征，应积极治疗，防止脑出血再次发生。治疗时，除根据病情治疗脑充血，还应辅以活血通络药物治疗离经之血，使其早日消散恢复运动神经之正常功能。故初诊时以降逆滋阴兼活血通络为法，在治疗脑充血方基础上加乳香、没药及䗪虫，其中乳香长于行气，没药长于散血化瘀，䗪虫咸寒入肝经，性善走窜，破血逐瘀善治积聚痞块，三者相须为用，活血通络之力佳。二诊时患者脉之弦硬已愈十之七八，其余诸症较前改善少许，故其后治疗以通活经络为主兼滋阴降逆。减赭石量至六钱、怀牛膝量至五钱，加乳没之量以活血，添丝瓜络、地龙以通络。脑充血者本不可用黄芪，因其性偏补与升，恐气血上升太过再次出现脑出血危险，然二诊时患者脉之弦硬已去大半，由此可知其脑充血已愈，而肢体仍痿废不用，此经络瘀塞血脉不能流通故也，故此处可用黄芪以通血脉，为防止其上升太过故仍用赭石、牛膝以制约，又恐其性温，滋补生热，则又重用天花粉以调之。念及此，不得不佩服医者之心思细腻周到，不拘泥于教条。三诊时患者诸症好转，于二诊方基础上又增加滋养脑髓，灵活神经之药，数剂后患者向愈可勉强出门作事矣。

此病案显示了张氏临床高超的诊断水平，真正显示了"上工治未病也"。提早发现病情，其敏锐的观察力非常值得我们学习。文中"其溢出之血，着于左边司运动之神经，则右半身痿废，着于右边司运动之神经，则左半身痿废，此乃交叉神经以互司其身之左右也"，可见当时张氏对脑充血病的病机已有深刻理解，这在当时是比较先进的。此案例也提示我们对复杂病情应逐个分解，从中找出现阶段的主要矛盾，逐个解决，循序渐进，则可有收获。

肠胃病门

案1　噎膈

天津盛某某，年五旬，得噎膈证。

病因　处境恒多不顺，且又秉性褊急，易动肝火，遂得斯证。

证候　得病之初期，觉饮食有不顺时，后则常常如此，始延医为调治，服药半年，更医十余人皆无效验。转觉病势增剧，自以为病在不治，已停药不服矣。适其友人何某某劝其求愚为之诊治，其六脉细微无力，强食饼干少许，必嚼成稀糜方能下咽，咽时偶觉龃龉即作呕吐，带出痰涎若干。惟饮粳米所煮稠汤尚无阻碍，其大便燥结如羊矢，不易下行。

诊断　杨素园谓："此病与失血异证同源，血之来也暴，将胃壁之膜冲开则为吐血；其来也缓，不能冲开胃膜，遂瘀于上脘之处，致食管窄隘即成噎膈。"至西人则名为胃癌，所谓癌者，如山石之有岩，其形凸出也。此与杨氏之说正相符合，其为瘀血致病无疑也。其脉象甚弱者，为其进食甚少气血两亏也。至其便结如羊矢，亦因其饮食甚少，兼胃气虚弱不输送下行之故也。此宜化其瘀血兼引其血下行，而更辅以培养气血之品。

处方　生赭石一两，轧细　野台参五钱　生怀山药六钱　天花粉六钱　天冬四钱　桃仁三钱，去皮捣　红花二钱　土鳖虫五枚，捣碎　广三七二钱，捣细

药共九味，将前八味煎汤一大盅，送服三七末一半，至煎渣再服时，再送服其余一半。

方解　方中之义，桃仁、红花、土鳖虫、三七诸药，所以消其瘀血也。重用生赭石至一两，所以引其血下行也。用台参、山药者，所以培养胃中之气化，不使因服开破之药而有伤损也。用天冬、天花粉者，恐其胃液枯槁，所瘀之血将益干结，故借其凉润之力以滋胃液，且即以防台参之因补生热也。

效果　将药服至两剂后，即可进食，服至五剂，大便如常。因将赭石改用八钱，又服数剂，饮食加多，仍觉胃口似有阻碍不能脱然。俾将三七加倍为四钱，仍分两次服下，连进四剂，自大便泻下脓血若干，病遂全愈。

说明　按噎膈之证，有因痰饮而成者，其胃口之间生有痰囊（即喻氏《寓意草》中所谓窠囊），本方去土鳖虫、三七，加清半夏四钱，数剂可愈。有因胃上脘枯槁痿缩致成噎膈者，本方去土鳖虫、三七，将赭石改为八钱，再加当归、龙眼肉、枸杞子各五钱，多服可愈。有因胃上脘生瘤赘以致成噎膈者（"论胃病噎膈治法及反胃治法"中曾详论），然此证甚少，较他种噎膈亦甚难治，盖瘤赘之生，恒有在胃之下脘成反胃者，至生于胃之上脘成噎膈者，则百中无一二也。

【赏析】

噎膈为中医四大顽症之一，与西医学中食管癌、贲门癌、贲门痉挛、食道憩室、食管炎等类似。其发病主要与饮食不节，七情内伤，久病年老相关；主要表现为气、痰、瘀互结于食管，为胃气所主，与肝脾肾密切相关；多表现为本虚标实，本虚系指阴津干涸，甚者气虚阳微，标实乃气滞、痰阻、血瘀。

本案患者因处境恒多不顺，且又秉性褊急，易动肝火，遂得噎膈证。病之初期延医治疗更医十余人，服药半年皆无效验。后病势逐渐增剧，其六脉细微无力，强食饼干少许，必嚼成稀糜方能下咽，咽时偶觉龃龉即作呕吐，带出痰涎若干。只有饮粳米所煮稠汤尚无阻碍，其大便燥结如羊矢，不易下行。观其脉症为瘀血致病无疑也。张氏对于噎膈的辨证论治以瘀血立论，认为噎膈标实主要表现为瘀血内停，本虚主要表现为脾胃虚弱、阴液亏虚，而胃气不降是核心。所以其治主在活血、通络、化瘀，同时兼顾健脾养胃、滋阴补液。方中代赭石降胃气，引血下行；桃仁、红花、土鳖虫、三七活血化瘀；野台参、生山药、天花粉、天冬培补气血、滋阴养液。台参是台山党参的简称，野生党参主要产于五台山。党参性平，味甘、微酸，归脾、肺经，具有补中益气，健脾益肺功效。与西洋参相比较，两者均可补气生津；但西洋参性寒，善清肺火；党参甘平，善益脾气，一清一补，稍有差异。与人参相比较，两药均味甘，入脾肺二经，补脾益肺，生津养血；但人参微温，性偏刚烈，功宏力强；党参性平，不温不燥，作用平和；功效虽同，程度有别。山药味甘，性平，归脾、肺、肾经，具补脾养胃、生津益肺、补肾涩精之效，但易养阴助湿。诸药共奏活血化瘀、健脾养胃、滋阴补液，使瘀血去，新血生，疾病而告痊愈。

案2 反胃吐食

天津陈某某，年五十六岁，得反胃吐食证，半年不愈。

病因 初因夏日多食瓜果致伤脾胃，廉于饮食，后又因处境不顺心多抑郁，致成反胃之证。

证候 食后消化力甚弱，停滞胃中不下行，渐觉恶心，久之，则觉有气自下上冲，即将饮食吐出。屡经医诊视，服暖胃降气之药稍愈，仍然反复，迁延已年余矣。身体羸弱，脉弦长，按之不实，左右皆然。

诊断 此证之饮食不能消化，固由于脾胃虚寒，然脾胃虚寒者，食后恒易作泄泻，此则食不下行而作呕吐者，因其有冲气上冲，并迫其胃气上逆也。当以温补脾胃之药为主，而以降胃镇冲之药辅之。

处方 生怀山药一两 白术三钱,炒 干姜三钱 生鸡内金三钱,黄色的捣 生赭石六钱,轧细 炙甘草二钱

共煎汤一大盅，温服。

效果 将药煎服后，觉饮食下行不复呕吐，翌日头午，大便下两次，再诊其脉不若从前之弦长，知其下元气化不固，不任赭石之镇降也。遂去赭石

加赤石脂五钱（用头煎和次煎之汤，分两次送服）、苏子二钱，日煎服一剂，连服十剂霍然全愈。盖赤石脂为末送服，可代赭石以降胃镇冲，而又有固涩下焦之力，故服后不复滑泻也。

【赏析】

辨证论治，细微之处见真功夫。张氏认为，此证之饮食不能消化，固由于脾胃虚寒，然脾胃虚寒者，食后恒易作泄泻，此则食不下行而作呕吐者，因其有冲气上冲，并迫其胃气上逆也。从此细节，可以看出患者反胃吐食，系由脾胃虚弱导致中焦气机升降失调，而气机升降失调主要表现为胃气不降，甚者胃气上冲。所以，治疗重在降胃气，而不在健脾气；并且冲逆之气，仅用降胃气之品，病重药轻，故只能稍愈，所以用代赭石重镇降逆。同时，使用鸡内金消食、健胃。张氏认为鸡内金生用善降。对于脾虚泄泻或下元不固者，张氏使用重镇之品多中病即止；或在治疗后期，使用具有降逆与固涩两者兼顾之品，多喜用赤石脂替代代赭石。

本案山药与白术相配，值得借鉴。张氏认为：白术，性温而燥，气不香窜，味苦微甘微辛，善健脾胃，消痰水，止泄泻，治脾虚作胀，脾湿作渴，脾弱四肢运动无力，甚或作疼。与凉润药同用，又善补肺；与升散药同用，又善调肝；与镇安药同用，又善养心；与滋阴药同用，又善补肾。因其具土德之全，为后天资生之要药，故能于金、木、水、火四脏，皆能有所补益也。山药与白术相伍刚柔并济，补阴而不碍湿、燥湿而不伤阴。笔者运用此药对治疗脾阴或胃阴不足，而又因脾虚湿浊中阻者，取得较好的疗效。

案3　胃脘疼闷

天津徐氏妇，年近三旬，得胃脘疼闷证。

病因　本南方人，久居北方，远怀乡里，归宁不得，常起忧思，因得斯证。

证候　中焦气化凝郁，饮食停滞艰于下行，时欲呃逆，又苦不能上达，甚则蓄极绵绵作疼。其初病时，惟觉气分不舒，服药治疗三年，病益加剧，且身形亦渐羸弱，呼吸短气，口无津液，时常作渴，大便时常干燥，其脉左右皆弦细，右脉又兼有牢意。

诊断 《内经》谓脾主思，此证乃过思伤脾以致脾不升胃不降也。为其脾气不上升，是以口无津液，呃逆不能上达；为其胃气不降，是以饮食停滞，大便干燥。治之者当调养其脾胃，俾还其脾升胃降之常，则中焦气化舒畅，疼胀自愈，饮食加多而诸病自除矣。

处方 生怀山药一两　大甘枸杞八钱　生箭芪三钱　生鸡内金三钱，黄色的捣　生麦芽三钱　玄参三钱　天花粉三钱　天冬三钱　生杭芍二钱　桂枝尖钱半　生姜三钱　大枣三枚，掰开

共煎汤一大盅，温服。

方解 此方以山药、枸杞、黄芪、姜、枣培养中焦气化，以麦芽升脾（麦芽生用善升），以鸡内金降胃（鸡内金生用善降），以桂枝升脾兼以降胃（气之当升者遇之则升，气之当降者遇之则降），又用玄参、花粉诸药，以调剂姜、桂、黄芪之温热，则药性归于和平，可以久服无弊。

复诊 将药连服五剂，诸病皆大轻减，而胃疼仍未脱然，右脉仍有牢意。度其疼处当有瘀血凝滞，拟再于升降气化药中加消瘀血之品。

处方 生怀山药一两　大甘枸杞八钱　生箭芪三钱　玄参三钱　天花粉三钱　生麦芽三钱　生鸡内金二钱，黄色的捣　生杭芍二钱　桃仁二钱，去皮炒捣　广三七二钱，轧细

药共十味，将前九味煎汤一大盅，送服三七末一半，至煎渣再服时，仍送服其余一半。

效果 将药连服四剂，胃中安然不疼，诸病皆愈，身形渐强壮。脉象已如常人，将原方再服数剂以善其后。

【赏析】

本案患者表现与西医之功能性消化不良相类似，而主要病机为脾胃升降失调，其中调节脾胃升降失调用药法度值得借鉴。在血证中，张氏喜用、善用代赭石以降胃气，而该案用鸡内金降胃；用生麦芽以升脾气，非用柴胡、升麻者。因为该案脾胃升降失调为脾胃虚弱导致脾胃升降失调，并兼有饮食

积滞，而麦芽、鸡内金具有化食和胃之效。

脾在志为思，思虑过度，所欲不遂，脾气郁结，则中焦气机升降失常，气化不利。胃气不降，腑气不通，则饮食积滞、大便秘结；脾气不升，津不上承，则口干作渴；脾失健运，气血不足，则呼吸短气。本案患者病机之关键在于脾胃升降失调，与仅胃气不降或仅脾气不升不同，治疗应两者平衡兼顾，不可偏颇。仅胃气不降者，张氏喜用代赭石重镇降逆，通降胃气；或仅脾气不升者，取李东垣善用柴胡、升麻提举清阳，升提脾气。若胃气不降、脾气不升两者兼有时，需要权衡机变。因为降胃太甚，可能影响脾之升；而升脾太过，则影响胃之降。所以本案中焦气机升降失调，药用平和之麦芽升脾，鸡内金降胃，桂枝升脾降胃。张氏认为，桂枝一药而升降之性皆备，凡气之当升者遇之则升，气之当降者遇之则降，此诚天生不可思议之妙药也。在"肝气郁兼胃气不降"案中，张氏有关柴胡的论述体现了该思想。"或问：升肝之药，柴胡最效，今方中不用柴胡而用生麦芽者，将毋别有所取乎？答曰：柴胡升提肝气之力甚大，用之失宜，恒并将胃气之下行者提之上逆……"而在吐血、衄血或胃气不降证中，均喜用、善用代赭石以重镇降逆降胃气。该案用鸡内金降胃，用生麦芽以升脾气，桂枝升脾降胃、两者兼顾，调节脾胃升降失调用药法度值得借鉴。

案4　冷积腹疼

大城王某某，年五十岁，少腹冷疼，久服药不愈。

病因　自幼在家惯睡火炕，后在津栖处寒凉，饮食又多不慎，遂得此证。

证候　其少腹时觉下坠，眠时须以暖水袋熨脐下，不然则疼不能寐。若屡服热药，上焦即觉烦躁，已历二年不愈。脉象沉弦，左右皆然，至数稍迟。

诊断　即其两尺沉弦凉而且坠论之，知其肠中当有冷积，此宜用温通之药下之。

处方 与以自制通彻丸系用牵牛头末和水为丸如秫米粒大三钱，俾于清晨空心服下。

效果 阅三点钟，腹中疼似加剧，须臾下如绿豆糊所熬凉粉者若干。疼坠脱然全愈，亦不觉凉。继为开温通化滞之方，俾再服数剂以善其后。

【赏析】

本案患者少腹冷疼，栖处寒凉，得热痛减，貌似阳虚证，但温补无效，无火热上炽，躁动不安。张氏据"两尺沉弦"，舍症从脉，考虑肠中冷积。所以，本案局部冷痛，非仅仅阳气不足，而是阳气不通，阳气不通原因在于肠中冷积阻滞；所以本案通阳不在温，而在通大便，使用通彻丸温通下积。清晨者，为手阳明大肠经主令，故于清晨服用效果更好。本人治疗便秘，喜告知患者清晨服药，有时可达到事半功倍之效。通彻丸由牵牛子组成，主治肠有冷积，少腹时觉下坠冷痛，脉两尺沉弦；或因心有忿怒，饱食当风，治失其宜而为温病结胸，初但心下痞闷，继则胸膈痞塞，且甚烦热，其脉左部沉弦，右部沉牢者。再者，攻下之剂，容易耗伤人体正气，故中病即止，用药性稍缓之药善后。

案5 肠结腹疼

天津李某某，年二十五岁，于仲春得腹结作疼证。

病因 偶因恼怒触动肝气，遂即饮食停肠中，结而不下作疼。

证候 食结肠中，时时切疼，二十余日大便不通。始犹少进饮食，继则食不能进，饮水一口亦吐出。延医服药，无论何药下咽亦皆吐出，其脉左右皆微弱，犹幸至数照常，按之犹有根柢，知犹可救。

疗法 治此等证，必止呕之药与开结之药并用，方能直达病所，又必须内外兼治，则久停之结庶可下行。

处方 用硝菔通结汤，送服生赭石细末，汤分三次服下（每五十分钟服一次），共送服赭石末两半，外又用葱白四斤切丝，醋炒至极热，将热布包熨患处，凉则易之。又俾用净萸肉二两，煮汤一盅，结开下后饮之，以防虚脱。

效果　自晚八点钟服，至夜半时将药服完，炒葱外熨，至翌日早八点钟下燥粪二十枚，后继以溏便。知其下净，遂将萸肉汤饮下，安然全愈。若虚甚者，结开欲大便时，宜先将萸肉汤服下。

【赏析】

本案所治之证为粪块堵塞肠道之肠道梗阻。辨证之时，症状也需要辨别标本。患者主症有呕吐、便秘、不能食、脉弱，但便秘为本，呕吐、不能食、脉弱为标。因为便秘导致腑气不通，使胃气不降，而出现呕吐、不能食、脉弱诸症，所以治疗以通便为主，兼顾脾气虚弱、胃气上逆。芒硝与白萝卜之汁液反复多次同煎去除芒硝之寒性，药液冲服代赭石以降胃气。并采取内外兼治的方法，使如此顽症轻松而解。"至翌日早八点钟下燥粪二十枚，后继以溏便。知其下净……"，辨别肠道有无粪块方法，简单实用，也符合临床实际，值得回味。并且对于通下法使用不当或患者体质素虚所致并症，采用山萸肉善后的方法值得借鉴。笔者曾单用山萸肉煎汤治愈一例多方用药，久泄不愈患者。

硝菔通结汤为张氏自创方，主治大便燥结久不通，身体羸弱者。组成：净朴硝（四两）、鲜莱菔（五斤）。煎服法：将莱菔切片，同朴硝和水煮之。初次煮，用莱菔片一斤，水五斤，煮至莱菔烂熟捞出。就其余汤，再入莱菔一斤。如此煮五次，约得浓汁一大碗，顿服之。若不能顿服者，先饮一半，停一点钟，再温饮一半，大便即通。若脉虚甚，不任通下者，加人参数钱，另炖同服。方义：软坚通结，朴硝之所长也。然其味咸性寒，若遇燥结甚实者，少用之则无效，多用之则咸寒太过，损肺伤肾。其人或素有劳疾或下元虚寒者，尤非所宜也。惟与莱菔同煎数次，则朴硝之咸味，尽被莱菔提出，莱菔之汁浆，尽与朴硝融化。夫莱菔味甘，性微温，煨熟食之，善治劳嗽短气，其性能补益可知。取其汁与朴硝同用，其甘温也，可化朴硝之咸寒，其补益也，可缓朴硝之攻破。若或脉虚不任通下，又借人参之大力者，以为之扶持保护。然后师有节制，虽猛悍亦可用也。

葱白者，葱的近根处，色白，故称。《本草纲目》：葱，所治之症，多属太阴、阳明，皆取其发散通气之功。葱白炒热外熨神阙穴属于脐疗的范畴，具有通阳散结、泻下通便之效。脐疗在我国历史悠久，《内经》中记载了许多关于脐疗的论述，晋代葛洪《肘后方》则率先总结和提倡脐疗，开创了药物填脐疗法的先河。此后，脐疗历经各朝代的发展，直至晚清进入了其发展的鼎盛时期。中医外治宗师、清代吴师机所著的《理瀹骈文》，更是对脐疗作了系统地阐述。神阙在腹中部，脐中央，是人体的一个重要的经穴，与经络有非常密切的关系，为十二经络之根、呼吸之门。可用于绕脐腹痛，便秘，脱肛，泄利，中风虚脱，四肢厥冷，尸厥，风痫，形惫体乏，水肿鼓胀，小便不禁，五淋，妇女不孕等多种病证。笔者采用脐疗法治疗多种胃肠道疾病，如功能性便秘、肠易激综合征、功能性腹痛等多种肠功能紊乱病证，取得了良好的疗效，并发现脐疗具有双向调节作用。

案6 肠结腹疼兼外感实热

沈阳张姓媪，年过六旬，肠结腹疼，兼心中发热。

病因 素有肝气病，因怒肝气发动，恒至大便不通，必服泻药始通下。此次旧病复发而呕吐不能受药，是以病久不愈。

证候 胃下脐上似有实积，常常作疼，按之则疼益甚，表里俱觉发热，恶心呕吐。连次延医服药，下咽须臾即吐出，大便不行已过旬日，水浆不入者七八日矣。脉搏五至，左右脉象皆弱，独右关重按似有力，舌有黄苔，中心近黑，因问其得病之初曾发冷否？答云：旬日前曾发冷两日，至三日即变为热矣。

诊断 即此证脉论之，其阳明胃腑当蕴有外感实热，是以表里俱热，因其肠结不通，胃气不能下行，遂转而上行与热相并作呕吐。治此证之法，当用镇降之药止其呕，咸润之药开其结，又当辅以补益之品，俾其呕止、结开，而正气无伤始克有济。

处方 生石膏一两，轧细 生赭石一两，轧细 玄参一两 潞参四钱 芒硝四钱 生麦芽二钱 茵陈二钱共煎汤一大盅，温服。

效果 煎服一剂，呕止结开，大便通下燥粪若干，表里热皆轻减，可进饮食。诊其脉仍有余热未净，再为开滋阴清热之方，俾服数剂以善其后。

【赏析】

该案患者素有肝气病，肝失疏泄，气机郁滞，大便秘结，而成便秘之气秘证。旬日前又感受外邪，恶寒、发热，外邪不解，邪热内陷，直入胃腑，与积滞互结，故胃下脐上似有实积，常常作疼，按之则疼益甚；舌有黄苔，中心近黑；大便不行已过旬日；说明患者阳明腑实之"痞、满、燥、实"已成。腑气不通，胃气上逆，出现呕吐之症；脉搏虽然五至，但左右脉象皆弱，说明气不足；独右关重按似有力，说明热结胃腑。舌、脉、症合参，故辨为虚实夹杂之证。方中生赭石重镇降逆，和胃气，通腑气；芒硝，咸润开结；生麦芽、茵陈疏肝理气；潞参、玄参补气养阴，培补脾胃。一剂呕止、结开，叹为观止，本案值得回味。

头部病门

案1 头疼

天津李姓，得头疼证，日久不愈。

病因 其人素羸弱，因商务操劳遇事又多不顺，心肝之火常常妄动，遂致头疼。

证候 头疼不起床者已逾两月，每日头午犹轻，过午则浸加重，夜间疼不能寐，鸡鸣后疼又渐轻可以少睡，心中时或觉热，饮食懒进。脉搏五至，左部弦长，关脉犹弦而兼硬，右脉则稍和平。

诊断 即此脉象论之，显系肝胆之热上冲脑部作疼也。宜用药清肝火、养肝阴、镇肝逆，且兼用升清降浊之药理其脑部。

处方 生杭芍八钱 柏子仁六钱 玄参六钱 生龟板六钱，轧细 龙胆草三钱 川芎钱半 甘菊花一钱 甘草三钱

共煎汤一大盅，温服。

效果 服药一剂，病愈十之七八，脉象亦较前和平，遂将龙胆草减去一钱，又服两剂全愈。

或问 川芎为升提气分之品，今其头疼既因肝胆之热上冲，复用川芎以升提之，其热不益上冲乎？何以服之有效也？答曰：川芎升清气者也，清气即轻气也。按化学之理，无论何种气，若在轻气之中必然下降，人之脏腑原有轻气，川芎能升轻气上至脑中，则脑中热浊之气自然下降，是以其疼可愈也。

【赏析】

头疼之证，亦曰头痛，头风，首风。《医林绳墨·头痛》："浅而近者，名曰头痛；深而远者，名曰头风。头痛卒然而至，易于解散也；头风作止不常，愈后触感复发也。"即经久难愈之头痛为头风，此患者头疼不起床者已逾两月，可曰头风也。

患者其病乃因商务操劳遇事又多不顺，忧郁致病，已逾两月，郁久伤肝化火，气火逆上，以犯清府，遂致头风。其人素羸弱，瘦人多阴虚。症状每日头午犹轻，过午则重，夜疼难寐，鸡鸣后疼又渐轻。鸡鸣头午者，出阳也，过午夜间者，入阴也；出阳轻入阴重者，阴虚阳亢也。其虚火内热，则耗伤阴液，致肝肾损伤。肝肾同源，肾阴亏于下，则肝阴亦亏，而肝阳亢于上，逆扰清窍，气血逆乱，头风自生，此下虚上实之证也。诚如《临证指南医案》华岫云按："肝为风脏，因精血衰耗，水不涵木，木失滋荣……故肝阳偏亢，内风时起。"

病证在头，病因在肝。《素问·阴阳应象大论》曰："治病必求于本。"故张锡纯清肝火、养肝阴、镇肝逆，且兼用升清降浊之药理其脑部。药用生杭芍、玄参、龙胆草、甘菊花、柏子仁、玄参、生龟板、川芎、甘草。生杭芍补肝阴泻肝热；玄参滋真阴泻虚火，升清降浊；龙胆草乃泻肝胆实火之佳品；甘菊花得天地之清气，有清热、解毒、祛风、平肝、明目之功效；柏子仁者，清香醒脑，滋补肝肾也。生龟板者，滋阴潜阳，降肝之逆也。川芎者，活血行气，祛风止痛，头痛之常用药也。川芎与白芍合用，一放一收。患者服药一剂，病愈十之七八，脉象亦较前和平。遂将龙胆草减去一钱者，热已去半矣。又服两剂全愈。如此补泻兼施，升清降浊，虑之全矣。张氏辨证之准确，用药之精当，值得师法。

案2 目病干疼

天津崔某某，年三十四岁，患眼干，间有时作疼。

病因 向因外感之热传入阳明之府，服药多甘寒之品，致外感之邪未净，痼闭胃中永不消散，其热上冲遂发为眼疾。

证候 两目干涩，有时目睛胀疼，渐至视物昏花，心中时常发热，二便皆不通顺，其脉左右皆有力，而右关重按有洪实之象，屡次服药已近二年，仍不少愈。

诊断 凡外感之热传里，最忌但用甘寒滞泥之药，痼闭其外感之邪不能尽去，是以陆九芝谓如此治法，其病当时虽愈，后恒变成痨瘵。此证因其禀赋强壮，是以未变痨瘵而发为眼疾，医者不知清其外感之余热，而泛以治眼疾之药治之，是以历久不愈也。愚有自制离中丹，再佐以清热托表之品，以引久蕴之邪热外出，眼疾当愈。

处方 离中丹—两　鲜芦根五钱　鲜茅根五钱

药共三味，将后二味煎汤三杯，分三次温服，每次服离中丹三钱强，为一日之量，若二种鲜根但有一种者，可倍作一两用之。

效果 将药如法服之，至第三日因心中不发热，将离中丹减半，又服数日眼之干涩疼胀皆愈，二便亦顺利。

【赏析】

目之有疾，中医学必责之于肝，乃因肝开窍于目，《素问·五脏生成》曰："肝受血而能视。"肝血不足，目失所养，则视物不清、两眼干涩，此常例也。张锡纯是案，却不循常例诊治，而取效者，何也？病不在肝矣。

患者因外感之热，传入阳明，服药甘寒，致外邪未净而内闭，胃热上冲，遂发眼疾。此目涩者，乃内热灼津，津液枯涸之目干涩，非肝血不足，目失所养之目干涩。虚实不同，部位有异也。离中丹乃张锡纯自创方，由生石膏细末、甘草细末、朱砂末组成；治一切上焦实热之症，兼治暴发眼疾，红肿作痛等。生石膏者，清热泻火药也。朱丹溪《本草衍义补遗》："石膏，本阳明经药，阳明主肌肉，其甘也，能缓脾益气，止渴去火，其辛也，能解肌出汗，上行至头，又入手太阴、少阳，而可为三经之主者。研为末，醋研丸如绿豆大，以泻胃火、痰火、食积。"朱砂者，泻火安神也。李杲曰朱砂："纳浮溜之火而安神明。"甘草者，补益清热解毒药也。明·倪朱谟

《本草汇言》："甘草，和中益气，补虚解毒之药也。"朱丹溪《本草衍义补遗》："甘草味甘，大缓诸火。"此方用之，亦缓朱砂毒也。将鲜芦根、鲜茅根煎汤送服离中丹者，乃以鲜芦根、鲜茅根清热生津，润肺和胃，泄热不伤阴也。热去而津复，目涩之疾消矣。

案3 牙疼

天津王姓，年三十余，得牙疼病。

病因 商务劳心，又兼连日与友宴饮，遂得斯证。

证候 其牙疼甚剧，有碍饮食，夜不能寐，服一切治牙疼之药不效，已迁延二十余日矣。其脉左部如常，而右部弦长，按之有力。

诊断 此阳明胃气不降也。上牙龈属足阳明胃，下牙龈属手阳明大肠。究之，胃气不降肠中之气亦必不降，火随气升，血亦因之随气上升并于牙龈而作疼，是以牙疼者牙龈之肉多肿热也。宜降其胃气兼引其上逆之血下行，更以清热之药辅之。

处方 生赭石一两，轧细　怀牛膝一两　滑石六钱　甘草一钱

煎汤服。

效果 将药煎服一剂，牙疼立愈，俾按原方再服一剂以善其后。

说明 方书治牙疼未见有用赭石牛膝者，因愚曾病牙疼以二药治愈，后凡遇胃气不降致牙疼者，方中必用此二药。其阳明胃腑有实热者，又恒加生石膏数钱。

【赏析】

牙疼之证，中医学辨之为火邪也；或实火或虚火，实火者，胃火炽盛也；虚火者，肾阴虚火旺也。概因"齿为骨之余"，"肾主骨"，足阳明胃之经脉络于龈中，故齿与肾、龈与胃关系最为密切。

此病案牙痛之因，一为商务劳心，二为连日宴饮。劳心者，心阴暗耗，虚火内炽；宴饮者，必饮酒水，酒乃湿热之物，多饮必湿热内蕴；两热交炙，蒸腾而上，牙疼作矣。此前医之无效者，恐犯头痛医头之粗工常例，而

用一切治牙疼之药，故无效也。

张锡纯谓"此阳明胃气不降……火随气升"者，实乃胃火上冲也，故治法宜降胃气兼引血下行，辅之清热之药。药用生赭石、怀牛膝、滑石、甘草。滑石、甘草者，六一散也。本方可清热利湿，甘寒生津，被誉为"凡人之仙药"也。乃刘完素所创方。汪昂曰："滑石气轻能解肌，质重能清降，寒能泻热，滑能通窍，淡能行水，加甘草者，和其中气，又以缓滑石之寒滑也。其数六一者，取天一生水，地六成之之义也。"（《医方集解》）生赭石者，降逆清火也。《本草再新》曰赭石："平肝降火，治血分去瘀生新，消肿化痰"，张锡纯用于本案例，实与古人所论暗合也。怀牛膝者，散瘀血，消痈肿也。李时珍《本草纲目》："牛膝所主之病，其治癥瘕、心腹诸痛、痈肿恶疮、金疮折伤、喉齿淋痛、尿血、经候胎产诸病，非取其去恶血之功欤。"李时珍亦认为牛膝能疗牙痛也。热湿既去，牙疼立消，药到病除，正所谓治病求本也。

肢体疼痛门

案1　胁下作疼

天津陈某某，年六旬，得胁下作疼证。

病因　因操劳过度，遂得胁下作疼病。

证候　其疼或在左胁或在右胁或有时两胁皆疼，医者治以平肝、舒肝、柔肝之法皆不效。迁延年余，病势浸增，疼剧之时。觉精神昏愦。其脉左部微细，按之即无，右脉似近和平，其搏动之力略失于弱。

诊断　人之肝居胁下，其性属木，原喜条达，此因肝气虚弱不能条达，故郁于胁下作疼也。其疼或在左或在右者，《难经》云，肝之为脏其治在左，其藏在右胁右肾之前并胃，著于胃之第九椎（《医宗金鉴》刺灸篇曾引此数语，今本《难经》不知被何人删去）。所谓藏者，肝脏所居之地也，谓治者肝气所行之地也。是知肝虽居右而其气化实先行于左。其疼在左者，肝气郁于所行之地也；其疼在右者，肝气郁于所居之地也；其疼剧时精神昏愦者，因肝经之病原与神经有涉也（肝主筋，脑髓神经为灰白色之筋，是以肝经之病与神经有涉）。治此证者，当以补助肝气为主。而以升肝化郁之药辅之。

处方　生箭芪五钱　生杭芍四钱　玄参四钱　滴乳香三钱，炒　明没药三钱，不炒　生麦芽三钱　当归三钱　川芎二钱　甘草钱半

共煎汤一大盅，温服。

方解　方书有谓肝虚无补法者，此非见道之言也。黄芪为补肝之主药，

何则？黄芪之性温而能升，而脏腑之中秉温升之性者肝木也，是以各脏腑气虚，黄芪皆能补之。而以补肝经之气虚，实更有同气相求之妙，是以方中用之为主药。然因其性颇温，重用之虽善补肝气，恐并能助肝火，故以芍药、玄参之滋阴凉润者济之。用乳香、没药者以之融化肝气之郁也。用麦芽、芎藭者以之升达肝气之郁也。究之，无论融化升达，皆通行其经络使之通则不痛也。用当归者以肝为藏血之脏，既补其气，又欲补其血也。且当归味甘多液，固善生血，而性温味又兼辛，实又能调和气分也。用甘草者以其能缓肝之急，而甘草与芍药并用，原又善治腹疼，当亦可善治胁疼也。

再诊　将药连服四剂，胁疼已愈强半，偶有疼时亦不甚剧。脉象左部重按有根，右部亦较前有力，惟从前因胁疼食量减少，至此仍未增加，拟即原方再加健胃消食之品。

处方　生箭芪四钱　生杭芍四钱　玄参四钱　于白术三钱　滴乳香三钱，炒　明没药三钱，不炒　生麦芽三钱　当归三钱　生鸡内金二钱，黄色的捣　川芎二钱　甘草钱半

共煎汤一大盅，温服。

三诊　将药连服四剂，胁下已不作疼，饮食亦较前增加，脉象左右皆调和无病，惟自觉两腿筋骨软弱，此因病久使然也。拟再治以舒肝、健胃、强壮筋骨之剂。

处方　生箭芪四钱　生怀山药四钱　天花粉四钱　胡桃仁四钱　于白术三钱　生明没药三钱　当归三钱　生麦芽三钱　寸麦冬三钱　生鸡内金二钱，黄色的捣　真鹿角胶三钱

药共十一味，将前十味煎汤一大盅，再将鹿角胶另用水炖化和匀，温服。

效果　将药连服十剂，身体浸觉健壮，遂停服汤药，俾用生怀山药细末七八钱，或至一两，凉水调和煮作茶汤，调以蔗糖令其适口，当点心服之。服后再嚼服熟胡桃仁二三钱，如此调养，宿病可以永愈。

【赏析】

《灵枢·五邪》篇曰："邪在肝，则两胁中痛"，《素问·缪刺论》曰："邪客于足少阳之络，令人胁痛不得息。"本案陈氏胁疼多日，原治不效。张氏续诊，参以脉证，考之病况，责之"肝气虚弱不能条达"，因而郁胁作疼。实乃师古不泥。

是以补助肝气，辅以升肝化郁。然古有"肝虚无补法"说，竟不以为然。方中黄芪为君，性温能升，与木同气相求，开黄芪补肝气之先。当归，补益气血为臣。然芪性温，恐助肝火，故以芍药、玄参凉润佐之，又佐麦芽、川芎升达肝气。"久痛入络"，乳香、没药融化肝气，通络止痛。张氏言"乳香、没药，二药并用，为宣通脏腑、流通经络之要药，故凡心胃胁腹肢体关节诸疼痛皆能治之"。芍药、甘草酸甘化阴，缓肝之急。甘草调和诸药为使。本方君臣佐使，严丝合缝，共奏补肝化郁，通络止痛之效。

再诊胁疼渐愈，脉亦转强，仅现食量减少。守上方酌加健胃消食之白术、鸡内金。

三诊胁疼已愈，脉象调和，故减乳香。现两腿筋骨软弱，因肝主筋、肾主骨，故上方酌加鹿角胶、麦冬、山药、天花等补肝肾、强筋骨。后以生山药、熟胡桃调养将息，则宿病可愈。

本案始有胁疼、继之纳差、腿软。然平脉辨证，见微知著。脉症合参，主次分明，药随证转，随证治之的诊疗体验仍是我们今天临证的不二法则。

案2　胁下疼兼胃口疼

天津齐某某，年五旬，得胁下作疼，兼胃口疼病。

病因　素有肝气不顺病，继因设买卖赔累，激动肝气，遂致胁下作疼，久之胃口亦疼。

证候　其初次觉疼恒在申酉时，且不至每日疼，后浸至每日觉疼，又浸至无时不疼。屡次延医服药，过用开破之品伤及脾胃，饮食不能消化，至疼剧时恒连胃中亦疼。其脉左部沉弦微硬，右部则弦而无力，一息近五至。

诊断　其左脉弦硬而沉者，肝经血虚火盛而肝气又郁结也。其右脉弦而无力者，土为木伤，脾胃失其蠕动健运也。其胁疼之起点在申酉时者，因肝属木申酉属金，木遇金时其气化益遏抑不舒也。《内经》谓："厥阴不治，求之阳明。"夫厥阴为肝，阳明为胃，遵《内经》之微旨以治此证，果能健补脾胃，俾中焦之气化营运无滞，再少佐以理肝之品，则胃疼可愈，而胁下之疼亦即随之而愈矣。

处方 生怀山药一两 大甘枸杞六钱 玄参五钱 寸麦冬四钱，带心 于白术三钱 生杭芍三钱 生麦芽三钱 桂枝尖二钱 龙胆草二钱 生鸡内金二钱，黄色的捣 厚朴钱半 甘草钱半

共煎汤一大盅，温服。

复诊 将药连服四剂，胃中已不作疼，胁下之疼亦大轻减，且不至每日作疼，即有疼时亦须臾自愈。脉象亦见和缓，遂即原方略为加减俾再服之。

处方 生怀山药一两 大甘枸杞六钱 玄参四钱 寸麦冬四钱，带心 于白术三钱 生杭芍三钱 当归三钱 桂枝尖二钱 龙胆草二钱 生鸡内金二钱，黄色的捣 醋香附钱半 甘草钱半 生姜二钱

共煎汤一大盅，温服。

效果 将药连服五剂，胁下之疼霍然全愈，肝脉亦和平如常矣。遂停服汤药，俾日用生怀山药细末两许，水调煮作茶汤，调以蔗糖令适口，以之送服生鸡内金细末二分许，以善其后。

或问 理肝之药莫如柴胡，其善舒肝气之郁结也。今治胁疼两方中皆桂枝而不用柴胡，将毋另有取义？答曰：桂枝与柴胡虽皆善理肝，而其性实有不同之处。如此证之疼肇于胁下，是肝气郁结而不舒畅也，继之因胁疼累及胃中亦疼，是又肝木之横恣而其所能胜也。柴胡能舒肝气之郁，而不能平肝木之横恣，桂枝其气温升（温升为木气），能舒肝气之郁结则胁疼可愈，其味辛辣（辛辣为金味），更能平肝木横恣则胃疼亦可愈也。惟其性偏于温，与肝血虚损有热者不宜，故特加龙胆草以调剂之，俾其性归和平而后用之，有益无损也。不但此也，拙拟两方之要旨，不外升肝降胃，而桂枝之妙用，不但为升肝要药，实又为降胃要药。《金匮》桂枝加桂汤，治肾邪奔豚上干

直透中焦，而方中以桂枝为主药，是其能降胃之明征也。再上溯《神农本草经》，谓桂枝主上气咳逆及吐吸（吸不归根即吐出，即后世所谓喘也），是桂枝原善降肺气，然必胃气息息下行，肺气始能下达无碍。细绎经旨，则桂枝降胃之功用，更可借善治上气咳逆吐吸而益显也。盖肝升胃降，原人身气化升降之常，顺人身自然之气化而调养之，则有病者自然无病，此两方之中所以不用柴胡皆用桂枝也。

【赏析】

本案齐氏，因肝气不顺，遂致胁疼有时，久之无时不疼，屡次延医，多以开破之品，及至胃中亦疼。张氏脉之，辨其"肝经血虚火盛而肝气又郁结也，……脾胃失其蠕动健运也"之虚中挟实证，体现张氏不拘陈法，重脉论理，辨证精准的大医风范。

其治引《内经》"厥阴不治，求之阳明"之旨，反以健补脾（胃）为先，理肝为辅。亦合《金匮要略》"见肝之病，知肝传脾，当先实脾"之意。方中重用山药为君，汉有仲景疗虚劳风气百疾之薯蓣丸。张氏对山药亦推崇备至，谓其"色白入肺，味甘归脾，液浓益肾"。能健脾补肺，固肾益精。在滋补药中属"无上之品"。他如白术、麦芽、鸡内金、厚朴、甘草健运脾胃，共为臣药。枸杞、玄参、麦冬、杭芍滋阴柔肝。而理肝之用桂枝而非柴胡的变通，则是基于对胁疼病机和两者药性的准确把握。张氏认为："柴胡能疏气之郁，而不能平肝木之横恣，桂枝其气温升，能舒肝气之实又为降胃要药。"龙胆草，既清热泻火，亦防桂枝性温助阳伤阴，为佐使，共奏健脾和胃，理肝止痛之效。

二诊胃中已不作疼，胁疼减轻，脉象亦见和缓，遂以上方去温中下气之厚朴，加当归、香附疏肝理气止痛，胁疼完愈。余在临床中每遇肝郁胁疼之人，配伍香附，屡获效验。

本医案说明在治肝病时应积极预防肝病及脾，防止土不疏木，时刻顾护脾胃重要性，张氏辨证的思路和方药的运用都值得我们学习。

案3 胁疼

邻村李姓妇，年近四旬，得胁下疼证。

病因 平素肝气不舒，继因暴怒，胁下陡然作疼。

证候 两胁下掀疼甚剧，呻吟不止，其左胁之疼尤甚，倩人以手按之则其疼稍愈，心中时觉发热，恶心欲作呕吐，脉左右两部皆弦硬。

诊断 此肝气胆火相助横恣，欲上升而不能透膈，郁于胁下而作疼也。当平其肝气泻其胆火，其疼自愈。

处方 川楝子八钱，捣碎　生杭芍四钱　生明没药四钱　生麦芽三钱　三棱三钱　莪术三钱　茵陈二钱　龙胆草二钱　连翘三钱

磨取生铁锈浓水，煎药取汤一大盅，温服。

方解 方中川楝、芍药、龙胆，引气火下降者也。茵陈、生麦芽，引气火上散者也。三棱、莪术，开气火之凝结，连翘、没药，消气火之弥漫，用铁锈水煎药者，借金之余气，以镇肝胆之木也。

效果 煎服一剂后其疼顿止，而仍觉气分不舒，遂将川楝、三棱、莪术各减半，再加柴胡二钱，一剂全愈。

【赏析】

《灵枢·五邪》篇曰："邪在肝，则两胁中痛。"《素问·缪刺论》曰："邪客于足少阳之络，令人胁痛不得息。"因肝居胁下，其经脉布于两胁，胆附于肝，其脉亦循于胁。故胁痛一病与肝胆关系较为密切。本案李氏，素有肝气不舒，继因暴怒伤肝作胁下疼。先生参其脉证，询其病史，责之肝气胆火横恣，郁于胁下作疼。是以平肝气，泻肝（胆）火。然气火之治，张氏以降、散、开（化）、消四法应之。而用生铁锈水煎药，取以金平木之意，实为点睛之作。药后而仍觉气分不舒，加柴胡疏肝理气。因其疼顿止，川楝、三棱、莪术各减半，一剂全愈。

余曾治一妪，性急易怒，右胁胀痛，自觉其气自右胁上冲胸咽，脉细弦。初拟疏肝理气之柴胡疏肝散加味，右胁痛未明显改善。仍觉其气上冲胸

咽，舌质紫暗，脉弦紧。原方加桂枝平冲降逆，其气上冲胸咽略改善，胸胁痛仍在。因思久痛入络，原方再加三七化瘀通络止痛，另冲服，终获痊愈。

案4 腰疼

天津李某某，年三十四岁，得腰疼证。

病因 劳心过度，数日懒食，又勉强远出操办要务，因得斯证。

证候 其疼剧时不能动转，轻时则似疼非疼绵绵不已，亦恒数日不疼，或动气或劳力时则疼剧。心中非常发闷，其脉左部沉弦，右部沉牢，一息四至强。观其从前所服之方，虽不一致，大抵不外补肝肾强筋骨诸药，间有杂似祛风药者，自谓得病之初，至今已三年，服药数百剂，其疼卒未轻减。

诊断 《内经》谓通则不痛，此证乃痛则不通也。肝肾果系虚弱，其脉必细数，今左部沉弦，右部沉牢，其为腰际关节经络有瘀而不通之气无疑，拟治以利关节通经络之剂。

处方 生怀山药一两 大甘枸杞八钱 当归四钱 丹参四钱 生明没药四钱 生五灵脂四钱 穿山甲二钱，炒捣 桃仁二钱，去皮捣碎 红花钱半 土鳖虫五枚，捣碎 广三七二钱，轧细

药共十一味，先将前十味煎汤一大盅，送服三七细末一半，至煎渣重服时，再送其余一半。

效果 将药连服三剂腰已不疼，心中亦不发闷，脉象虽有起色，仍未复常，遂即原方去山甲加川续断、生杭芍各三钱，连服数剂，脉已复常，自此病遂除根。

说明 医者治病不可预有成见，临证时不复细审病因。方书谓腰者肾之府，腰疼则肾脏衰惫，又谓肝主筋肾主骨，腰疼为筋骨之病，是以肝肾主之。治腰疼者因先有此等说存于胸中，恒多用补肝肾之品。究之，此证由于肝肾虚者甚少，由于气血瘀者颇多，若因努力任重而腰疼者尤多瘀证。曾治一人因担重物后腰疼，为用三七、土鳖虫等分共为细末，每服二钱，日两次，服三日全愈。又一人因抬物用力过度，腰疼半年不愈，忽于疼处发出一

疮，在脊梁之旁，微似红肿，状若复盂，大径七寸。疡医以为腰疼半年始发现此疮，其根蒂必深，不敢保好，转求愚为治疗，调治两旬始愈（详案载内托生肌散后）。然使当腰初觉疼之时，亦服三七、土鳖以开其瘀，又何至有后时之危险乎。又尝治一妇，每当行经之时腰疼殊甚，诊其脉气分甚虚，于四物汤中加黄芪八钱，服数剂而疼愈，又一妇腰疼绵绵不止，亦不甚剧，诊其脉知其下焦虚寒，治以温补下焦之药，又于服汤药之外，俾服生硫黄细末一钱，日两次，硫黄服尽四两，其疼除根。是知同是腰疼而其致病之因各异，治之者安可胶柱鼓瑟哉。

【赏析】

本案李氏，腰疼三年余，服药数百剂，补肝肾，强筋骨，祛风湿等诸药，未见其效。张氏续诊：见其腰疼日久，"或动气或劳力时则疼剧"，脉之"左部沉弦，右部沉牢"，断其"腰际关节经络有瘀而不通之气无疑"，遂投以活血通络，调补肝肾之品。效如桴鼓。方中三七之用，堪称经典，张氏以为："三七之功能，如神龙变化，莫可端倪。"其化瘀定痛之力尤强，且愈后不至瘀。余如穿山甲、土鳖虫等虫类药更能通行经隧，祛除恶血。两相配伍，相得益彰。

回味前后之治，甚为感慨。前任先入为主的思维定势和急功近利的诊疗心态，恐为失治的重要因素。纵观张氏医案，续诊者多，无不细微之处把握病情，脉症合参确立辨证。其严谨的治学态度、勇敢的探索精神和深厚的脉学功底正是大医的过人之处，值得医者效仿。

案5 腿疼

邻村窦某某，年过三旬，于孟冬得腿疼证。

病因 禀赋素弱，下焦常畏寒凉，一日因出门寝于寒凉屋中，且铺盖甚薄，晨起遂病腿疼。

证候 初疼时犹不甚剧，数延医服药无效，后因食猪头肉其疼陡然加剧，两腿不能任地，夜则疼不能寐，其脉左右皆弦细无力，两尺尤甚，至数稍迟。

诊断 此证因下焦相火虚衰，是以易为寒侵，而细审其脉，实更兼气虚不能充体，即不能达于四肢以运化药力，是以所服之药纵对证亦不易见效也。此当助其相火祛其外寒，而更加补益气分之药，使气分壮旺自能营运药力以胜病也。

处方 野党参六钱　当归五钱　怀牛膝五钱　胡桃仁五钱　乌附子四钱　补骨脂三钱，炒捣　滴乳香三钱，炒　明没药三钱，不炒　威灵仙钱半

共煎汤一大盅，温服。

复诊 将药连服五剂，腿之疼稍觉轻而仍不能任地，脉象较前似稍有力。问其心中服此热药多剂后仍不觉热，因思其疼在于两腿，当用性热质重之品，方能引诸药之力下行以达病所。

处方 野党参五钱　怀牛膝五钱　胡桃仁五钱　乌附子四钱　白术三钱，炒　补骨脂三钱，炒捣　滴乳香三钱，炒　明没药三钱，不炒　生硫黄一钱，研细

药共九味，将前八味煎汤一大盅，送服硫黄末五分，至煎渣再服时，又送服所余五分。

效果 将药连服八剂，腿疼大见轻减，可扶杖行步，脉象已调和无病，心中微觉发热，俾停服汤药，每日用生怀山药细末七八钱许，煮作茶汤，送服青娥丸三钱，或一次或两次皆可，后服至月余，两腿分毫不疼，步履如常人矣。

或问 猪肉原为寻常服食之物，何以因食猪头肉而腿疼加剧乎？答曰：猪肉原有苦寒有毒之说，曾见于各家本草。究之，其肉非苦寒，亦非有毒，而猪头之肉实具有咸寒开破之性，是以善通大便燥结，其咸寒与开破皆与腿之虚寒作疼者不宜也，此所以食猪头肉后而腿之疼加剧也。

【赏析】

腿疼多属痹证，常以风寒湿三气杂至立论。本案窦氏，禀赋素弱，外寒侵袭，遂病腿疼。数延医服药无效，后食猪头肉其疼陡剧，两腿不能任地，夜不能寐。先生不落俗套，详诊其脉，确立下焦相火虚衰，易为寒侵，兼气

虚不运药力之病机。证属本虚标实。是以助相火，祛外寒，补中气，通经络。标本同治。方中乌附子、胡桃仁、补骨脂补肾温阳以助相火共为君，野党参补中益气、以运药力为臣，当归、怀牛膝活血引药下行，滴乳香、明没药、威灵仙祛除风寒、通络止痛为佐使。

药后腿疼减轻，仍不能任地，心中亦不觉热，遂原方加生硫黄送服。先生极崇硫黄，认为"硫黄之性，温暖下达，诚为温补下焦第一良药"，其功胜桂、附。本案相火虚衰，疼在两腿，仅草木之品难胜，当用性热质重之品，方能引药下行，以达病所。果如其言，硫黄服之，腿疼大减，可扶杖行步，心中微热，脉象调和。但硫黄不可过用，中病即止。再以山药护胃，煮作茶汤，送服青娥丸补肾强腰，以善其后。

先生关于食猪头肉腿疼加剧之说，发先人未发之旨，足资借鉴。

肿 胀 门

案1 受风水肿

邑北境刘氏妇，年过三旬，因受风得水肿证。

病因 时当孟夏，农家忙甚，将饭炊熟，复自田间，因作饭时受热出汗，出门时途间受风，此后即得水肿证。

证候 腹中胀甚，头面周身皆肿，两目之肿不能开视，心中发热，周身汗闭不出，大便干燥，小便短赤。其两腕肿甚不能诊脉，按之移时，水气四开，始能见脉。其左部弦而兼硬，右部滑而颇实，一息近五至。

诊断 《金匮》辨水证之脉，谓风水脉浮，此证脉之部位肿甚，原无从辨其脉之浮沉，然即其自述，谓于有汗受风之后，其为风水无疑也。其左脉弦硬者，肝胆有郁热也，其右脉滑而实者，外为风束胃中亦浸生热也。至于大便干燥，小便短赤，皆肝胃有热之所致也。当用《金匮》越婢汤加减治之。

处方 生石膏一两，捣细 滑石四钱 生杭芍四钱 麻黄三钱甘草二钱 大枣四枚，掰开 生姜二钱 西药阿司匹林一瓦

中药七味，共煎汤一大盅，当煎汤将成之时，先用白糖水将西药阿司匹林送下，候周身出汗（若不出汗仍可再服一瓦），将所煎之汤药温服下，其汗出必益多，其小便当利，肿即可消矣。

复诊 如法将药服完，果周身皆得透汗，心中已不发热，小便遂利，腹胀身肿皆愈强半，脉象已近和平，拟再治以滋阴利水之剂以消其余肿。

处方 生杭芍六钱　生薏米六钱，捣碎　鲜白茅根一两

药共三味，先将前二味水煎十余沸，加入白茅根，再煎四五沸，取汤一大盅，温服。

效果 将药连服十剂，其肿全消，俾每日但用鲜白茅根一两，煎数沸当茶饮之以善其后。

或问 前方中用麻黄三钱原可发汗，何必先用西药阿司匹林先发其汗乎？答曰：麻黄用至三钱虽能发汗，然有石膏、滑石、芍药以监制之，则其发汗之力顿减，况肌肤肿甚者，汗尤不易透出也。若因其汗不易出，拟复多加麻黄，而其性热而且燥，又非所宜。惟西药阿司匹林，其性凉而能散，既善发汗又善清热，以之为麻黄之前驱，则麻黄自易奏功也。

或问 风袭人之皮肤，何以能令人小便不利积成水肿？答曰：小便出于膀胱，膀胱者太阳之腑也。袭入之风由经传腑，致膀胱失其所司，是以小便不利。麻黄能祛太阳在腑之风，佐以石膏、滑石，更能清太阳在腑之热，是以服药汗出而小便自利也。况此证肝中亦有蕴热，《内经》谓"肝热病者小便先黄"，是肝与小便亦大有关系也。方中兼用芍药以清肝热，则小便之利者当益利。至于薏米、茅根，亦皆为利小便之辅佐品，汇集诸药为方，是以用之必效也。

【赏析】

水肿者，体内水液潴留，泛溢肌肤也。乃全身气化功能障碍所致。或起于表，或因于里。此患者因热出汗，出门受风，后得水肿，起于表也。如张介宾《景岳全书·肿胀》所言："凡外感病毒风，邪留肌肤，则亦能忽然浮肿。"此之谓也。风邪袭表，风寒或风热之邪，侵袭肺卫，肺失通调，风水相搏，则发为水肿。其心中发热，左脉弦硬者，肝胆有郁热也；周身汗闭不出者，玄府闭锁也；小便短赤者，膀胱不利也。起于表之水肿，亦曰风水、皮水也。仲景之《金匮要略·水气病脉证并治》曰："诸有水者，腰以下肿，当利小便；腰以上肿，当发汗乃愈。"故发汗、利小便之两大法则，为后世医家治水肿之圭臬也。

张锡纯遵仲圣之法，循仲景之方，用《金匮要略》之越婢汤加减治之，可谓中规中矩也。越婢汤由麻黄、生石膏、甘草、大枣、生姜组成。张锡纯所加者，滑石、生杭芍、阿司匹林也。越婢汤者，汪昂《医方集解》曰："此足太阳药也，风水在肌肤之间，用麻黄之辛热以泻肺；石膏之甘寒以清胃；甘草佐之，使风水从毛孔中出；又以姜枣为使，调和营卫，不使其太发散耗津液也。"滑石者，利湿消肿也。李时珍《本草纲目》曰："滑石利窍，不独小便也，上能利毛腠之窍，下能利精溺之窍。盖甘淡之味，先入于胃，渗走经络，游溢津气，上输于肺，下通膀胱，肺主皮毛，为水之上源，膀胱司津液，气化则能出，故滑石上能发表，下利水道，为荡热燥湿之剂，发表是荡上中之热，利水道是荡中下之热，发表是燥上中之湿，利水道是燥中下之湿。"生杭芍者，清热滋阴利小便也。李东垣曰芍药："《本经》何以言利小便？曰：芍药能益阴滋湿而停津液，故小便自行，非因通利也。"阿司匹林者，发汗解表也。张锡纯自曰：西药阿司匹林，其性凉而能散，既善发汗又善清热，以之为麻黄之前驱，则麻黄自易奏功也。

服药后，汗出热退，小便遂利，肿消强半，脉近和平，拟再治以滋阴利水之剂以消其余肿。药用生杭芍、生薏苡仁、鲜白茅根。生薏苡仁、鲜白茅根者，滋阴利水也。清代陈士铎《本草新编》曰："薏仁最善利水，不至损耗真阴之气，凡湿盛在下身者，最宜用之，视病之轻重，准用药之多寡，则阴阳不伤，而湿病易去。故凡遇水湿之症，用薏仁一二两为君，而佐之健脾去湿之味，未有不速于奏效者也，倘薄其气味之平和而轻用之，无益也。"连服十剂，其肿全消，俾每日但用鲜白茅根一两，煎茶饮之，滋阴利水以善其后也。

案2 阴虚水肿

邻村霍氏妇，年二十余，因阴虚得水肿证。

病因 因阴分虚损，常作灼热，浸至小便不利，积成水肿。

证候　头面周身皆肿，以手按其肿处成凹，移时始能复原。日晡潮热，心中亦恒觉发热。小便赤涩，一日夜间不过通下一次。其脉左部弦细，右部弦而微硬，其数六至。

诊断　此证因阴分虚损，肾脏为虚热所伤而生炎，是以不能漉水以利小便。且其左脉弦细，则肝之疏泄力减。可致小便不利，右脉弦硬，胃之蕴热下溜，亦可使小便不利，是以积成水肿也。宜治以大滋真阴之品，俾其阴足自能退热，则肾炎可愈，胃热可清。肝木得肾水之涵濡，而其疏泄之力亦自充足，再辅以利小便之品作向导，其小便必然通利，所积之水肿亦不难徐消矣。

处方　生怀山药一两　生怀地黄六钱　生杭芍六钱　玄参五钱　大甘枸杞五钱　沙参四钱　滑石三钱

共煎汤一大盅，温服。

复诊　将药连服四剂，小便已利，头面周身之肿已消弱半，日晡之热已无，心中仍有发热之时，惟其脉仍数逾五至，知其阴分犹未充足也。仍宜注重补其真阴而少辅以利水之品。

处方　熟怀地黄一两　生杭芍六钱　生怀山药五钱　大甘枸杞五钱　柏子仁四钱　玄参四钱　沙参三钱　生车前子三钱　装袋大云苓片二钱　鲜白茅根五钱

药共十味，先将前九味水煎十余沸，再入鲜白茅根，煎四五沸取汤一大盅，温服。若无鲜白茅根，可代以鲜芦根。至两方皆重用芍药者，因芍药性善滋阴，而又善利小便，原为阴虚小便不利者之主药也。

效果　将药连服六剂，肿遂尽消，脉已复常，遂停服汤药，俾日用生怀山药细末两许，熬作粥，少兑以鲜梨自然汁，当点心服之以善其后。

【赏析】

此患者头面身肿者，水湿内停之水肿病也；小便赤涩，一日夜通下一次者，膀胱不利也；日晡潮热，心中觉热者，阴虚发热也；脉左部弦细数者，肝肾阴虚也。

究其病之根本者，乃肾阴虚也。乙癸同源，肾阴虚则致肝阴亦虚；肾阴虚则生内热。《素问·逆调论》曰："肾者，水脏，主津液。"肾阴亏虚，膀胱开合不利，小便不利，水泛肌肤，发为水肿。日晡潮热者，今之所言，似为专指阳明腑病之热型也。阴虚发热者可曰日晡潮热乎？日晡者，申时也，即今之下午三时至五时也。阴虚潮热：多为午后或入夜发热。申时亦午后也，故日晡潮热者，亦午后阴虚潮热也。彼时遣词用句非今时之专属专用也，用之无妨。肾阴虚者，治宜滋补真阴之品，阴足则退热，肝木得肾水之涵，疏泄之力亦足，辅以利小便之品作向导，小便必通，水肿自消矣。

药用生怀山药、生怀地黄、生杭芍、玄参、大甘枸杞、沙参者，皆滋补真阴之品也。生怀山药者，补肾阴，清虚热也。清·陈念祖《本草经读》曰："山药，能补肾填精，精足则阴强、目明、耳聪。"《伤寒蕴要》曰山药："补不足，清虚热。"生怀地黄者，补肾益阴之上品也。明·倪朱谟《本草汇言》曰：生地，为补肾要药，益阴上品。李东垣《药类法象》曰生地：凉血，补血，补肾水真阴不足。生杭芍者，滋阴清热也。蒋溶《萃金裘本草述录》："阴虚阳亢者则用白芍，取其收阴和阳以补之。"成无己《注解伤寒论》："酸，收也，泄也；芍药之酸，收阴气而泄邪气。"玄参者，滋阴清火也。明·张介宾《景岳全书·本草正》："玄参，此物味苦而甘，苦能清火，甘能滋阴，以其味甘，故降性亦缓。"大甘枸杞者，益阴除热之上药也。明·缪希雍《本草经疏》："枸杞子，润而滋补，兼能退热，而专于补肾、润肺、生津、益气，为肝肾真阴不足、劳乏内热补益之要药。"沙参者，补肺气，益脾肾也。李时珍《本草纲目》曰："沙参甘淡而寒，其体轻虚，专补肺气，因而益脾与肾，故金能受火克者宜之。"滑石者，利小便也。明·缪希雍《本草经疏》云："滑石，滑以利诸窍，通壅滞，下垢腻。甘以和胃气，寒以散积热，甘寒滑利，以合其用，是为祛暑热，利水除湿，消积滞，利下窍之要药。"药服四剂，小便已利，肿消弱半，日晡热无，心中仍有发热，脉仍数，此阴未充足也。仍重补真阴而少辅利水之品。

前方生怀地黄换熟怀地黄，加柏子仁、生车前子、大云苓片、鲜白茅根，减滑石，余药不变。熟怀地黄者，补五脏之真阴也。明·张介宾《景岳全书·本草正》曰："熟地黄性平，气味纯静，故能补五脏之真阴，阴虚而火升者，非熟地之重不足以降之；阴虚而躁动者，非熟地之静不足以镇之；阴虚而刚急者，非熟地之甘不足以缓之；阴虚而水邪泛滥者，舍熟地何以自制。"柏子仁者，养心肾，益脾胃，补而不燥也。李时珍《本草纲目》曰："柏子仁，性平而不寒不燥，味甘而补，辛而能润，其气清香，能透心肾，益脾胃，盖上品药也，宜乎滋养之剂用之。"大云苓片者，益气除湿，除虚热也。金·张元素《医学启源》曰云苓："除湿，利腰脐间血，和中益气为主。治溺黄或赤而不利。"《主治秘诀》云："止泻，除虚热，开腠理，生津液。"生车前子者，利水祛湿也。明·缪希雍《本草经疏》曰：车前子，其主气癃、止痛，通肾气也。小便利则湿去，湿去则痹除。张锡纯曰：两方皆重用芍药者，因芍药性善滋阴，而又善利小便，原为阴虚小便不利者之主药也。药服六剂，肿消脉复，遂停药，日用生怀山药细末两许，熬作粥，少兑以鲜梨自然汁，当点心服之以善其后。

此水肿之病案，不似前案之发汗而消肿，又不以温补肾阳而化水湿，却以滋补肾阴清虚热，少佐利水之剂而取效者，实治病必求于本之典范也。

案3　风水有痰

辽宁马某某，年五旬，得受风水肿兼有痰证。

病因　因秋末远出，劳碌受风遂得斯证。

证候　腹胀，周身漫肿，喘息迫促，咽喉膺胸之间时有痰涎杜塞，舌苔淡白，小便赤涩短少，大便间日一行，脉象无火而微浮，拟是风水，当遵《金匮》治风水之方治之。

处方　生石膏一两，捣细　麻黄三钱　甘草二钱　生姜二钱　大枣四枚，掰开　西药阿司匹林三分

药共六味，将前五味煎汤一大盅，冲化阿司匹林，温服被复取汗。

方解　此方即越婢汤原方加西药阿司匹林也。当时冬初，北方天气寒凉汗不易出，恐但服越婢汤不能得汗，故以西药之最善发汗兼能解热者之阿司匹林佐之。

复诊 将药服后，汗出遍体，喘息顿愈，他证如故，又添心中热渴不思饮食。诊其脉仍无火象，盖因痰饮多而湿胜故也。斯当舍脉从证，而治以清热之重剂。

处方 生石膏四两，捣细 天花粉八钱 薄荷叶钱半

共煎汤一大碗，俾分多次徐徐温饮下。

三诊 将药服后，热渴痰涎皆愈强半，小便亦见多，可进饮食，而漫肿腹胀不甚见轻。斯宜注重利其小便以消漫肿，再少加理气之品以消其腹胀。

处方 生石膏一两，捣细 滑石一两 地肤子三钱 丈菊子三钱，捣碎 海金沙三钱 槟榔三钱 鲜茅根三钱

共煎汤一大盅半，分两次温服下。

丈菊，俗名向日葵。究之，向日葵之名当属之卫足花，不可以名丈菊也。丈菊子，《本草纲目》未收，因其善治淋疼利小便，故方中用之。

效果 将药煎服两剂，小便大利，肿胀皆见消，因将方中石膏、滑石、槟榔皆减半，连服三剂病全愈。

【赏析】

风水者，受风而成水肿也。此患者劳碌受风，乃是风水症之因也。外邪束表，肺失宣肃，水湿外溢，遂致周身漫肿；水湿内停，凝聚成痰饮，则其喘息迫促，咽喉膺胸间时有痰涎堵塞；小便赤涩短少者，水湿不利也。仲景之《金匮要略·水气病脉证并治第十四》曰："病者苦水，面目身体四肢皆肿，小便不利，……其水扬溢，则浮咳喘逆。"治风水之法，发汗解之；治风水之方，越婢汤也。此仲圣之经方也。《金匮要略·水气病脉证并治第十四》曰："风水恶风，一身悉肿，脉浮不渴，续自汗出，无大热者，越婢汤主之。"张锡纯亦遵之，唯于越婢汤原方中加西药阿司匹林也，因患病之时，秋末冬初，北方天气寒凉，汗不易出，恐越婢汤发汗之力不逮，故以西药阿司匹林佐之，以助发汗兼能解热者也。越婢汤者，以麻黄为君药，发汗解表，宣肺行水；佐以生姜、大枣增强发越水气之功，使风邪水气从汗而解，亦藉宣肺通调水道之力，使水邪从小便而去。石膏以清肺热。使以甘

草，调和药性，与大枣相伍，则和脾胃而运化水湿之邪。乃为发越水气，清泄里热之剂也。

药服后，汗出喘愈，他证如故，又添心中热渴，不思饮食。盖因痰饮多，水湿胜故也。治以清热之重剂。药用生石膏、天花粉、薄荷叶。生石膏者，清热泻火、除烦止渴也。清·黄元御《长沙药解》曰石膏："清心肺，治烦躁，泄郁热，止燥渴，治热狂。"天花粉者，清热生津，润肺化痰也。《神农本草经》曰天花粉："主消渴，身热，烦满大热，补虚，安中，续绝伤。"《本草备要》曰天花粉："降火润燥，滑痰解渴。"薄荷叶者，疏散风热，清热利咽也。李时珍《本草纲目》：薄荷，辛能发散，凉能清利，专于消风散热，故头痛，头风，眼目、咽喉、口齿诸病，小儿惊热，及瘰疬、疮疥为要药。

服药后，热渴痰涎，皆愈强半，小便亦多，可进饮食，而肿胀不甚见轻。治以利尿消肿为主，少加理气之品，以消腹胀。药用生石膏、滑石、地肤子、丈菊子、海金沙、槟榔、鲜茅根。生石膏者，利尿消肿也。李时珍《本草纲目》："东垣李氏云，立夏前多服白虎汤者，令人小便不禁，此乃降令太过也，阳明津液不能上输于肺，肺之清气亦复下降故尔。"滑石者，利水燥湿也。元·王好古《汤液本草》曰："滑石，滑能利窍，以通水道，为至燥之剂。"李时珍《本草纲目》曰："故滑石上能发表，下利水道，为荡热燥湿之剂，发表是荡上中之热，利水道是荡中下之热，发表是燥上中之湿，利水道是燥中下之湿。"地肤子者，利水渗湿也。清·张德裕《本草正义》曰："地肤子，苦寒泄热，止有清导湿热，通泄小便之用。"丈菊子者，向日葵子也，张锡纯认为其善治淋疼利小便，故方中用之。海金沙者，利尿通淋消肿也。李时珍《本草纲目》曰海金沙："治湿热肿满，小便热淋、膏淋、血淋、石淋，茎痛，解热毒气。"鲜茅根者，清热生津，利尿通淋也。《神农本草经》曰茅根："主劳伤虚羸，补中益气，除瘀血、血闭寒热，利小便。"槟榔者，理气之品也。明·倪朱谟《本草汇言》："槟榔，主治诸气，通上气、宽中气、泄下气之药也。"药服两剂，小便大利，肿胀见消，将方中石膏、滑石、槟榔皆减半，连服三剂病全愈。

此病案，首治以发汗，再治以清热，终治以利尿。层层推进，步步为营，邪去正复，遂收全功矣。

黄疸门

案1 黄疸兼外感

天津苏媪，年六十六岁，于仲春得黄疸证。

病因 事有拂意，怒动肝火，继又薄受外感，遂遍身发黄成疸证。

证候 周身黄色如橘，目睛黄尤甚，小便黄可染衣，大便色白而干，心中发热作渴，不思饮食。其脉左部弦长有力且甚硬，右部脉亦有力而微浮，舌苔薄而白无津液。

诊断 此乃肝中先有蕴热，又为外感所束，其热益甚，致胆管肿胀，不能输其胆汁于小肠，而溢于血中随血运遍周身，是以周身无处不黄。迨至随血营运之余，又随水饮渗出归于膀胱，是以小便亦黄。至于大便色白者，因胆汁不入小肠以化食，大便中既无胆汁之色也。《金匮》有硝石矾石散，原为治女劳疸之专方，愚恒借之以概治疸证皆效，而煎汤送服之药须随证更改。其原方原用大麦粥送服，而此证肝胆之脉太盛，当用泻肝胆之药煎汤送之。

处方 净火硝<small>一两，研细</small> 皂矾<small>一两，研细</small> 大麦面<small>二两，焙热，如无可代以小麦面</small>水和为丸，桐子大，每服二钱，日两次。此即硝石矾石散而变散为丸也。

汤药 生怀山药<small>一两</small> 生杭芍<small>八钱</small> 连翘<small>三钱</small> 滑石<small>三钱</small> 栀子<small>二钱</small> 茵陈<small>二钱</small> 甘草<small>二钱</small>

共煎汤一大盅，送服丸药一次，至第二次服丸药时，仍煎此汤药之渣送之。再者此证舌苔犹白，右脉犹浮，当于初次服药后迟一点钟，再服西药阿司匹林一瓦，俾周身得微汗以解其未罢之表证。

复诊 将药连服四剂，阿司匹林服一次已周身得汗，其心中已不若从前之渴热，能进饮食，大便已变黑色，小便黄色稍淡，周身之黄亦见退，脉象亦较前和缓。俾每日仍服丸药两次，每次服一钱五分，所送服之汤药方则稍为加减。

汤药 生怀山药一两 生杭芍六钱 生麦芽三钱 茵陈二钱 鲜茅根三钱，茅根无鲜者可代以鲜芦根 龙胆草二钱 甘草钱半

共煎汤，送服丸药如前。

效果 将药连服五剂，周身之黄已减三分之二，小便之黄亦日见清减，脉象已和平如常。遂俾停药勿服，日用生怀山药、生薏米等分轧细，煮作茶汤，调入鲜梨、鲜荸荠自然汁，当点心服之，阅两旬病遂全愈。

或问 黄疸之证，中法谓病发于脾，西法谓病发于胆。今此案全从病发于胆论治，将勿中法谓病发于脾者不可信欤？答曰：黄疸之证有发于脾者有发于胆者，为黄疸之原因不同，是以仲圣治黄疸之方各异，即如硝石矾石散，原治病发于胆者也。其矾石若用皂矾，固为平肝胆要药，至硝石确系火硝，其味甚辛，辛者金味，与矾石并用更可相助为理也。且西人谓有因胆石成黄疸者，而硝石矾石散，又善消胆石。有因钩虫成黄疸者，而硝石矾石散，并善除钩虫，制方之妙诚不可令人思议也。不但此也，仲圣对于各种疸证多用茵陈，因最善入少阳之府以清热、舒郁、消肿、透窍，原为少阳之主药。仲圣若不知黄疸之证兼发于胆，何以若斯喜用少阳之药乎？是以至明季南昌喻氏出，深窥仲圣用药之奥旨，于治钱小鲁酒疸一案，直谓胆之热汁溢于外，以渐渗于经络则周身俱黄云云，不已显然揭明黄疸有发于胆经者乎？

【赏析】

张锡纯谓："黄疸之证，中法谓病发于脾，西法谓病发于胆。"非谓中医不论病发于胆也，乃谓恒常论者，病发于脾也。病案之末，以喻嘉言之《寓意草·论钱小鲁嗜酒积热之证》来佐证黄疸发于胆者，亦是中法也。盖

中医之论黄疸，一论性质曰湿与寒热，次论脏腑曰脾胃肝胆，诚如《类证治裁·黄疸》所言"阴黄系脾脏寒湿不运，与胆液浸淫，外渍肌肤，则发而为黄"，此之谓也。

此病案之因，事有拂意，怒动肝火，肝有蕴热；继受外感，外邪所束；内外热甚，胆溢周身，遂发黄疸。由外邪引起之黄疸，起病急遽。《诸病源候论·急黄候》曰："脾胃有热，谷气郁蒸，因为热毒所加，故卒然发黄，心满气喘，命在顷刻，故云急黄也。"

张锡纯以硝石矾石散变散为丸，佐以泻肝胆之药煎汤送之。药用生怀山药、生杭芍、连翘、滑石、栀子、茵陈、甘草。硝石矾石散者，仲圣治黄疸方也，方见《金匮要略·黄疸病》。硝石者，焰硝火硝也，有辟秽涤浊，攻坚破积之功。《神农本草经》云硝石："主五脏积热，胃胀闭，涤去蓄结饮食，推陈致新，除邪气。"《本草纲目》云："治伏暑伤冷，霍乱吐利，五种淋疾，女劳黑疸，心肠绞痛，赤眼，头痛，牙痛。"矾石者，常用有白矾皂矾之分也。《唐本草》云："矾石有五种，青矾、白矾、黄矾、黑矾、绛矾。然白矾多入药用，青、黑二矾疗疮及诸疮，黄矾亦疗疮生肉，兼染皮用之，其绛矾本来绿色，烧之赤色，故名绛矾矣。"张锡纯方用皂矾，即黑矾也。中药皂矾有解毒敛疮、杀虫、化痰、补血止血之功效，张锡纯谓皂矾乃平肝胆要药，与硝石并用更可相助为理也。且认为善消胆石也。生怀山药者，可滋阴清热也。宋·许叔微《伤寒蕴要》云山药："补不足，清虚热。"生杭芍者，泻肝火，滋肝阴也。成无己云："芍药之酸收，敛津液而益荣。"《注解伤寒论》云："酸，收也，泄也；芍药之酸，收阴气而泄邪气。"连翘者，清热解毒，散结消肿，疏散风热也。患者因受外邪引起，故用之亦可驱邪外出也。滑石、甘草者，六一散也，乃清热利湿之良方，前病案已述之。栀子者，清热利湿，凉血解毒也。明·张介宾《本草正》："栀子，若用佐使，治有不同：加茵陈除湿热疸黄，加豆豉除心火烦躁。"《本草通玄》："仲景多用栀子茵陈，取其利小便而蠲湿热也。"茵陈者，清热利湿退黄疸之良药也。明·张介宾《本草正》："茵陈，用此者用其利湿逐热，故能通关节，解热滞，疗天行时疾，热狂头痛，利小水。专治黄疸，宜佐栀子。"张山雷《本草正义》："茵陈，味淡利水，乃治脾、胃二家湿热之专药。湿疸、酒疸，身黄溲赤如酱，皆胃土蕴湿积热之证，古今皆以此物为主，其效甚速。"药服四剂，加服阿司匹林者，发汗解表也。症退脉缓。每日仍服丸药两次，送服之药方则改为加生麦芽、鲜茅根、龙胆草，减连翘、滑石、栀子。龙胆草者，清热燥湿，泻肝胆实火也。《本草纲目》云："疗咽喉痛，风热盗汗。相火寄在肝胆，有泻无补，故龙胆之益肝胆之气，正以其能泻肝胆之邪热也。"生麦芽者，行气消食，健脾开胃也，此处用之乃养胃气也。鲜茅根者，生津止渴，清热养阴也。此泻热不伤阴义也，连服五剂，诸症皆失。停药用生怀山药、生薏苡仁，煮作茶汤，调入鲜梨、鲜荸荠汁服之，以养胃阴，病遂全愈矣。

案2 寒湿黄疸

王某某，年三十二岁，于季秋得黄疸证。

病因 出外行军，夜宿帐中，勤苦兼受寒凉，如此月余，遂得黄疸证。

证候 周身黄色甚暗似兼灰色，饮食减少，肢体酸懒无力，大便一日恒两次似完谷不化，脉象沉细，左部更沉细欲无。

诊断 此脾胃肝胆两伤之病也，为勤苦寒凉过度，以致伤其脾胃，是以饮食减少完谷不化；伤其肝胆，是以胆汁凝结于胆管之中，不能输肠以化食，转由胆囊渗出，随血流行于周身而发黄。此宜用《金匮》硝石矾石散以化其胆管之凝结，而以健脾胃补肝胆之药煎汤送服。

处方 用硝石矾石散所制丸药，每服二钱，一日服两次，用后汤药送服。

汤药 生箭芪六钱　白术四钱，炒　桂枝尖三钱　生鸡内金二钱，黄色的捣　甘草二钱

共煎汤一大盅，送服丸药一次，至第二次服丸药时，仍煎此汤药之渣送之。

复诊 将药连服五剂，饮食增加，消化亦颇佳良，体力稍振，周身黄退弱半，脉象亦大有起色。俾仍服丸药一次服一钱五分，日两次，所送服之汤药宜略有加减。

汤药 生箭芪六钱　白术三钱，炒　当归三钱　生麦芽三钱　生鸡内金二钱，黄色的捣　甘草二钱

共煎汤一大盅，送服丸药一次。至第二次服丸药时，仍煎此汤药之渣送服。

效果 将药连服六剂，周身之黄已退十分之七，身形亦渐强壮，脉象已复其常。俾将丸药减去一次，将汤药中去白术加生怀山药五钱，再服数剂以善其后。

【赏析】

此病案起因者，勤苦兼受寒凉也。勤苦者，过劳也。感受寒凉，月余遂得黄疸证者，寒湿黄疸证也。其并未言湿，何言寒湿焉？《金匮要略·黄疸病脉证并治第十五》云："然黄家所得，从湿得之。"故由黄疸而知有湿也。周身黄色暗灰者，寒湿之阴黄也。饮食减少，大便一日恒两次似完谷不化者，乃寒湿困脾，脾失运化也。脾主四肢肌肉，寒湿困脾，则肢体酸懒无力。脉象沉细者，寒湿困阻也。

张锡纯治以硝石矾石散制丸药，而以健脾胃补肝胆之药煎汤送服。药用生箭、白术、桂枝尖、生鸡内金、甘草。硝石矾石散者，前病案已述，此处从简。生箭者，生黄芪也。为补气健脾之良药。亦写作黄耆者，李时珍在《本草纲目》中释其名曰："耆，长也。黄耆色黄，为补药之长，故名。"白术者，补脾散湿也。明·倪朱漠《本草汇言》："白术，乃扶植脾胃，散湿除痹，消食除痞之要药也。脾虚不健，术能补之，胃虚不纳，术能助之。"明·李中梓《本草通玄》："白术，补脾胃之药，更无出其右者。术能补之，胃虚不纳，术能助之。"桂枝尖者，有解表通阳，利湿散寒，调肝利胆之功。清·黄元御《长沙药解》云："桂枝，入肝家而行血分，定经络而达荣郁。善解风邪，最调木气。"生鸡内金者，健脾消食，消癥化石也。张锡

纯用以化胆石也。明·缪希雍《本草经疏》曰："肶是鸡之脾，乃消化水谷之所。"《滇南本草》云："宽中健脾，消食磨胃。"甘草者，益气补中也。明·倪朱漠《本草汇言》云："甘草，和中益气，补虚解毒之药也。健脾胃，固中气之虚赢，协阴阳，和不调之营卫。故治劳损内伤，脾气虚弱，元阳不足，肺气衰虚，其甘温平补，效与参、芪并也。"药服五剂，饮食消化转佳，体力稍振，身黄退半，仍服丸药一次服一钱五分，日两次，汤药加当归、生麦芽，减桂枝尖。当归者，补血活血也。此处用之乃补中有动也。明·张介宾《景岳全书·本草正》："当归，其味甘而重，故专能补血，其气轻而辛，故又能行血，补中有动，行中有补，诚血中之气药，亦血中之圣药也。"生麦芽者，补益开胃也。再服六剂，黄退十之七，身渐强壮，脉复其常。将丸药减去一次，汤药中去白术加生怀山药。生怀山药者，补脾生津也。《神农本草经》云山药："主伤中，补虚，除寒热邪气，补中益气力，长肌肉，久服耳目聪明。"此处用之以善其后。

案3　湿热黄疸

天津范某某，年三十二岁，得黄疸证。

病因　连日朋友饮谯，饮酒过量，遂得斯证。

证候　周身面目俱黄，饮食懒进，时作呕吐，心中恒觉发热，小便黄甚，大便白而干涩，脉象左部弦而有力，右部滑而有力。

诊断　此因脾中蕴有湿热，不能助胃消食，转输其湿热于胃，以致胃气上逆（是以呕吐），胆火亦因之上逆（黄坤载谓，非胃气下降，则胆火不降），致胆管肿胀不能输其汁于小肠以化食，遂溢于血中而成黄疸矣。治此证者，宜降胃气，除脾湿，兼清肝胆之热则黄疸自愈。

处方　生赭石一两，轧细　生薏米八钱，捣细　茵陈三钱　栀子三钱　生麦芽三钱　竹茹三钱　木通二钱　槟榔二钱　甘草二钱

煎汤服。

效果　服药一剂，呕吐即止，可以进食，又服两剂，饮食如常，遂停

药，静养旬日间黄疸皆退净。

【赏析】

饮酒过量，湿热内升，熏蒸脾胃肝胆而成黄疸者，中医曰酒疸，语出《金匮要略·黄疸病脉证并治》。此病案之因即为斯焉。喻嘉言《寓意草·论钱小鲁嗜酒积热之证》亦谓饮酒过度，热淫内炽，"故胆之热汁，满而溢出于外，以渐渗于经络，则身目俱黄，为酒疸之病"。饮食懒进，时作呕吐者，湿热蕴脾胃，胃气上逆也。身黄溲黄者，胆热而汁外溢也。

张锡纯治以降胃气，除脾湿，兼清肝胆之热，药用生赭石、生薏苡仁、茵陈、栀子、生麦芽、竹茹、木通、槟榔、甘草。生赭石降胃气，止呕吐，清肝胆热；茵陈清肝胆热，除黄；栀子清热利湿；生麦芽行气消食，健脾开胃，此处用之，乃和胃止呕也；竹茹清热止呕；木通清热利湿；槟榔开胃行气解酒；甘草补益清热。服药一剂，呕止进食，又服两剂，饮食如常，停药静养旬日，正气自复，黄疸退净矣。

痢疾门

案1 痢疾转肠溃疡

沧县杨某某，年三十五岁，于季秋因下痢成肠溃疡证。

病因 因业商赔累歇业，心中懊憹，暗生内热，其肝胆之热，下迫致成痢疾。痢久不愈，又转为肠溃疡。

证候 其初下痢时，后重腹疼，一昼夜十七八次，所下者赤痢多带鲜血，间有白痢。延医治疗阅两月，病益加剧。所下者渐变为血水，杂以脂膜，其色腐败，其气腥臭，每腹中一觉疼即须入厕，一昼夜二十余次，身体羸弱，口中发干，心中怔忡，其脉左右皆弦细，其左部则弦而兼硬，一分钟九十二至。

诊断 此乃因痢久不愈，肠中脂膜腐败，由腐败而至于溃烂，是以纯下血水杂以脂膜，即西人所谓肠溃疡也。其脉象弦细者，气血两亏也。其左脉细而硬者，肝肾之阴亏甚也。其口干心中怔忡者，皆下血过多之所致也。此宜培养其气血而以解毒化瘀生新之药佐之。

处方 龙眼肉一两　生怀山药一两　熟地黄一两　金银花四钱　甘草三钱　广三七三钱，轧细

药共六味，将前五味煎汤，送服三七末一半，至煎渣再服时，仍送服其余一半。

方解 龙眼肉为补益脾胃之药，而又善生心血以愈怔忡，更善治肠风下

111

血，治此证当为主药。山药亦善补脾胃，而又能上益肺气下固肾气，其所含多量之蛋白质，尤善滋阴养血，凡气血两虚者，洵为当用之药。熟地黄不但补肾阴也，冯楚瞻谓能大补肾中元气，要亦气血双补之品也。此三味并用，久亏之气血自能渐复，气血壮旺自能长肌肉排腐烂。又佐以金银花甘草以解毒，三七以化瘀生新，庶能挽回此垂危之证也。

复诊 将药煎服三剂，病大见愈，一昼夜大便三四次，间见好粪，心中已不怔忡，脉象犹弦而左部不若从前之硬。因所服之药有效，遂即原方略为加减，又服数剂，其大便仍一日数次，血粪相杂，因思此证下痢甚久，或有阿米巴毒菌伏藏于内，拟方中加消除此毒菌之药治之。

处方 龙眼肉一两　生怀山药一两　熟地黄一两　甘草三钱　生硫黄八分，研细　鸦胆子成实者六十粒，去皮

药共六味，将前四味煎汤一大盅，送服鸦胆子硫黄末各一半，至煎渣再服时，仍送服其余一半。

方解 方中用鸦胆子、硫黄者，因鸦胆子为治血痢要药，并善治二便下血；硫黄为除阿米巴痢之毒菌要药，二药并用，则凉热相济，性归和平奏效当速也。

三诊 将药煎服两剂，其大便仍血粪相杂一日数行。因思鸦胆子与硫黄并用虽能消除痢中毒菌，然鸦胆子化瘀之力甚大，硫黄又为润大便之药（本草谓其能使大便润、小便长，西人以硫黄为轻下药），二药虽能消除痢中毒菌，究难使此病完全除根，拟去此二药，于方中加保护脂膜固涩大便之品。

处方 龙眼肉一两　生怀山药一两　大熟地黄一两　赤石脂一两，捣细　甘草三钱　广三七三钱，轧细

药共六味，将前五味煎汤一大盅，送服三七细末一半，至煎渣再服时，仍送服其余一半。

效果 将药连服五剂，下血之证全愈，口中已不发干，犹日下溏粪两三次，然便时腹中分毫不疼矣。俾用生怀山药轧细末，每用两许煮作茶汤，调以白糖令适口，当点心服之，其大便久自能固。

【赏析】

痢疾，《内经》称肠澼，《金匮要略》名下利病。本案杨氏，病发于秋，初起下痢频数，赤白相兼，后重腹疼。延医治疗两月益甚，张氏脉之，因病程日久，证属气血虚弱，肝肾不足，余毒（邪）未清之本虚标实。是以补益气血治其本，解毒化瘀攻其标。方中龙眼益血气，山药补脏气，熟地滋阴气，三维并举，扶正固本，生肌排腐。先生言"西人谓之肠溃疡，不可但以痢治，宜半从疮治"。遂以金银花、粉甘草解疮家之热毒；三七治痢，亦为先生神来之笔。"三七，善化瘀血，又善止血妄行，为血衄要药"。久痢肠中已腐，如热毒不清、瘀腐不去，则无再生之机，下痢诸证无由自消，故以三七化瘀生新专治肠中腐烂，服之可建奇效。

二诊，下痢赤血减为日三四次，脉证改善，因思日久阿米巴毒菌伏藏，遂以原方去三七、金银花加硫黄、鸦胆子消除毒菌。

三诊，其大便仍血粪相杂一日数行。因鸦胆子与硫黄并用虽能消除痢中毒菌，实难根除病症。久痢之人应遂行化腐生新，涩肠固脱之法。以赤石脂佐使。取《伤寒论》"少阴病，下利便脓血者，桃花汤主之"之方义，终获痊愈。余遇久泻，收功之法亦如赤石脂、诃子之类，亦验。再以山药煮作茶汤调之善其后，则大便久固。

纵观本案，久痢缠绵，病情困厄。先生成竹在胸，四诊合参，条分缕析，尤重脉法，辨证精准，标本缓急，应对恰当。药简力宏，直达病所。三诊之中，扶正三药（龙眼、山药、熟地），贯穿始终，前期兼以疗疮，中期伍以祛邪，后期配以固涩。药随证转，善于变通，挽危难于既倒，实乃匠心独运。

案2　痢疾

天津张姓幼女，年五岁，于孟秋得痢证。

病因　暑日恣食瓜果，脾胃有伤，入秋以来则先泻后痢。

证候　前因泄泻旬日，身体已羸弱，继又变泻为痢，日下十余次，赤白参半，下坠腹疼。屡次服药不愈，身益羸弱，其脉象亦弱，而左脉之力似略胜于右。

诊断 按其左右脉皆弱者，气血两虚也。而左脉之力似略胜于右脉者，知其肝胆虚而挟热，是以痢久不愈。然此热非纯系实热，不可用过凉之药，因其虚而挟热，其虚又不受补，是必所用之补品兼能泻热，俾肝胆之虚热皆愈而痢自愈矣。

处方 鸭肝一具，调以食料，烹熟服之，日服二次。

效果 如法将鸭肝烹食两日全愈，此方愚在辽宁得之友人齐某某。尝阅李氏《本草纲目》，鸭肉性凉善治痢，鸭蛋之腌咸者亦善治痢，而未尝言及鸭肝。然痢之为病，多系肝火下迫肠中，鸭肉凉想鸭肝亦凉，此证先泻后痢，身体羸弱，其肝经热而且虚可知，以鸭肝泻肝之热，即以鸭肝补肝之虚，此所谓脏器疗法，是以奏效甚速也。且又香美适口，以治孺子之苦于服药者为尤宜也。

【赏析】

本案幼女，孟秋先泻后痢，日下十余次，赤白参半，下坠腹疼。屡次服药不愈，身益羸弱，先生脉之，知其为气血两虚，且肝胆虚而挟热。病属虚中挟热。因虚不受补，又不得不补，热非实热，又不得不清。苟能补中有清，则为上策。先生博采众方，以友人治痢之妙方：鸭肝一具，烹熟服之，痢遂迎刃而解。张氏以为"然痢之为病，多系肝火下迫肠中"。又初泻后痢，身益羸弱。《本草纲目》有鸭肉性凉善治痢之说，触类旁通，测鸭肝亦凉。遂以鸭肝泻肝之热，又能补肝之虚，且香美适口，实乃幼儿下痢之佳品也，亦所谓脏器疗法奏效甚速也。正所谓"小方治大病"。

案3 下痢证

天津郑某某，年五旬，于孟秋得下痢证。

病因 连日劳心过度，心中有热，多食瓜果，遂至病痢。

证候 腹疼后重，下痢赤白参半，一日夜七八次，其脉左部弦而有力，右部浮而濡重按不实，病已八日，饮食减少，肢体酸软。

诊断 证脉合参，当系肝胆因劳心生热，脾胃因生冷有伤，冷热相搏，遂致成痢。当清其肝胆之热，兼顾其脾胃之虚。

处方 生怀山药一两 生杭芍一两 当归六钱 炒薏米六钱 金银花四钱 竹茹三钱，碎者 甘草三钱 生姜三钱

共煎汤一大盅，温服。

复诊 服药两剂，腹疼后重皆除，下痢次数亦减，且纯变为白痢。再诊脉左部已和平如常，而右部之脉仍如从前，斯再投以温补脾胃之剂当愈。

处方 生怀山药一两 炒薏米五钱 龙眼肉五钱 山楂片三钱 干姜二钱 生杭芍二钱

共煎汤一大盅，温服。

效果 将药煎汤服两剂痢遂全愈。

说明 按欲温补其脾胃而复用芍药者，防其肝胆因温补复生热也。用山楂片者，以其能化白痢之滞，且与甘草同用则酸甘化合，实有健运脾胃之功效也。

【赏析】

本案郑氏，病发孟秋，因连日劳心过度，心中有热，加之多食瓜果，遂至下痢。先生细审其脉，参其病证，系肝胆因劳心生热，脾胃因生冷有伤之病机。是以清肝胆之热，顾脾胃之虚。方中芍药泄肝火，竹茹清胆热，金银花与甘草同用，善解热毒，可预防肠中之溃烂。且芍药配甘草养血和营、缓急止痛。当归养血活血，取"行血则便脓自愈"之义，山药健脾益气。《本草纲目》谓山药"益肾气，健脾胃，止泄痢"。薏苡仁健脾胃、止泄泻，生姜和中止呕，杀菌解毒。研究发现，生姜能起到某些抗菌素的作用，尤其是对沙门菌效果更好。

药后腹疼后重皆除，下痢次数减少，且纯为白痢。左脉如常，右脉如前，显然肝胆之热渐除，续投温补脾胃之剂。上方去当归、金银花、竹茹、甘草、生姜加龙眼肉、山楂片、干姜。保留芍药因防温补生热。山楂，能化

白痢之滞，且与甘草同用则酸甘化合，实有健运脾胃之功效也。

病发初痢，证候典型，先生谨守病机，审因论治，灵活化裁，4剂而愈。

案4 噤口痢

天津施某某，五十六岁，得噤口痢证。

病因 举家数口，寄食友家不能还乡，后友家助以资斧令还乡，道路又复不通，日夜焦思，频动肝火，时当孟秋，心热贪凉，多食瓜果，致患下痢。

证候 一日夜下痢十五六次，多带鲜血，后重甚剧，腹偶觉疼即须入厕，便后移时疼始稍愈，病已五日，分毫不能进食，唯一日之间强饮米汤数口。其脉左部弦而硬，右部弦而浮，其搏五至，心中发热常觉恶心。

诊断 此肝火炽盛，肝血虚损，又兼胃气挟热上逆，是以下痢甚剧，而又噤口不食也。当治以滋阴、清热、平肝、降胃之品。

处方 生杭芍一两 生怀山药一两 滑石七钱 白头翁五钱 秦皮三钱 碎竹茹三钱 甘草三钱 鸦胆子成实者五十粒，去皮

先用白糖水囫囵送服鸦胆子仁，再将余药煎汤一大盅，温服下。

复诊 将药如法服两剂，痢中已不见鲜血，次数减去三分之二。其脉左部较前和平，右部则仍有浮弦之象，仍然不能饮食，心中仍然发热，然不若从前之恶心，此宜用药再清其胃腑必然能食矣。

处方 生怀山药两半 生石膏两半，捣细 生杭芍六钱 白头翁四钱 秦皮二钱 甘草二钱

共煎汤一大盅，分两次温服。

效果 将药煎服一剂，即能进食，痢已不见，变作泄泻，日四五次，俾用生怀山药细末煮作粥，少调以白糖服之，三日全愈。

或问 石膏为治外感实热之药，今此证未夹杂外感，何以方中亦用之？答曰：石膏为治阳明胃腑有实热者之圣药，初不论其为外感非外感也。盖阳明胃气以息息下行为顺，若有热则其气多不下行而上逆，因其胃气挟热上

逆，所以多恶心呕吐不思饮食，若但知清其热而不知降其气，治之恒不易见效。惟石膏性凉质重（虽煎为汤，仍有沉重之力），其凉也能清实热，其重也能镇气逆，是以凡胃气挟实热上逆令人不思饮食者，服之可须臾奏效。若必谓石膏专治外感实热，不可用治内伤实热，则近代名医徐氏、吴氏医案中皆有重用石膏治愈内伤实热之案，何妨取以参观乎？

【赏析】

本案施氏，因过虑焦思，频动肝火，时值孟秋，心热贪凉，多食瓜果，致患下痢。肝火炽盛，或疏泄太过，则暴注里急；或热入血分，灼伤脉络，则下痢鲜血。痢发于秋，金性收涩，遂为后重。肝火乘胃，则心中热；胃失和降，恶心不食。其脉左部弦而硬，右部弦而浮，为肝火炽盛，肝血虚损，兼胃气挟热上逆之象，是以滋阴、清热、平肝、降胃。

方中重用生杭芍泄肝火，以治痢之本病；配甘草缓急止痛。又恐其痢久伤阴及脾虚失运，重用生山药滋阴健脾，亦取"见肝之病，知肝传脾，当先实脾"之意。山药配滑石，泻中有补，利中有涩，温中有清，调理肠胃。白头翁、秦皮清热解毒，凉血治痢，取《伤寒论》"热利下重者，白头翁汤主之"之方义主药。竹茹清热除烦，降逆止呕。甘草和胃缓肝。鸭胆子味苦性凉，为凉血解毒防腐生肌之要药，最能清血分及肠中之热，善治热性赤痢。又善清胃腑之热。"鸭胆子不但善理下焦，即上焦虚热，用之亦妙，此所以治噤口痢而有捷效也。"

药后痢中不见鲜血，故去鸭胆子。仅见心中热，不能食，脉右部仍浮弦，宜续清胃腑之热。重用生石膏，因其性凉质重，凉能清热，重能镇逆，凡胃气挟实热上逆不思饮食者，可须臾奏效。加重山药用量，因其健脾涩肠，逐邪不伤正。白头翁、秦皮、生杭芍各司其职。痢已不见，变作泄泻，以山药粥将息。

大小便病门

案1　泄泻兼发灼

天津胡某某，年四十二岁，于孟秋得泄泻兼灼热病。

病因　其兄因痢病故，铺中之事及为其兄殡葬之事，皆其一人经理，哀痛之余，又兼心力俱瘁，遂致大便泄泻周身发热。

证候　一日夜泻十四五次，将泻时先腹疼，泻后疼益甚，移时始愈，每过午一点钟，即觉周身发热，然不甚剧，夜间三点钟后，又渐愈，其脉六部皆弱，两尺尤甚。

诊断　按此证系下焦虚寒及胸中大气虚损也。盖下焦寒甚者，能迫下焦之元阳上浮，胸中大气虚甚者，恒不能收摄，致卫气外浮，则元阳之上浮与卫气之外浮相并，即可使周身发热。其发在过午者，因过午则下焦之阴寒益盛，而胸中大气益虚也（胸中大气乃上焦之阳气，过午阴盛，是以大气益虚）。此本虚寒泄泻之证，原不难治，而医者因其过午身热，皆不敢投以温补，是以屡治不愈。拟治以大剂温补之药，并收敛其元阳归其本源，则泄泻止而灼热亦愈矣。

处方　白术五钱，炒　熟怀地黄一两　生怀山药一两　净萸肉五钱　干姜三钱　乌附子三钱　生杭芍三钱　云苓片二钱　炙甘草三钱

共煎汤一大盅，温服。

复诊　服药一剂，身热即愈，服至三剂，泄泻已愈强半，脉象亦较前有

力，遂即原方略为加减俾再服之。

处方 白术六钱，炒 熟怀地黄一两 生怀山药一两 净萸肉五钱 龙眼肉五钱 干姜四钱 乌附子四钱 云苓片二钱 炙甘草三钱

效果 将药连服十余剂，病遂全愈。

说明 大队温补药中复用芍药者，取其与附子并用，能收敛元阳归根于阴，且能分利小便则泄泻易愈也。至后方去芍药者，因身已不热元阳已归其宅，且泄泻已就愈，仍有茯苓以利其小便，无须再用芍药也。

【赏析】

泄泻之作，虚实寒热皆可致之。辨之不谬，治之不难。此患者因过午身热，粗工或以见热是热思之，皆不敢投以温补，是以屡治不愈，遂致延搁。张锡纯视之，乃虚寒泄泻之证也，系下焦虚寒，胸中气虚也。《素问·脏气法时论》曰："虚则腹满肠鸣，飧泄食不化。"盖因下焦寒甚，迫元阳上浮，胸中气虚，收摄无权，致卫气外浮，与上浮元阳相并，使周身发热也。治以大剂温补之药，收敛元阳，归其本源，则泄止热退矣。药用白术、熟怀地黄、生怀山药、净萸肉、干姜、乌附子、生杭芍、云苓片、炙甘草。此皆温补之药也。白术补脾健胃，祛湿止泄；熟怀地黄补肝肾，止久泻；生怀山药益肾健脾止泄；净萸肉补肾降火止泄；干姜燥湿温中止泄；乌附子补火助阳，引火归元；生杭芍补脾泻肝清热，与附子并用，收元阳归根于阴，且利小便止泄。云苓片益气清热，除湿止泻；炙甘草补脾和胃，益气清热。

服药1剂，热退，3剂，泄泻愈半，脉转有力，遂原方略加减再服之。减生杭芍者，身热已退，元阳归宅，故去之。加龙眼肉壮阳益气，补脾止泻。《泉州本草》云龙眼肉："壮阳益气，补脾胃。治妇人产后浮肿，气虚水肿，脾虚泄泻。"药十余剂，病遂全愈。

此案虽以治泄泻为主旨，却含"甘温能除大热"之妙理，可一览而双观也。

案2 小便白浊

天津李某某，年二十六岁，得小便白浊证。

病因 于季秋乘大车还家，中途遇雨，衣服尽湿，夜宿店中，又披衣至庭中小便，为寒风所袭，遂得白浊之证。

证候 尿道中恒发刺痒，每小便完时有类精髓流出数滴。今已三阅月，屡次服药无效，颇觉身体衰弱，精神短少，其脉左部弦硬，右部微浮重按无力。

诊断 《内经》谓肾主蛰藏，肝主疏泄，又谓风气通于肝，又谓肝行肾之气。此证因风寒内袭入肝，肝得风助，其疏泄之力愈大，故当小便时，肝为肾行气过于疏泄，遂致肾脏失其蛰藏之用，尿出而精亦随之出矣。其左脉弦硬者，肝脉挟风之象，其右脉浮而无力者，因病久而气血虚弱也。其尿道恒发刺痒者，尤显为风袭之明征也。此宜散其肝风，固其肾气，而更辅以培补气血之品。

处方 生箭芪五钱　净萸肉五钱　生怀山药五钱　生龙骨五钱，捣碎　生牡蛎五钱，捣碎　生杭芍四钱　桂枝尖三钱　生怀地黄三钱　甘草钱半

共煎汤一大盅，温服。

方解 方中以黄芪为主者，因《神农本草经》原谓黄芪主大风，是以风之入脏者，黄芪能逐之外出，且其性善补气，气盛自无滑脱之病也。桂枝亦逐风要药，因其性善平肝，故尤善逐肝家之风，与黄芪相助为理则逐风之力愈大也。用萸肉、龙骨、牡蛎者，以其皆为收敛之品，又皆善收敛正气而不敛邪气，能助肾脏之蛰藏而无碍肝风之消散，药物解中论之详矣。用山药者，以其能固摄下焦气化，与萸肉同为肾气丸中要品，自能保合肾气不使虚泻也。用芍药、地黄者，欲以调剂黄芪、桂枝之热，而芍药又善平肝，地黄又善补肾，古方肾气丸以干地黄为主药，即今之生地黄也。用甘草者，取其能缓肝之急，即能缓其过于疏泄之力也。

效果 将药连服三剂，病即全愈，因即原方去桂枝以熟地易生地，俾再服数剂以善其后。

【赏析】

　　患者因受寒风雨淋，使尿道刺痒，小便白浊，此淋证之膏淋属也。《金匮要略·消渴小便不利淋病脉证并治》曰："淋之为病，小便如粟状，小腹弦急，痛引脐中。"病已三阅月，久病伤正，成劳淋矣。故颇觉身体衰弱，精神短少。

　　张锡纯察其左脉弦硬者，肝脉挟风之象也；右脉浮无力者，病久气血虚也。治以散肝风，固肾气，辅以培补气血之品。药用生箭芪、净萸肉、生怀山药、生龙骨、生牡蛎、生杭芍、桂枝尖、生怀地黄、甘草。生箭芪者，生黄芪也，有补气利尿之功。张锡纯认为其性善补气，气盛自无滑脱之病也。净萸肉，补养肝肾而益水之利也。明·李梴《医学入门》云："山茱萸本涩剂也，何以能通发邪？盖诸病皆系下部虚寒，用之补养肝肾，以益其源，则五脏安利，闭者通而利者止，非若他药轻飘疏通之谓也。"生龙骨者，益肾收敛也。李时珍《本草纲目》："益肾镇惊，止阴疟，收湿气，脱肛，生肌敛疮。涩可去脱，故成氏云龙骨能收敛浮越之正气。"生牡蛎者，潜阳敛阴，补肾涩精也。五代·李珣《海药本草》曰牡蛎："主男子遗精，虚劳乏损，补肾正气，止盗汗，去烦热。"萸肉、龙骨、牡蛎三者，可收敛正气助肾蛰藏也。生怀山药，补肾填精，固摄下焦也。清·陈念祖《本草经读》："山药，能补肾填精，精足则阴强、目明、耳聪。"生杭芍者，养血和营，敛阴平肝也。成无己《注解伤寒论》曰："芍药白补而赤泻，白收而赤散。"桂枝尖者，逐风平肝也。清·黄元御《长沙药解》曰："桂枝，入肝家而行血分，定经络而达荣郁。善解风邪，最调木气。升清阳之脱陷，降浊阴之冲逆，舒筋脉之急挛，利关节之壅阻。"生怀地黄者，补肾益阴，润尿道也。明·倪朱谟《本草汇言》曰："生地，为补肾要药，益阴上品，故凉血补血有功，血得补，则筋受荣，肾得之而骨强力壮。又肾开窍于二阴，而血主濡之，二便所以润也。"甘草者，柔肝缓急也。张山雷《本草正义》曰："甘草大甘，其功止在补土，《本经》所叙皆是也。又甘能缓急，走窜者得之而少敛其锋。"药服三剂，病即全愈。

再原方加减，去桂枝，以熟地易生地，服数剂以善其后。去桂枝者，恐其逐散过也。以熟地易生地者，去生地之凉，而取熟地之温补元气也。清·张璐《本经逢原》曰："熟地黄，假火力蒸晒，转苦为甘，为阴中之阳，故能补肾中元气。"

案3　小便因寒闭塞

辽宁石某某，年三十二岁，于仲冬得小便不通证。

病因　晚饭之后，食梨一颗，至夜站岗又受寒过甚，遂致小便不通。

证候　病初得时，先入西医院治疗。西医治以引溺管小便通出，有顷小便复存蓄若干，西医又纳以橡皮引溺管，使久在其中有尿即通出。乃初虽稍利，继则小便仍不出，遂求为延医。其脉弦细沉微，不足四至，自言下焦疼甚且凉甚，知其小便因受寒而凝滞也，斯当以温热之药通之。

处方　野党参五钱　椒目五钱，炒捣　怀牛膝五钱　乌附子三钱　广肉桂三钱　当归三钱　干姜二钱　小茴香二钱　生明没药二钱　威灵仙二钱　甘草二钱

共煎一大盅，温服。

方解　方中之义，人参、灵仙并用，可治气虚小便不通。椒目与桂、附、干姜并用，可治因寒小便不通。又佐以当归、牛膝、茴香、没药、甘草诸药，或润而滑之，或引而下之，或辛香以透窍，或温通以开瘀，或和中以止疼，众药相济为功，自当随手奏效也。

效果　将药煎服一剂，小便通下，服至三剂，腹疼觉凉全愈，脉已复常。俾停服汤药，日用生硫黄钱许研细，分作两次服，以善其后。

说明　诸家本草，皆谓硫黄之性能使大便润小便长，用于此证，其暖而能通之性适与此证相宜也。

【赏析】

《素问·标本病传论》谓："膀胱病，小便闭。"闭者，小便闭塞，点滴全无也。此患者仲冬之夜，站岗受寒，致小便不通，病势急也。《灵枢·本输》云："实则闭癃，虚则遗溺。"其脉弦细沉微，不足四至，下焦

疼凉甚，皆下焦寒凝之征，小便因寒凝滞而闭也，斯治以温热之药通之。药用野党参、椒目、怀牛膝、乌附子、广肉桂、当归、干姜、小茴香、生明没药、威灵仙、甘草。

方中野党参、椒目、乌附子、广肉桂、干姜、小茴香、生明没药、威灵仙皆温补之属。当归、怀牛膝、甘草滋润通瘀。野党参，补气生津也。张山雷《本草正义》曰："党参力能补脾养胃，润肺生津，健运中气，本与人参不甚相远。鼓舞清阳，振动中气，而无刚燥之弊。"椒目者，温肾利水也。唐·苏敬等编著《唐本草》曰椒目："主水，腹胀满，利小便。"乌附子者，温肾散寒逐水。清·汪昂《本草备要》："补肾命火，逐风寒湿"。广肉桂者，补火助阳，散寒通经也。清·郭佩兰《本草汇》云："肉桂，散寒邪而利气，下行而补肾，能导火归元以通其气。若客寒犯肾经，亦能冲达而和血气，脉迟在所必用。"干姜者，补阳散寒也。明·贾九如《药品化义》云："干姜干久，体质收束，气则走泄，味则含蓄，比生姜辛热过之，所以止而不行，专散里寒。"小茴香者，温肾暖肝、散寒止痛也。生明没药者，本破血止痛之药，此处用之，起温散破瘀之力也。李时珍《本草纲目》云：没药"散血消肿，定痛生肌"。威灵仙者，祛寒胜湿逐水也。明·缪希雍《本草经疏》云："威灵仙，主诸风，而为风药之宣导善走者也。腹内冷滞，多由于寒湿，膀胱宿脓恶水，靡不由湿所成，腰膝冷疼，亦缘湿流下部侵筋致之，祛风除湿，病随去矣。"当归者，本血中之圣药，取其补血而润下焦，使小便通利也。明·张介宾《景岳全书·本草正》云："当归，其味甘而重，故专能补血，其气轻而辛，故又能行血，补中有动，行中有补，诚血中之气药，亦血中之圣药也。"怀牛膝者，补肝肾润下焦也。明·缪希雍《本草经疏》：牛膝，走而能补，性善下行，故入肝肾。主寒湿痿痹，甘草者，补养肾气，调和诸药也。《药性论》：主腹中冷痛，治惊痫，除腹胀满；补益五脏；制诸药毒；养肾气内伤，药服一剂，小便通下，三剂，腹凉疼愈。

停汤药，用生硫黄钱许研细，日服两次，以善其后。硫黄乃纯阳之品，入肾大补命门火而助元阳也，用于肾阳衰微，下元虚冷诸症。金液丹即单用硫黄，治腰冷膝弱、失精遗溺。张锡纯用之，乃取其有大便润小便长之功也。

不寐病门

案1　心虚不寐

天津徐某某，年六十六岁，于季春得不寐证。

病因　因性嗜吟咏，暗耗心血，遂致不寐。

证候　自冬令间有不寐之时，未尝介意，至春日阳生病浸加剧，迫至季春恒数夜不寐，服一切安眠药皆不效。精神大为衰惫，心中时常发热，懒于饮食，勉强加餐，恒觉食停胃脘不下行。大便干燥，恒服药始下。其脉左部浮弦，右脉尤弦而兼硬，一息五至。

诊断　其左脉浮弦者，肝血虚损，兼肝火上升也，阴虚不能潜阳，是以不寐。其右脉弦而兼硬者，胃中酸汁短少更兼胃气上逆也。酸汁少则不能化食，气上逆则不能息息下行传送饮食，是以食后恒停胃脘不下。而其大便之燥结，亦即由胃腑气化不能下达所致。治此证者，宜清肝火、生肝血、降胃气、滋胃汁，如此以调养肝胃，则夜间自能安睡，食后自不停滞矣。

处方　生怀山药一两　大甘枸杞八钱　生赭石六钱，轧细　玄参五钱　北沙参五钱　生杭芍五钱　酸枣仁四钱，炒捣　生麦芽三钱　生鸡内金钱半，黄色的捣　茵陈钱半　甘草二钱

共煎一大盅，温服。

复诊　将药煎服两剂，夜间可睡两三点钟，心中已不发热，食量亦少加增，大便仍滞，脉象不若从前之弦硬，遂即原方略为加减俾再服之。

125

处方 生怀山药—两 大甘枸杞八钱 生赭石六钱，轧细 玄参五钱 北沙参五钱 酸枣仁四钱，炒捣 龙眼肉三钱 生杭芍三钱 生鸡内金钱半，黄色的捣 生远志钱半 茵陈—钱 甘草钱半

共煎汤一大盅，温服。

效果 将药连服三剂，夜间安睡如常，食欲已振，大便亦自然通下。惟脉象仍有弦硬之意，遂将方中龙眼肉改用八钱，俾多服数剂以善其后。

说明 人禀天地之气化以生，是以上焦之气化为阳，下焦之气化为阴。当白昼时，终日言语动作，阴阳之气化皆有消耗，实赖向晦燕息以补助之。诚以人当睡时，上焦之阳气下降潜藏与下焦之阴气会合，则阴阳自能互根，心肾自然相交。是以当熟睡之时，其相火恒炽盛暗动（得心阳之助），此心有益于肾也。至睡足之时，精神自清爽异常（得肾阴之助），此肾有益于心也。由斯知人能寐者，由于阳气之潜藏，其不能寐者，即由于阳气之浮越，究其所以浮越者，实因脏腑之气化有升无降也。是以方中重用赭石以降胃镇肝，即以治大便燥结，且其色赤质重，能入心中引心阳下降以成寐，若更佐以龙骨、牡蛎诸收敛之品以镇安精神，则更可稳睡。而方中未加入者，因其收涩之性与大便燥结者不宜也。又《内经》治目不得瞑，有半夏秫米汤原甚效验，诚以胃居中焦，胃中之气化若能息息下行，上焦之气化皆可因之下行。半夏善于降胃，秫米善于和胃，半夏与秫米并用，俾胃气调和顺适不失下行之常，是以能令人瞑目安睡。方中赭石与山药并用，其和胃降胃之力实优于半夏秫米，此乃取古方之义而通变化裁，虽未显用古方而不啻用古方也。

【赏析】

《灵枢·本神》："肝藏血，血舍魂"，《素问·调经论》："心藏神"。本案徐氏，因性嗜吟咏，暗耗心血，神不守舍，冬令间有不寐，未经医治，迫至季春，肝血虚损，肝火上升，阴不敛阳，且春乃阳升之季，故恒数夜不寐、脉左部浮弦。肝火乘胃，则心中热；胃失和降则纳呆拒食；胃阴被灼，腑气不通则大便燥结、右脉弦而兼硬。宜清肝火、生肝血、降胃气、

滋胃阴。

方中重用山药，健脾补肺，固肾益精，滋阴又利湿，滑润又收涩。枸杞、酸枣仁滋水涵木。且酸枣仁宁心安神，《金匮》有"虚劳虚烦不得眠，酸枣仁汤主之"。芍药、茵陈、生麦芽清泄肝火，沙参、玄参、甘草益胃生津。生麦芽升肝，鸡内金降胃，复左升右降之常，且生麦芽能舒肝，使木气条达，鸡内金以脏补脏，令脾胃壮旺，使木土相和，寓意深刻。生赭石因含金气能镇肝，因其味苦能降胃（逆），因其质重而通腑以治其标。

二诊睡眠改善，心中不热，食量亦增，脉稍弦硬，大便仍滞。上方去麦芽加远志安神定惊，交通心肾。龙眼肉补益心脾，养血安神。药已如平人，惟脉仍弦硬。重用龙眼肉养血复脉善其后。以赭石代龙骨牡蛎、以赭石与山药并用代半夏秫米。充分展示先生精于药性，善于化裁，遣方用药，得心应手。人之能寐，总关阴阳。是以阴阳互根，心肾相交，升降有序，则寐之成也。反之亦然。

案2　不寐兼惊悸

表兄赵某某之妻，年近三旬，得不寐证，兼心中恒惊悸。

病因　因家中诸事皆其自理，劳心过度，因得不寐兼惊悸病。

证候　初苦不寐时，不过数日偶然，其过半夜犹能睡，继则常常如此，又继则彻夜不寐。一连七八日困顿已极，仿佛若睡，陡觉心中怦怦而动，即暮然惊醒，醒后心犹怔忡，移时始定。心常发热，呼吸似觉短气，懒于饮食，大便燥结，四五日始一行。其脉左部弦硬，右部近滑，重诊不实，一息数近六至。

诊断　此因用心过度，心热耗血，更因热生痰之证也。为其血液因热暗耗，阴虚不能潜阳，是以不寐，痰停心下，火畏水刑（心属火痰属水），是以惊悸。其呼吸觉短气者，上焦凝滞之痰碍气之升降也。其大便燥结者，火盛血虚，肠中津液短也。此宜

治以利痰、滋阴、降胃、柔肝之剂，再以养心安神之品辅之。

处方 生赭石八钱，轧细　大甘枸杞八钱　生怀地黄八钱　生怀山药六钱　瓜蒌仁六钱，炒捣　天冬六钱　生杭芍五钱　清半夏四钱　枣仁四钱，炒捣　生远志二钱　茵陈钱半　甘草钱半　朱砂二分，研细

药共十三味，将前十二味煎汤一大盅，送服朱砂末。

复诊 将药连服四剂，心中已不觉热，夜间可睡两点钟，惊悸已愈十之七八，气息亦较前调顺，大便之燥结亦见愈，脉象左部稍见柔和，右部仍有滑象，至数稍缓，遂即原方略为加减俾再服之。

处方 生赭石八钱，轧细　大甘枸杞八钱　生怀地黄八钱　生怀山药六钱　龙眼肉五钱　瓜蒌仁五钱，炒捣　玄参五钱　生杭芍五钱　枣仁四钱，炒捣　生远志二钱　甘草二钱

共煎汤一大盅，温服。

效果 将药连服六剂，彻夜安睡，诸病皆愈。

【赏析】

本案赵妻，因家事操劳，用心过度，心血暗耗，遂致偶有不寐，继则彻夜难眠，甚至心悸怔忡。伴心热、气短、纳差、便秘等症。先生脉之知此为阴虚内热，痰凝气滞。治当滋阴清热，化痰理气。方中重用生赭石平肝潜阳，通行大便以治标。因其色赤入心，质重潜阳，引心阳下降，归藏于阴以成寐；以酸枣仁、枸杞、地黄、天冬、杭芍滋阴柔肝，增水行舟，养血安神。瓜蒌仁、清半夏、远志清热化痰，宽胸理气。吴鞠通言半夏"一两降逆，二两安眠"。茵陈善清肝理郁，亦顺肝木之性，制赭石遏肝之弊。朱砂镇心安神。因金石类药易伤脾胃，以山药、甘草健脾和胃，调和诸药。本方降中有升，补中有通。药后便秘已解，惊悸渐愈，气息调顺，故去天冬、半夏、茵陈，朱砂亦不可久用。加龙眼肉，以其色赤入心，味甘入脾，补益心脾，养血安神。如此调养，自能安睡，亦无惊扰。

痫痉癫狂门

案1 痫风兼脑充血

天津陈某某，年三十八岁，得痫风兼脑充血证。

病因 因肝火素盛，又在校中任讲英文，每日登堂演说，时间过长。劳心劳力皆过度，遂得斯证。

证候 其来社求诊时，但言患痫风，或数日一发，或旬余一发，其发必以夜，亦不自觉，惟睡醒后其舌边觉疼，有咬破之处，即知其睡时已发痫风，其日必精神昏愦，身体酸懒。诊其脉左右皆弦硬异常，因问其脑中发热或作疼，或兼有眩晕之时乎？答曰：此三种病脑中皆有，余以为系痫风之连带病，故未言及耳。愚曰：非也，是子患痫风兼患脑充血也。

诊断 按痫风之证，皆因脑髓神经失其所司，而有非常之变动，其脑部若充血过甚者，恒至排挤脑髓神经，使失其常司也。此证既患痫风，又兼脑部充血，则治之者自当以先治其脑部充血为急务。

处方 治以拙拟镇肝熄风汤，为其兼患痫风加全蜈蚣大者三条，盖镇肝熄风汤原为拙拟治脑充血之主方，而蜈蚣又善治痫风之要药也。

复诊 前方连服十剂，脑部热疼眩晕皆除。惟脉仍有力，即原方略为加减，又服十剂则脉象和平如常矣。继再治其痫风。

处方 治以拙拟愈痫丹，日服两次，每次用生怀山药五钱煎汤送下。

效果 服药逾两月旧病未发，遂停药勿服，痫风从此愈矣。

【赏析】

痫风者，癫痫也。本案患者素患痫风，脉弦硬异常，问其是否有脑中发热或作疼，或兼有眩晕之时，此三者皆有，诊断为痫风兼患脑充血。先治脑充血。用镇肝熄风汤加减，因素患痫风，加全蜈蚣大者三条以兼顾之。蜈蚣，性辛温，入肝经，性善走窜，通达内外，搜风定搐力强，又可通络散结，为治痫风之要药也。《本草纲目》曰蜈蚣：治"小儿惊痫风搐，脐风口噤、丹毒、秃疮、瘰疬、便毒、痔漏、蛇瘕、蛇瘴、蛇伤"。数剂后脉如常，此脑充血已愈之征也。则可着重治痫风，方用愈痫丹。愈痫丹组成：硫化铅、生赭石、芒硝、朱砂、青黛、白矾、黄丹，共为细末，炼蜜为丸，复用生怀山药煎汤送服。二月后痫风愈。本案例充分体现了中医学标本缓急的治病原则。

案2 受风瘛疭

天津董姓幼女，年三岁，患瘛疭病。

病因 暮春气暖着衣过厚，在院中嬉戏，出汗受风，至夜间遂发瘛疭。

证候 剧时闭目昏昏，身躯后挺，两手紧握，轻时亦能明了，而舌肿不能吮乳，惟饮茶汤及代乳粉。大便每日溏泻两三次，如此三昼夜不愈，精神渐似不支，皮肤发热，诊其脉亦有热象。

诊断 此因春暖衣厚，肝有郁热，因外感激发其热上冲脑部，排挤脑髓神经失其运动之常度，是以发搐。法当清其肝热，散其外感，兼治以镇安神经之药其病自愈。

处方 生怀山药一两　滑石八钱　生杭芍六钱　连翘三钱　甘草三钱　全蜈蚣两条，大者　朱砂二分，细末

药共七味，将前六味煎汤一盅，分数次将朱砂徐徐温送下。

效果 将药煎服一剂，瘛疭已愈，其头仍向后仰，左手仍拳曲不舒，舌肿已消强半，可以吮乳，大便之溏已愈。遂即原方减滑石之半，加玄参六钱，煎服后左手已不拳曲，其头有后仰之意，遂减去方中滑石，加全蝎三

个，服一剂全愈。

【赏析】

瘛疭亦作瘈疭、抽搐、搐搦、抽风等。指手足伸缩交替，抽动不已之证。

本案因小儿春暖衣厚，肝有郁热，汗出受风，外风引动内热，引发瘛疭。治以清肝热，散外感为主，兼镇痉安神。方中滑石甘寒淡，清热利尿，《本草纲目》云："滑石利窍，不独小便也。上能利毛腠之窍，下能利精溺之窍。盖甘淡之味，先入于胃，渗走经络，游溢精气，上输于肺，下通膀胱。肺主皮毛，为水之上源。膀胱司津液，气化则能出。故滑石上能发表，下利水道，为荡热燥湿之剂"，配生白芍入肝经养肝阴清肝热，生山药入肾经，滋肾阴以清肝热，又可健运脾胃防止肝木克土，三药相合，清肝散郁之力佳；连翘散外感，蜈蚣、全蝎、朱砂镇痉安神，诸药合用，共奏清肝、解表、止痉之功。服药一剂，瘛疭已愈，其头仍向后仰，左手仍拳曲不舒，舌肿已消强半，可以吮乳，大便之溏已愈。遂即原方减滑石之半，加玄参六钱，煎服后左手已不拳曲，其头有后仰之意，遂减去方中滑石，加全蝎三个，服1剂痉愈。

案3 慢惊风证

辽宁侯姓幼子，年七岁，于季秋得慢脾风证。

病因 秋初病疟月余方愈，愈后觉左胁下痞硬，又屡服消瘀之品，致脾胃虚寒不能化食，浸至吐泻交作，兼发抽掣。

证候 日晡潮热，两颧发红，昏睡露睛，手足时作抽掣，剧时督脉紧而头向后仰（俗名角弓反张），无论饮食药物服后半点钟即吐出，且带出痰涎若干，时作泄泻，其脉象细数无力。

诊断 疟为肝胆所受之邪，木病侮土，是以久病疟者多伤脾胃。此证从前之左胁下痞硬，脾因受伤作胀也。而又多次服消导开破之品，则中焦气化愈伤，以致寒痰留饮积满上溢，迫激其心肺之阳上浮，则面红外越而身热，而其病本实则凉也。其不受饮食者，为寒痰所阻也；其兼泄泻者，下焦之气化不固也；其手足抽掣者，血虚不能荣筋养肝，则肝风内动而筋紧缩也；抽掣剧时头向后仰者，不但督脉因寒紧缩，且以督脉与神经相连，督脉病而脑髓神经亦病，是以改其常度而妄行也。拟先用《福幼编》逐寒荡惊汤开其寒痰，俾其能进饮食斯为要务。

处方 胡椒一钱　干姜一钱　肉桂一钱　丁香十粒，四味共捣成粗渣　高丽参一钱　甘草一钱

先用灶心土三两煮汤澄清，以之代水，先煎人参、甘草七八沸，再入前四味同煎三四沸，取清汤八分杯，徐徐灌之。

此方即逐寒荡惊汤原方加人参、甘草也。原方干姜原系炮用，然炮之则其气轻浮，辣变为苦，其开通下达之力顿减，是以不如生者。特是生用之则苦辣过甚，故加甘草和之，且能逗留干姜之力使绵长也。又加人参者，欲以补助胸中大气以运化诸药之力，仲师所谓大气一转，其结（即痰饮）乃散也。又此方原以胡椒为主，若遇寒痰过甚者，可用至钱半。又此物在药局中原系背药，陈久则力减，宜向食料铺中买之。

复诊 将药服后呕吐即止，抽掣亦愈，而潮热泄泻亦似轻减，拟继用《福幼编》中加味理中地黄汤，略为加减俾服之。

处方 熟怀地黄五钱　生怀山药五钱　焦白术三钱　大甘枸杞三钱　野党参二钱　炙箭芪二钱　干姜二钱　生杭芍二钱　净萸肉二钱　肉桂一钱，后入　红枣三枚，掰开　炙甘草一钱　胡桃一个，用仁捣碎

共煎汤一大盅，分多次徐徐温服下。

方解 此方之药为温热并用之剂，热以补阳，温以滋阴，病本寒凉是以药宜温热，而独杂以性凉之芍药者，因此证凉在脾胃，不在肝胆，若但知暖其脾胃，不知凉其肝胆，则肝胆因服热药而生火，或更激动其所寄之相火，以致小便因之不利，其大便必益泄泻，芍药能凉肝胆，尤善利小便，且尤善敛阳气之浮越以退潮热，是以方中特加之也。

《福幼编》此方干姜亦系炮用，前方中之干姜变炮为生，以生者善止呕吐也。今呕吐已止，而干姜复生用者，诚以方中药多滞腻，犹恐因之生痰，以干姜生用之苦辣者开通之，则滞腻可化，而干姜苦辣过甚之性，即可因与滞腻之药并用而变为缓和，此药性之相合而化亦即相得益彰也。

此方原亦用灶心土煎汤以之代水煎药，而此时呕吐已止，故可不用。然须知灶心土含碱质甚多，凡柴中有碱质者烧余其碱多归灶心土，是以其所煮之汤苦咸，甚难下咽，愚即用时恒以灶圹红土代之。且灶心土一名伏龙肝，而雷敩谓用此土勿误用灶下土，宜用灶额中赤土，此与灶圹中红土无异，愚从前原未见其说，后得见之，自喜拙见与古暗合也。

效果　将药连服两剂，潮热与泄泻皆愈，脉象亦较前有力。遂去白术，将干姜改用一钱，又服两剂全愈。

【赏析】

患儿秋初病疟，月余方愈，久病正虚，前因左胁下痞硬，屡服消瘀之品，下工只知攻伐，不知人体阴阳五行变化之奥妙，反经背道，令患儿成吐泻瘈疭之慢惊风证。消瘀之品伤脾胃，脾胃为气机升降之枢纽，脾胃运化水谷精微失常，气血生化乏源，血虚不能养筋柔肝，故肝风内动手足作抽搐状，督为阳脉之海，寒凝督脉紧缩，故角弓反张；久病暗耗阴液，而潮热，颧红；脉细数无力，为气血亏虚，实邪迫阳外越之征。治以培元固本，引火归元，然若以寻常温补之剂，则缓不济事，必得猛剂用之，才可冲破阴霾，方用逐寒荡惊汤加减。肉桂甘辛大热，下行可壮命门之火，引火归元，使阳长阴消；丁香暖胃行滞气；炮姜易干姜，用其开通下达之力，三药共用，破阴回阳。胡椒大辛大热，破冲寒痰，以免寒痰积隔上而格拒汤药。人参甘草以复正气。伏龙肝和中，使药力直行中下，以建大功。一服呕止，抽掣愈，仍潮热泄泻。此寒痰已去大半，改以温中健脾滋阴为法，用加味理中地黄汤加减，土木双调，功效无比。理中汤补火土，地黄汤滋水养木。此慢脾风虽中阳虚衰较重，然亦不可独用理中以复其阳。其肝木久病，郁结更甚，肝本喜调达恶抑郁，喜温和凉润，恶燥热，用地黄汤并芍药以顺其调达柔和之意。遂四剂而愈。

纵观此案，张锡纯对生姜、干姜、炮姜取其性之微妙处灵活运用实在精妙也。

案4 慢脾风

辽宁张某某幼孙，年四岁，得慢脾风证。

病因 秋初恣食瓜果，久则损伤脾胃，消化力减犹不知戒，中秋节后遂成慢脾风证。

证候 食欲大减，强食少许犹不能消化，医者犹投以消食开瘀之剂，脾胃益弱，浸至吐泻交作，间发抽掣，始求愚为诊视，周身肌肤灼热，其脉则微细欲无，昏睡露睛，神气虚弱。

诊断 此证因脾胃虚寒，不能熟腐水谷消化饮食，所以作吐泻。且所食之物不能融化精微以生气血，惟多成寒饮，积于胃中溢于膈上，排挤心肺之阳外出，是以周身灼热而脉转微细，此里有真寒外作假热也。其昏睡露睛者，因眼胞属脾胃，其脾胃如此虚寒，眼胞必然紧缩，是以虽睡时而眼犹微睁也。其肢体抽掣者，因气血亏损，不能上达于脑以濡润斡旋其脑髓神经（《内经》谓上气不足则脑为之不满。盖血随气升，气之上升者少，血之上升亦少。可知观囟门未合之小儿，患此证者，其囟门必然下陷，此实脑为不满之明证，亦即气血不能上达之明征也），是以神经失其常司而肢体有时抽掣也。此当投以温暖之剂，健补脾胃以消其寒饮，诸病当自愈。

处方 赤石脂一两，研细　生怀山药六钱　熟怀地黄六钱　焦白术三钱　乌附子二钱　广肉桂二钱，去粗皮后入　干姜钱半　大云苓片钱半　炙甘草二钱　高丽参钱半，捣为粗末

药共十味，将前九味煎汤一大盅，分多次徐徐温服，每次皆送服参末少许。

方解 方中重用赤石脂者，为其在上能镇呕吐，在下能止泄泻也。人参为末送服者，因以治吐泻丸散优于汤剂，盖因丸散之渣滓能留恋于肠胃也。

效果 将药服完一剂，呕吐已止，泻愈强半，抽掣不复作，灼热亦大轻减，遂将干姜减去，白术改用四钱，再服一剂，其泻亦止。又即原方将附子减半，再加大甘枸杞五钱，服两剂病遂全愈。

说明 按此证若呕吐过甚者，当先用《福幼编》逐寒荡惊汤开其寒饮，然后能受他药，而此证呕吐原不甚剧，是以未用。

【赏析】

案中4岁小儿，因秋初恣食瓜果，损伤脾胃，遂成慢脾风证。《素问·痹论》谓"饮食自倍，肠胃乃伤"。然世人只知溺爱小儿，却不晓喂养之道，小儿不知节制，往往贪多务饱，以致壅塞难消，徒积暗伤，以召疾患，成今日之证。

本已脾胃虚弱，运化力减，不能消谷，前医不知温阳健脾，反以消食开瘀之剂以攻伐之，致脾胃益弱，中阳虚衰，寒痰留饮，积聚中焦，上溢胸膈。脾胃既已运化无力，则运转不能，致吐泻并作。升降失司，以致心肺之阳不得潜藏，表现为周身肌肤灼热真寒假热之象。阳神飞荡，飘忽无依，故神气怯弱；土病及木，木气不得疏泄，郁结在里，气血失于运行，筋脉不得舒展，濡养，亦见手足抽掣。眼胞属脾胃，故脾胃虚寒，寒主收引，致眼胞紧缩，昏睡露睛。治疗应以温中健补脾胃为主。方中重用赤石脂一两，可谓用药之妙也。赤石脂者，于上，重镇止呕吐；于中，渗停水，去湿气；于下，涩肠固脱止泻。乌附子、肉桂、干姜皆为辛热之品，乌附子气雄性悍，走而不守，能上助心阳，中温脾阳，下补肾阳，为"回阳救逆第一品药"，肉桂辛热下行，引火归元，温补命门，使阳长而阴消，故抽掣惊风之证可止。干姜入脾、胃、肾、心、肺经，《本草求真》中记载道："干姜，大热无毒，守而不走，凡胃中虚冷，元阳欲绝，合以附子同投，则能回阳立效，故书有附子无姜不热之句"，三者相合，温暖散寒化饮效佳；脾为生痰之源，治病必求于本，故用山药、熟地、白术、人参以健补脾胃；云苓以消饮，诸药合用，标本兼治，上中下同调。遂一剂而呕吐止，抽掣不作，泻愈强半，灼热大减，后稍作加减，2剂而愈。

案5　将成慢脾风

邻村赵姓幼男，年八岁，脾胃受伤，将成慢脾风证。

病因　本系农家，田园种瓜看守其间，至秋日瓜熟，饥恒食瓜当饭，因之脾胃受伤，显露慢脾风征兆。

证候　食后，饮食不化恒有吐时，其大便一日三四次，多带完谷，其腿有时不能行步，恒当行走之时委坐于地，其周身偶有灼热之时，其脉左部弦细，右部虚濡，且至数兼迟。

诊断　此证之吐而且泻及偶痿废不能行步，皆慢脾风征兆也。况其周身偶或灼热，而脉转弦细虚濡，至数且迟，此显系内有真寒外有假热之象。宜治以大剂温补脾胃之药，俾脾胃健旺自能消化饮食，不复作吐作泻，久之则中焦气化舒畅，周身血脉贯通，余病自愈。

处方　生怀山药一两　白术四钱，炒　熟怀地黄四钱　龙眼肉四钱　干姜三钱　生鸡内金二钱，黄色的捣　生杭芍二钱　甘草二钱

共煎汤一大盅，分两次温服下。

复诊　将药煎服两剂，吐泻灼热皆愈，惟行走时犹偶觉腿有不利，因即原方略为加减，俾多服数剂当全愈。

处方　生怀山药一两　熟怀地黄四钱　龙眼肉四钱　胡桃仁四钱　白术三钱，炒　川续断三钱　干姜二钱　生鸡内金二钱，黄色的捣　生杭芍钱半　甘草钱半

共煎汤一大盅，分两次温服。

效果　将药煎服两剂，病遂全愈，因切戒其勿再食生冷之物，以防病之反复。

【赏析】

本案幼男，时值秋令，天已转凉，却食瓜当饭，瓜性凉助湿，多食必伤及脾胃，将成慢脾风证。今脾运不及，升清无力，故饮食不化，大便日三四次；胃阳被伤，失于受纳，降浊乏力，故食有吐时。《素问·脏气法时论》谓"脾病者，身重，善肌肉痿，足不收，行善瘈"。脾胃阳气受损，不能化

生气血，肢体肌肉失养，痿而无力。《素问·太阴阳明论》曰："脾病而四肢不用何也？岐伯曰'四肢皆禀气于胃，而不得至经，必因于脾，乃得禀也。今脾病不能为胃行其津液，四肢不得禀水谷气，气日以衰，脉道不利，筋骨肌肉皆无气以生，故不用焉'。"周身偶有灼热，即东垣"气虚发热"之谓也。盖外感之热多持续不退，内伤之热偶尔发作，此亦为内外伤之辨。脾胃阳气被戕，气血化生不足，脉道失于充养，故脉弦细；水湿滞留，故脉虚濡迟。慢脾风是慢惊风之脾肾阳衰证，为虚极之候，论其治法，《小儿药证直决·脉证治法》说："凡急慢惊，阴阳易位……慢惊合温补。"故治宜温补脾胃，佐以补肾。脾胃阳气旺，则脾升胃降有序，饮食自消，吐泻不复作矣。气足血旺，血脉通畅，余症自愈。

方中生怀山药、白术、鸡内金、干姜温补脾胃，其中白术甘苦温，归脾胃经，善健脾燥湿利水，前人誉为"脾脏补气健脾第一要药"，山药甘平，归脾肺肾经，补脾肺肾之气，又可脾肺肾之阴，干姜温中散寒，守而不走，鸡内金善消食积，健运脾胃，四者相合补脾温中之力佳；熟地以补肾气，取火能生土，先天补后天之意。龙眼肉、杭芍相配滋养阴血，使浮越之虚阳回归，甘草调和诸药。

二诊，吐泻灼热皆愈，乃脾胃阳气得复，惟行走时偶觉腿不利，此邪实已去，气血仍不足也。原方略加减，添胡桃仁、续断以强壮筋骨，补先天以实后天，两剂而愈。患者尚未发为慢脾风，医者即识之，及时治疗，乃治未病也。

案6 癫狂失心

都某某，年三旬，得癫狂失心证。

病因 心郁生热，因热生痰，遂至癫狂失心。

证候 言语错乱，精神昏聩，时或忿怒，时或狂歌，其心中犹似烦躁，夜不能寐，恒以手自挠其胸，盖自觉发闷也。问之亦不能答，观其身形似颇强壮，六脉滑实，两寸尤甚，一息五至。

诊断 人之元神在脑，识神在心，心脑息息相通，其神明自湛然长醒。

生理学家谓心有四支血管通脑，此即神明往来于心脑之路也。此证之脉其关前之滑实太过，系有热痰上壅将其心脑相通之路杜塞，遂至神明有所隔碍，失其常性，此癫狂失心之所由来也。治之者当投以开通重坠之剂，引其痰火下行，其四支血管为痰所瘀者，复其流通之旧，则神明之往来自无所隔碍，而复湛然长醒之旧矣。

处方 生赭石两半，轧细　川大黄八钱　清半夏五钱　芒硝四钱

药共四味，先将赭石半夏煎十余沸，加入大黄煎两三沸，取汤一大盅，入芒硝融化温服。

方解 方中重用赭石者，其重坠之性能引血管中之瘀痰下行也。

复诊 三日服药一次（凡降下之药不可连服，须俟其正气稍缓再服），共服三次，每次服药后通下大便两三次，似有痰涎随下，其精神较前稍明了，诊其脉仍有滑实之象，身体未见衰弱，拟再投以较重之剂，盖凡癫狂之甚者，非重剂治之不能愈也。

处方 生赭石二两，轧细　川大黄一两　芒硝四钱　甘遂钱半，细末

药共四味，先煎赭石十余沸，入大黄煎两三沸，取汤一大盅，入芒硝融化，将服时再调入甘遂末。

三诊 将药如法煎服一剂，下大便五六次，带有痰涎若干，中隔两日又服药一次（药中有甘遂，必须三日服一次，不然必作呕吐），又下大便五六次，中多兼痰块挑之不开，此所谓顽痰也。从此精神大见明了，脉象亦不复滑实矣，拟改用平和之剂调治之。

处方 生怀山药一两　生杭芍六钱　清半夏四钱　石菖蒲三钱　生远志二钱　清竹沥三钱　镜面砂三分，研细

药共七味，将前五味煎汤一大盅，调入竹沥送服朱砂细末。

效果 将药如法煎服数剂，病遂全愈。

【赏析】

癫狂，《灵枢·癫狂》谓其"得之忧饥"。《素问·至真要大论》谓"诸躁狂越，皆属于火"。《河间六书·狂越》"心火旺，肾水衰，乃失志

而狂越"。

本案患者因郁而狂，盖因肝气郁化火，火热煎熬津液成痰，肝火上冲，挟痰气上扰于心。心神被痰热所扰，故见言语错乱，精神昏瞀，忿怒狂歌，夜不能寐等神志错乱之象。六脉滑实，为痰热上结于心之候。

故治当遵丹溪"镇心神，开痰结"之法。方中代赭石平潜肝阳，重镇降逆，引气火下行。张锡纯认为，赭石"能生血兼能凉血，而其质重坠，又善镇逆气，降痰涎，止呕吐，通燥结"。清半夏燥湿化痰，配于大黄、芒硝之中，温性被制，化痰之力存，是为去性取用之法。大黄、芒硝泻热通腑，引痰热从大便而下，釜底抽薪，折火热上扰之势。同时大黄能"破痰实"，《珍珠囊》谓芒硝有"破坚积热块"之功。四药同用，共奏泻火降逆，祛痰通腑之功。药后大便下行，时有痰涎，精神稍明，然脉依然滑实，可见痰涎依然壅盛。再用甘遂易清半夏，以加强逐痰之力，药后下痰涎若干，又见痰块，可见体内痰涎已凝聚成块。三诊，脉不复滑实，痰涎已驱逐殆尽，然恐余邪未尽，故用平和之剂调之。清半夏、石菖蒲、远志、竹沥清心化痰宁神，镜面砂以清心安神。大下恐伤气血，故用山药、白芍调补气血，疾病遂愈。

本病为癫痫之重证，药力峻猛方能起效，然应从小剂量起逐渐增加，以防太过伤正，服药时亦不必拘泥于日1剂之形式，几日服1剂亦可。

案7 神经错乱

天津黄某某，年二十岁，得神经错乱病。

病因 因心中忿郁，久之遂致神经错乱。

证候 心中满闷发热，不思饮食，有时下焦有气上冲，并觉胃脘之气亦随之上冲，遂致精神昏瞀，言语支离，移时觉气消稍顺，或吐痰数口，精神遂复旧。其左脉弦而硬，右脉弦而长，两尺皆重按不实，一息五至。

诊断 此乃肝火屡动，牵引冲气胃气相并上冲，更挟痰涎上冲以滞塞于喉间并冲激其脑部，是以其神经错乱而精神言语皆失其常也。其左脉弦硬者，肝血虚而火炽盛也。右脉弦长者，冲气挟胃气上冲之现象也。方书论脉有直上直下冲脉昭昭之语，所谓直上直下者，即脉弦且长之形状也。其两尺不实者，下焦之气化不固也，因下焦有虚脱之象，是以冲气易挟胃气上冲也。此当治以降胃、敛冲、镇肝之剂，更兼用凉润滋阴之品，以养肝血，清肝热，庶能治愈。

处方　生赭石一两，轧细　灵磁石五钱，轧细　生怀山药八钱　生龙骨八钱，捣碎　生杭芍六钱　玄参五钱　柏子仁五钱　云苓片三钱　清半夏三钱　石菖蒲三钱　生远志二钱　镜面砂三分，研细

药共十二味，将前十一味煎汤一大盅，送服朱砂细末。

复诊　将药连服四剂，满闷发热皆大见愈，能进饮食，有时气复上冲而不复上干神经至于错乱，左右之脉皆较前平和，而尺部仍然欠实，拟兼用培补下元之品以除病根。

处方　生赭石一两，轧细　熟怀地黄八钱　生怀山药八钱　大甘枸杞六钱　净萸肉五钱　生杭芍四钱　玄参四钱　云苓片二钱

共煎汤一大盅，温服。

效果　将药连服六剂，诸病皆愈，脉亦复常。

或问　地黄之性黏腻生痰，胃脘胀满，有痰者多不敢用，今重用之何以能诸病皆愈？答曰：用药如用兵，此医界之恒言也，如宋八字军最弱，刘锜将之即为劲卒，遂能大败金人奏顺昌之捷，以斯知兵无强弱，在用之者何如耳。至用药亦何独不然，忆曾治一李姓媪，胃口满闷有痰，其脉上盛下虚，投以肾气丸作汤服，为加生赭石八钱，服后觉药有推荡之力，须臾胸次豁然，肾气丸非重用地黄者乎？然如此用药非前无师承而能有然也。《金匮》云：短气有微饮当从小便去之，苓桂术甘汤主之，肾气丸亦主之。夫饮即痰也，气短亦近于满闷，而仲师竟谓可治以肾气丸，愚为于《金匮》曾熟读深思，故临证偶有会心耳。

【赏析】

《素问·生气通天论》曰："阳气者，大怒则形气绝，而血菀于上，使人薄厥。"肝体阴而用阳，肝者将军之官，谋略出焉，故眩晕癫狂，神志错

乱之病，往往责之于肝阳上亢或肝经邪热。

本案患者，年方弱冠，值血气方刚，气血充盛，稍有所愿不遂，情郁于中，不能发之于外，则肝郁日久，暴折而难决，故肝阳上亢，引动胃气上逆，冲脉之气亦随之上逆，故脉弦硬长；尺重按不实，此下焦气机不固，肾气亏虚之征。肝火炽盛，气机郁内，故心中满闷发热；肝乘脾土，脾运失常，故不思饮食；脏腑气机有升无降，肝火炽盛烧灼阴液，炼液为痰，痰热上壅，阻塞心脑，则神经错乱之精神昏瞀，言语支离，气消则稍顺，或吐痰数口，则精神复旧。治之关键在平肝，而尺不实，则需兼补虚。正如张锡纯所言"此当治以降胃、敛冲、镇肝之剂，更兼用凉润滋阴之品，以养肝血，清肝热"，所论丝丝入扣。代赭石、龙骨、牡蛎、生杭芍、怀山药等药，为平肝熄风常用药物，如镇肝熄风汤、建瓴汤等，半夏降阳明经上逆之气，阳明经与冲脉相交于气街，故降阳明所以降冲任；重则能镇，故加磁石、镜面砂，有内经十三方中生铁落饮之意；柏子仁入肝经，养肝柔肝补心气；远志、菖蒲化痰开窍通神明，诊后满闷发热见愈，能进饮食，气冲亦减，因尺部仍然欠实，故用培补下元之品以除病根，使滋补力量加强，而平肝重镇之力稍减，此为善后之法。最后所论地黄之用法，也为研习经典所得矣。

伤寒门

案1　伤寒兼脑膜炎

盐山李某某，年六旬，于季冬患伤寒兼脑膜生炎。

病因　素有头昏证，每逢上焦有热，精神即不清爽，腊底偶冒风寒病传阳明，邪热内炽，则脑膜生炎，累及神明失其知觉。

证候　从前医者治不如法，初得时未能解表，遂致伤寒传里，阳明腑实，舌苔黄而带黑，其干如错，不能外伸，谵语不休，分毫不省人事，两目直视不瞬。诊其脉两手筋惕不安，脉象似有力而不实，一息五至，大便四日未行，小便则溺时不知。

诊断　此乃病实脉虚之证，其气血亏损难抗外邪，是以有种种危险之象。其舌苔黑而干者，阳明热实津液不上潮也；其两目直视不瞬者，肝火上冲而目发胀也；其两手筋惕不安者，肝热血耗而内风将动也；其谵语不省人事者，固有外感之邪热过盛，昏其神明，实亦由外感之邪热上蒸，致脑膜生炎，累及脑髓神经也。拟用白虎加人参汤，更辅以滋补真阴之品，庶可治愈。

处方　生石膏五两, 捣细　生怀地黄二两　野台参八钱　天花粉八钱　北沙参八钱　知母六钱　生杭芍六钱　生怀山药六钱　甘草四钱　荷叶边一钱

共煎汤三盅，分三次温服下，每服一盅调入生鸡子黄两枚。方中不用粳米者，以生山药可代粳米和胃也；用生鸡子黄者，以其善熄肝风之内动也；

用荷叶者,以善引诸凉药之力直达脑中以清脑膜之炎也。

再诊 将药如法煎服,翌晨下大便一次,舌苔干较愈,而仍无津液,精神较前明了而仍有谵语之时,其目已不直视而能瞬,诊其脉筋惕已愈强半,至数较前稍缓,其浮分不若从前有力,而重按却比从前有根底,此皆佳兆也。拟即前方略为加减,清其余热即以复其真阴,庶可全愈。

处方 生石膏四两,捣细 生怀地黄二钱 野台参八钱 大甘枸杞一两 生怀山药一两 天花粉八钱 北沙参八钱 知母六钱 生杭芍六钱 甘草四钱

共煎汤三盅。为其大便已通,俾分多次徐徐温饮下,一次只饮一大口。

效果 阅十点钟将药服完,精神清爽,诸病皆愈。

说明按治脑膜炎证,羚羊角最佳,而以治筋惕不安亦羚羊角最效,以其上可清头脑下可熄肝风之萌动也。然此药价太昂,僻处药局又鲜真者,是以方中未用,且此证虽兼有脑膜炎病,实因脏腑之邪热上蒸,清其邪热则脑膜炎自愈,原不必注重于清脑也。

【赏析】

脑膜炎者,指覆盖大脑和脊髓之保护膜被感染。由于感染十分接近大脑和脊髓,常有致命之虑。

此案例为患伤寒兼脑膜生炎之证,前医者治不如法,初得时未能解表,遂致由表传里,阳明腑实,阳明邪热内炽,出现谵语不休,不省人事,两目直视不瞬,两手筋惕不安等危象。《伤寒论》210条云"实则谵语",谵语多由邪热亢盛扰乱神明所致,见于阳明里热实证。张锡纯认为此谵语乃"胃腑之热上蒸,则脑中之元神,心中之识神皆受其累"。两目直视不瞬者,阳热极盛,阴液将竭,精气不能上注于目,肝火上冲而目发胀也,两手筋惕不安者,肝热血耗,内风将动也。胃热津亏则大便四日未行,肾虚气化不固故小便溺时不知。舌苔黄而带黑,其干如错,不能外伸,则阳明邪热,津不上潮也。脉似有力而不实,乃气血亏损也。此阳明腑实,气血亏损,病实脉虚之证。方用白虎加人参汤辅以滋补真阴之品,生山药代粳米以和胃;生鸡子黄以熄肝风之内动;荷叶味苦、平、无毒,有清暑利湿、升发清阳、凉血止血

等功效。用荷叶以引诸凉药入脑中以清脑膜之炎也。生地、天花粉、北沙参、生杭芍甘寒滋阴，诸药合用，病症悉减，再诊在前方上略为加减，清其余热即以复其真阴，诸病皆愈矣。

纵观本案，虽兼有脑膜炎病，但未侧重于清脑，而以清其邪热则脑膜炎自愈，正是《内经》"必伏其所主，而先其所因"学术思想的体现。

案2　伤寒无脉证

天津张某某，年三十八岁，于季冬得伤寒证，且无脉。

病因　旬日前曾感冒风寒，经医治愈，继出门作事，又感风寒遂得斯病。

证候　内外俱觉寒凉，头疼，气息微喘，身体微形寒战，六脉皆无。

诊断　盖其身体素弱，又在重感之余，风寒深入阻塞经络，是以脉闭。拟治以麻黄汤，再重加补气之药，补其正气以逐邪外出，当可奏效。

处方　麻黄三钱　生箭芪一两　桂枝尖二钱　杏仁二钱，去皮　甘草二钱

先煎麻黄数沸，吹去浮沫，再入余药同煎汤一大盅，温服，被复取微汗。

效果　服药后周身得汗，其脉即出，诸病皆愈。

说明　按此证或疑系少阴伤寒，因少阴伤寒脉原微细，微细之至可至于无也。而愚从太阳治者，因其头疼、微喘、寒战，皆为太阳经之现象，而无少阴证蜷卧、但欲寐之现象也。是以于麻黄汤中，重加生黄一两，以助麻、桂成功，此扶正即以逐邪也。

【赏析】

脉闭证，即无脉证。是指手部桡动脉无搏动或搏动减弱，不能触及，有动脉供血不足，严重者有皮肤发凉、指端发绀及坏死。《伤寒总病论》曰："有不因大汗下，而两手忽无脉，谓之双伏；或一手无脉，谓之单伏。"《伤寒论》第315条："少阴病，下利，脉微者，与白通汤。利不止，厥逆无脉，干呕，烦者，白通加猪胆汁汤主之。"第362条："下利、手足厥冷、无

脉者，灸之不温，若脉不还，反微喘者，死；少阴负趺阳者，为顺也。"《古今医鉴》曰："伤寒病中，脉贵有神。脉中有力，即为有神。神者，气血之先也。"同时警示不可以"有太阳无脉而便认作死证者"之说。

究其本案今除"无脉"一症之外，没有其他真阳虚衰之象，故知太阳之邪未传三阴，若平人太阳伤寒，正气抗邪于表，故脉位浮，又因寒邪收引，故脉势紧。此案无脉产生的原因，乃太阳伤寒，卫闭营郁，寒邪盛实，拘束脉道，正气虚衰，无力鼓动，二者相合，故六脉不出。可见脉细微之至可为"无脉"，然卫闭营郁之极亦可见"无脉"。《伤寒论》第35条："太阳病，头痛发热，身疼腰痛，骨节疼痛，恶风，无汗而喘者，麻黄汤主之。"再加上伤寒有"或已发热，或未发热"之变。观其症有头痛、微喘、寒战，而无少阴之"但欲寐""蜷卧"之象，其证为太阳伤寒无疑。故名之曰："伤寒脉闭"，以麻黄汤加黄芪治疗，因患者素体虚弱，发汗则易更耗气，故重用生箭（生黄芪）以建中焦之脾胃，补胸中之大气，有鼓舞正气外出抗邪之功，助麻桂发汗，起到攻其邪而不伤其气的功效。麻黄发汗解表，以驱在表之风寒；宣肺平喘，以泄闭郁之肺气。桂枝发汗解肌，协助麻黄辛温发汗，兼通血脉。杏仁降气平喘，与麻黄相伍，一宣一降，以恢复肺气之宣降。甘草既能减缓麻黄辛燥之性，又能益气和中，调和药性。服后即愈，效如桴鼓，可见辨证之精确。

案3 伤寒脉闭

天津李姓童子，年十四岁，得伤寒脉闭证。

病因 其左肋下素有郁气，发动时辄作疼，一日发动疼剧，头上汗出，其汗未解，出冒风寒，遂得斯证。

证候 头疼、身冷、恶寒、无汗、心中发热，六脉皆闭。

诊断 因其素有肋下作疼之病，身形羸弱；又当汗出之时感冒风寒，则风寒之入者必深，是以脉闭身寒；又肋下素有郁气，其肝胆之火必然郁滞，因外感所束激动其素郁之火，所以心中觉热。法当以发表之药为主，而以清热理郁兼补正之药佐之。

处方 麻黄二钱 玄参六钱 生怀山药六钱 野台参二钱 生鸡内金二钱 天花粉五钱 甘草钱半

先煎麻黄数沸，吹去浮沫，再入诸药同煎一大盅，温服取汗，若不出汗时，宜再服西药阿司匹林一瓦以助其汗。

效果 服药两点钟，周身微发热，汗欲出不出，遂将阿司匹林服下，须臾汗出遍体，翌日复诊，其脉已出，五至无力，已不恶寒，心中仍觉发热，遂去麻黄，将玄参、山药皆改用一两，服至三剂后；心中已不发热，遂将玄参、天花粉各减半，再服数剂以善其后。

【赏析】

此案例为素有郁气不发，复新感伤寒之证。因其人素禀郁火，邪火内蕴，扰乱脏腑气机，《素问·至真要大论》云"诸热瞀瘛，皆属于火"，荣卫之行失其常，外蒸毛窍，腠理开合失司，其人汗多，正气外泄。若复冒新寒，客寒因表虚而抵深，内在微弱之阳被寒凝而郁滞，欲出不能，而成闭脉，六脉不见，乃"寒包火"也。

患者年幼，素体羸弱，先以麻黄开其郁闭之机，用二钱者，因其素来多汗，恐大汗有亡阳之虞。"壮火食气"，汗多外泄，气阴两虚，野台参益气滋阴，玄参清热凉血，滋肾阴；天花粉《神农本草经》曰："消渴，身热，，烦满大热，补虚安中，续绝伤，养阴生津。"鸡内金除烦热；辅以淮山药、甘草缓中补虚。

表热已除，所以去麻黄，寒邪稍解，其脉五至无力，现正虚之本原面目，减苦寒之玄参，滋腻之山药，以欲畅其脾阳，服后，正气逐渐恢复，进一步减少苦寒药量，进数剂而愈。

案4 少阴伤寒

天津李某某，年三十二岁，于夏季得伤寒证。

病因 午间恣食瓜果，因夜间失眠，遂食余酣睡，值东风骤至天气忽变寒凉，因而冻醒，其未醒之时又复梦中遗精，醒后遂觉周身寒凉抖战，腹中又复隐隐作疼，惧甚，遂急延为诊视。

证候 迨愚至为诊视时，其寒战腹疼益甚，其脉六部皆微细欲无，知其已成直中少阴之伤寒也。

诊断 按直中少阴伤寒为麻黄附子细辛汤证，而因在梦遗之后，腹中作疼，则寒凉之内侵者益深入也，是宜于麻黄附子细辛汤中再加温暖补益之品。

处方 麻黄二钱　乌附子三钱　细辛一钱　熟地黄一两　生怀山药五钱　净萸肉五钱　干姜三钱　公丁香十粒

煎汤一大盅，温服，温复取汗，勿令过度。

效果 将药服后，过一点钟，周身微汗，寒战与腹疼皆愈。

或问 麻黄附子细辛汤证，伤寒始得发热脉沉也，今斯证寒战脉沉细，夫寒战与发热迥异矣，何以亦用麻黄附子细辛汤乎？答曰：麻黄附子细辛汤证，是由太阳传少阴也，为其病传少阴是以脉沉，为其自太阳传少阴是以太阳有响应之力而发热。此证昼眠冻醒，是自太阳传少阴，又因恣食寒凉继而昼寝梦遗，其寒凉又直中少阴，内外寒凉夹攻，是以外寒战而内腹疼，太阳虽为表阳亦无响应之力也。方中用麻黄以逐表寒，用附子以解里寒，用细辛以通融表里，使表里之寒尽化；又因其少阴新虚，加熟地黄、萸肉、山药以补之，养正即以除邪也，又因其腹疼知寒侵太深，又加干姜、丁香助附子、细辛以除之，寒邪自无遁藏也。方中用意周匝，是以服之即效。至于麻黄发汗止二钱者，因当夏令也，若当冬令则此证必须用四钱方能出汗，此用药因时令而有异也。至若在南方虽当冬令用麻黄二钱亦能发汗，且南方又有麻黄不过钱之说，此又用药因地点而有异也。

【赏析】

《金匮要略·脏腑经络先后病脉证第一》云："风气虽能生万物，亦能害万物，如水能浮舟，亦能覆舟。"本案中李某，值四八之年，本为筋骨隆盛，肌肉满壮，邪不易侵，却不节饮食，不慎居处，遂成少阴伤寒重病。正气存内则邪不可干，奈何以饮食劳倦，数动摇之，则感邪即为重病，良可叹也。其周身寒战，脉微细欲绝，为少阴伤寒也。《伤寒论》第301条云"少阴病，始得之，反发热，脉沉者，麻黄细辛附子汤主之"，方中麻黄辛苦温，具有发散破积聚、调血脉、祛寒邪之功；附子辛温大热，入心、脾、肾经，走而不守，通行十二经脉，外则达皮毛而除表寒，里则达下元而温痼冷，有峻补元阳、回阳救逆、温中止痛、散寒除湿之功；细辛辛温，有发散风寒温经通窍之功效，为肾经之表药，三药相合共奏温阳解表之功。虞抟谓该方"引发散药开腠理，以驱在表之风寒，引温暖药达下焦，以祛除在里之寒湿"。因遗精伤肾，故用山萸肉补肾益精。张锡纯谓该药能收敛元气，振作精神，固涩滑脱。用熟地黄补肾填精，亦为阳中求阴。方中山药味甘归脾，液浓益肾，能健脾补虚，滋精益肾。附子无干姜不热，故加干姜以助附子回阳散寒以止腹痛、除冷气，少加丁香温阳散寒止痛。配伍精当，服之即效。

案5 伤寒兼有伏热证

辽宁马某某，年五十一岁，得伤寒兼有伏热证。

病因 因买卖赔钱，家计顿窘，懊悔不已，致生内热；孟冬时因受风，咳嗽有痰微喘，小便不利，周身漫肿。愚为治愈，旬日之外，又重受外感，因得斯证。

证候 表里大热，烦躁不安，脑中胀疼，大便数日一行甚干燥，舌苔白厚，中心微黄，脉极洪实，左右皆然，此乃阳明腑实之证。凡阳明腑实之脉，多偏见于右手，此脉左右皆洪实者，因其时常懊悔，心肝积有内热也，其脑中胀疼者，因心与肝胆之热挟阳明之热上攻也。当用大剂寒凉微带表散，清其阳明胃腑之热，兼以清其心肝之热。

处方 生石膏四两，捣细　知母一两　甘草四钱　粳米六钱　青连翘三钱

共作汤煎至米熟，取汤三盅，分三次温服下，病愈勿尽剂。

方解 此方即白虎汤加连翘也，白虎汤为伤寒病阳明腑热之正药，加连翘者取其色青入肝，气轻入心，又能引白虎汤之力达于心肝以清热也。

效果 将药三次服完，其热稍退，翌日病复还原，连服五剂，将生石膏加至八两，病仍如故，大便亦不滑泻，病家惧不可挽救，因晓之曰：石膏原为平和之药，惟服其细末则较有力，听吾用药勿阻，此次即愈矣。为疏方，方中生石膏仍用八两，将药煎服之后，又用生石膏细末二两，俾蘸梨片徐徐嚼服之，服至两半，其热全消，遂停服，从此病愈，不再反复。

附记 此案曾登于《全国名医验案类编》，何廉臣评此案云："日本某某某某谓：'石膏非大剂则无效，故白虎汤、竹叶石膏汤及其他石膏诸方，其量皆过于平剂。世医不知此意为小剂用之，譬如一杯水救一车薪之火，宜乎无效也。'吾国善用石膏者，除长沙汉方之外，明有缪氏仲淳，清有顾氏松园、余氏师愚、王氏孟英，皆以善治温热名，凡治阳明实热之证，无不重用石膏以奏功。今用石膏由四两加至八两，似已骇人听闻，然连服五六剂热仍如故，大便亦不滑泻，迨外加石膏细末梨片蘸服又至两半，热始全消而病愈，可见石膏为凉药中纯良之品，世之畏石膏如虎者，可以放胆而不必怀疑也。"

【赏析】

患者因做生意亏本，导致家庭经济状况出现窘迫，懊悔不已，情志郁结，化生内热，孟冬时又复受外邪，因而患病。阳明邪热充斥表里，则表里俱热；扰乱心神，则烦躁不安；上犯清阳则脑中胀痛，邪热灼烁肠液，则大便数日一行甚干燥。右脉洪实乃阳明热盛，左脉洪实乃心肝积热，方用白虎汤加连翘也。张氏用清热重剂之白虎汤，清其阳明胃腑之热，《伤寒论》第176条："伤寒脉浮滑，此以表有热，里有寒，白虎汤主之"（林亿按表有热，里有寒当做表里俱热解）。《本经》曰：连翘，味苦平，主寒热、鼠瘘、瘰疬、痈疡、恶疮、瘿瘤、结热、蛊毒。其功有清热解毒、消肿散结。《本草衍义》云"治心经客热最速"，张锡纯论连翘色青入肺，气轻入心，清心肺之热。从色、气来论药物，可谓妙哉！

仲景用石膏，麻杏石甘汤用半斤，白虎汤用一斤、竹叶石膏汤用一斤，古今度量有异，但亦见仲景用石膏皆超常剂，方中张锡纯用石膏八两，确为得仲景之旨意，又细末嚼服两半，真可谓辨证精准，经验丰富。世人皆言石膏为虎狼药，然张锡纯运用自如，出奇制胜矣。《本草经疏》言石膏："解实热，祛暑气，散邪热，为消渴除烦之要药。"石膏清邪热，尤其是阳明邪热，不可替代，但非重用不为功，故石膏初用四两，又至八两，后又送服石膏细末，方显有效，灼热全消，亦如何廉臣所言"石膏为良药中纯良之品，人畏石膏如虎者，可以放胆而不必怀疑也"。

张锡纯善用经方，又对药物有独特的认识，后人皆谓连翘在清热解毒，消肿散结方面有显效，而张氏确传神农本旨，以其色、气论药物，发前人所不知，最当言道。

温病门

案1　温病兼大气下陷

天津康某某幼女，年九岁，于孟秋得温病兼大气下陷。

病因　因得罪其母惧遣谪，藏楼下屋中，屋窗四敞，卧床上睡着，被风吹袭遂成温病。

证候　初得病时服药失宜，热邪内陷，神昏不语，后经中西医多位延医二十余日，病益加剧，医者见病危已至极点，皆辞不治。继延愚为诊视，其两目上窜，几不见黑睛，精神昏愦，毫无知觉，身体颤动不安，时作嗳声，其肌肤甚热，启其齿见其舌缩而干，苔薄微黄，偶灌以水或米汤犹知下咽，其气息不匀，间有喘时，其脉数逾六至，左部细而浮，不任重按，右部亦弦细，重诊似有力，大便旬日未行。

诊断　此外感之热久不退，灼耗真阴，以致肝脏虚损，木燥生风而欲上脱也。当用药清其实热，滋其真阴，而更辅以酸收敛肝之品，庶可救此极危之证。

处方　生石膏二两，轧细　野台参三钱　生怀地黄一两　净萸肉一两　生怀山药六钱　甘草二钱

共煎汤两大盅，分三次温饮下，每次调入生鸡子黄一枚。

方解　此方即白虎加人参汤，以生地黄代知母，生山药代粳米，而又加萸肉也。此方若不加萸肉为愚常用之方，以治寒温证当用白虎加人参汤而体

弱阴亏者，今加萸肉借以收敛肝气之将脱也。至此方不用白虎汤加减，而必用白虎加人参为之加减者，因病至此际，非加人参于白虎汤中，不能退其深陷之热，复其昏愦之神明也。此理参观药物人参解后所附医案自明。

复诊 将药三次服完，目睛即不上窜，身体安稳不复颤动，嗳声已止，气息已匀，精神较前明了而仍不能言，大便犹未通下，肌肤犹热，脉数已减，不若从前之浮弦，而右部重诊仍似有力，遂即原方略为加减，俾再服之。

处方 生石膏两半，轧细 野台参三钱 生怀地黄一两 净萸肉六钱 天冬六钱 甘草二钱

共煎汤两盅，分两次温饮下，每次调入生鸡子黄一枚。

三诊 日服药一剂，连服两日，热已全退，精神之明了似将复原而仍不能言，大便仍未通下，间有努力欲便之象，遂用灌肠法以通其便。再诊其脉六部皆微弱无力，知其所以不能言者，胸中大气虚陷，不能上达于舌本也。宜于大剂滋补药中，再加升补气分之品。

处方 生怀山药一两 大甘枸杞一两 沙参一两 天冬六钱 寸麦冬六钱 生箭芪三钱 野台参三钱 升麻一钱 桔梗一钱

共煎汤一盅半，分两次温服下。

效果 将药煎服两剂，遂能言语，因即原方去升麻减沙参之半，再加萸肉、生麦芽各三钱，再服数剂以善后。

说明 医者救危险将脱之证喜用人参，而喻嘉言谓气若上脱，但知重用人参转令人气高不返，必重用赭石辅之始能奏效，此诚千古不磨之论也。此方中之用人参原非用其救脱，因此证真阴大亏，惟石膏与人参并用，独能于邪火炽盛之时立复真阴，此白虎加人参汤之实用也。至于萸肉，其补益气分之力远不如参，而其挽救气分之上脱则远胜于参。诚以肝主疏泄，人之元气甚虚者，恒因肝之疏泄过甚而上脱，重用萸肉以敛肝使之不复疏泄，则元气之欲上脱者即可不脱，此愚屡次用之奏效而确知其然者也。

【赏析】

《素问·举痛论》云："恐则气下"，"惊则气乱"。此案患者，外感

温热病邪，再加心恐其母责备，成温病而兼大气下陷之证。后因服药失宜，致温邪内陷，伏热久羁，耗伤肝肾真阴；迫至真阴亏虚，肝风内动，肝气欲脱而成危险之候。张锡纯据其病机，用白虎加人参汤，以生地黄代知母，生山药代粳米，而又加萸肉治此案，正是合拍。方中生石膏辛寒，入肺胃经，能大清胃热，达热出表，可除气分之壮热，山药收涩，地黄黏润，以之代粳米、知母，实有固下之力，而于脉之兼虚弱者，则尤宜，且二药皆能滋真阴，下后不解，多系阴分素虚之人，阴分充足，自能胜外感之余热，萸肉以收敛肝脏之疏泄，元气既可不脱为独到之处，野台参以益气生津；甘草泻火解毒，调和诸药。然此方中之用人参非用其救脱，因此证真阴大亏，惟石膏与人参并用，独能于邪火炽盛之时立复真阴，且萸肉为之辅助，自无斯弊，可稳重建功。

案2　温病兼气虚气郁

天津迟氏妇，年二十二岁，于季秋得温病。

病因　其素日血分不调，恒作灼热，心中亦恒发热，因热贪凉，薄受外感，即成温病。

证候　初受外感时，医者以温药发其汗，汗出之后，表里陡然大热，呕吐难进饮食，饮水亦恒吐出，气息不调，恒作呻吟，小便不利，大便泄泻日三四次，其舌苔薄而黄，脉象似有力而不实，左部尤不任重按，一分钟百零二至，摇摇有动象。

诊断　其胃中为热药发表所伤，是以呕吐，其素日阴亏，肝肾有热，又兼外感之热内迫，致小便不利水归大肠是以泄泻，其舌苔薄而黄者，外感原不甚剧（舌苔薄，亦主胃气虚），而治以滋阴、清热、上止呕吐、下调二便之剂。

处方　生怀山药一两　滑石八钱　生杭芍八钱　生怀地黄六钱　清半夏五钱，温水洗三次　碎竹茹三钱　生麦芽三钱　净青黛二钱　连翘二钱　甘草三钱　鲜茅根四钱药共十一味，先将前十味水煎十余沸，再入茅根同煎七八沸，其汤即成，取清汤两盅，分三次温饮下。服医药后防其呕吐可口含生姜一片，或于煎药时加生姜三片亦可。至药房中若无鲜茅根，可用干茅根两半煎汤，以之代水煎药。

方解 方中之义，山药与滑石并用，一滋阴以退热而能固大便，一清火以退热而善利小便；芍药与甘草并用，为甘草芍药汤，仲师用之以复真阴，而芍药亦善利小便，甘草亦善补大便，汇集四味成方，即拙拟之滋阴清燥汤也。以治上有燥热下焦滑泻之证，莫不随手奏效。半夏善止呕吐，然必须洗净矾味（药局清半夏亦有矾），屡洗之则药力减，是以用至五钱。竹茹亦善止呕吐，其碎者为竹之皮，津沽药房名为竹茹粉，其止呕之力较整者为优。至于青黛、生姜亦止呕吐之副品也。用生麦芽、鲜茅根者，以二药皆善利小便，而又善达肝木之郁以调气分也。用生地黄者，以其为滋补真阴之主药，即可为治脉数动摇者之要药也。

复诊 将药煎服一剂，呕吐与泄泻皆愈，小便已利，脉象不复摇摇，仍似有力，至数未减，其表里之热稍退，气息仍似不顺，舌苔仍黄，欲投以重剂以清其热，犹恐大便不实，拟再治以清解之剂。

处方 生怀地黄一两 玄参八钱 生杭芍六钱 天花粉六钱 生麦芽三钱 鲜茅根三钱 滑石三钱 甘草三钱

共煎汤一大盅，分两次温服下。

三诊 将药煎服后，病又见轻，家人以为病愈无须服药矣，至翌日晚十一点钟后，见其面红，精神昏愦，时作呻吟，始知其病犹未愈。及愚诊视时，夜已过半，其脉左右皆弦硬而长，数近七至，两目直视，其呻吟之声，似阻隔不顺，舌苔变黑，问其心中何如？自言热甚，且觉气息不接续，此其气分虚而且郁，又兼血虚阴亏，而阳明之热又炽盛也。其脉近七至者，固为阴虚有热之象，而正气虚损不能抗拒外邪者，其脉亦恒现数象，至其脉不为洪滑而为弦硬者，亦气血两亏邪热炽盛之现象也。拟用白虎加人参汤，再加滋阴理气之品，盖此时大便已实，故敢放胆治之。

处方　生石膏五两，轧细　野台参六钱　知母六钱　天花粉六钱　玄参六钱　生杭芍五钱　生莱菔子四钱，捣碎　生麦芽三钱　鲜茅根三钱　粳米三钱　甘草三钱

共煎汤一大碗，分四次温饮下，病愈不必尽剂。

效果　将药分四次服完，热退强半，精神已清，气息已顺，脉象较前缓和，而大便犹未通下，因即原方将石膏改用四两，莱菔子改用二钱，如前煎服，服至三次后，大便通下，其热全退，遂停后服。

说明　愚用白虎加人参汤，或以玄参代知母（产后寒温证用之）、或以芍药代知母（寒温兼下痢者用之）、或以生地黄代知母（寒温兼阴虚者用之）、或以生山药代粳米（寒温热实下焦气化不固者用之、产后寒温证用之），又恒于原方之外，加生地黄、玄参、沙参诸药以生津液，加鲜茅根、芦根、生麦芽诸药以宣通气化，初未有加莱菔子者，惟此证之气分虚而且郁，白虎汤中加人参可补其气分之虚，再加莱菔子更可理其气分之郁也。至于莱菔子必须生用者，取其有升发之力也。又须知此证不治以白虎汤而必治以白虎加人参汤者，不但为其气分虚也，凡人外感之热炽盛，真阴又复亏损，此乃极危险之证，此时若但用生地黄、玄参诸滋阴之品不能奏效，即将此等药加于白虎汤中亦不能奏效，惟生石膏与人参并用，独能于邪热炽盛之时立复真阴，此所以伤寒汗吐下后与渴者治以白虎汤时，仲圣不加他药而独加人参也。

【赏析】

《通俗伤寒论》说："秋燥一证，先伤肺津，次伤胃液，终伤肝血肾阴。"此例为秋末燥邪为患，初起时误用温药发汗劫夺肺津、心液、耗散肺气、心阳而致。津液伤则热愈炽，津液之存亡常是病人生死的关键，所谓"留得一分津液，便有一分生机"。此例初起，燥伤肠胃，以发热、呕吐、泄泻为突出症状，故治宜滋阴、清热、止呕、调便。山药与滑石并用，一固大便，一利小便，而山药多液，滑石性凉，又善清上焦之燥热，更辅以甘草、芍药以复其阴，阴复自能胜燥热，而芍药又善利小便，甘草亦善补大

便，汇集四味成方，即为滋阴清燥汤，以治上有燥热下焦滑泻之证。半夏、竹茹善止呕吐，生麦芽、鲜茅根善利小便，用生地黄以其为滋补真阴。后因邪热炽盛，气血两虚，而出现热盛气短，两目直视，呻吟，舌苔黑，脉弦硬。治宜清热保津、兼以益气生津。拟用白虎加人参汤，再加滋阴理气之品。重点揭示凡外感之热邪炽盛，又真阴亏损为极危险之证，单纯用滋阴之品或加入白虎汤中都不能奏效，惟石膏与人参并用，独能祛去邪热炽盛而又立复真阴。

案3 温病兼吐泻腿抽

族侄某某，年五十三岁，于仲春下旬得温病兼吐泻，腿筋抽缩作疼。

病因 素为腿筋抽疼病，犯时即卧床不能起，一日在铺中，旧病陡发，急乘车回寓，因腿疼出汗在路受风，遂成温病，继又吐泻交作。

证候 表里俱壮热，呕吐连连不止，饮水少许亦吐出，一日夜泻十余次。得病已三日，小便滴沥全无，腿疼剧时恒作号呼，其脉左部浮弦似有力，按之不实。右部则弦长有力，重按甚硬，一息逾五至。

诊断 此证因阴分素亏血不荣筋，是以腿筋抽疼。今又加以外感之壮热，传入阳明以灼耗其阴分，是以其脉象不为洪滑有力而为弦硬有力，此乃火盛阴亏之现象也。其作呕吐者，因其右脉弦硬且长，当有冲气上冲，因致胃气不下行而上逆也。其小便不利大便滑泻者，因阴虚肾亏不能漉水，水归大肠是以下焦之气化不能固摄也。当用拙拟滋阴宣解汤以清热、滋阴、调理二便，再加止呕吐及舒筋定疼之品辅之。

处方 生怀山药一两 滑石一两 生杭芍一两 清半夏四钱，温水淘三次 碎竹茹三钱 净青黛二钱 连翘钱半 蝉蜕钱半 甘草三钱 全蜈蚣大者一条为末

药共十味，将前九味煎汤一大盅，送服蜈蚣细末，防其呕吐俾分三次温服，蜈蚣末亦分三次送服，服后口含生姜片以防恶心。

方解 方中用蝉蜕者，不但因其能托邪外出，因蝉之为物饮而不食，有小便无大便，是以其蜕亦有利小便固大便之力也。用蜈蚣者，因其原善理脑

髓神经，腿筋之抽疼，固由于肝血虚损不能荣筋，而与神经之分支在腿者，实有关系，有蜈蚣以理之，则神经不至于妄行也。

复诊 将药服后呕吐未止，幸三次所服之药皆未吐出，小便通下两次，大便之泻全止，腿疼已愈强半，表里仍壮热，脉象仍弦长有力。为其滑泻已愈，拟放胆用重剂以清阳明之热，阳明胃之热清，则呕吐当自止矣。

处方 生石膏三两，捣细 生怀山药两半 生怀地黄一两 生杭芍五钱 滑石五钱 碎竹茹三钱 甘草三钱

共煎汤一大碗，分四次温饮下。

方解 按用白虎汤之定例，凡在汗吐下后当加人参。此方中以生地黄代知母、生山药代粳米，与石膏、甘草同用，斯亦白虎汤也。而不加人参者，以其吐犹未止，加之恐助胃气上升，于斯变通其方，重用生山药至两半，其冲和稠粘之液，既可代粳米和胃，其培脾滋肾之功，又可代人参补益气血也。至于用白虎汤而复用滑石、芍药者，因二药皆善通利小便，防其水饮仍归大肠也。且芍药与甘草同用名甘草芍药汤，仲圣用以复真阴，前方之小便得通，实芍药之功居多（阴虚小便不利者，必重用芍药始能奏效）。矧弦为肝脉，此证之脉象弦硬，肝经必有炽盛之热，而芍药能生肝血、退肝热，为柔肝之要药，即为治脉象弦硬之要药也。

三诊 将药分四次服完，表里之热退强半，腿疼全愈，脉象亦较前缓和，惟呕吐未能全愈，犹恶心懒进饮食，幸其大便犹固。俾先用生赭石细末两半，煎汤一盅半，分三次温饮下，饮至第二次后，觉胃脘开通，恶心全无，遂将赭石停饮，进稀米粥一大瓯，遂又为疏方以清余热。

处方 生石膏一两，捣细 生怀山药一两 生怀地黄一两 生杭芍六钱 甘草二钱

共煎汤两盅，分两次温服下。

效果 将药两次服完，表里之热全消，大便通下一次，病遂脱然全愈。惟其脉一息犹五至，知其真阴未尽复也。俾用生怀山药轧细过罗，每用七八钱或两许，煮粥调以蔗糖，当点心服之。若服久或觉发闷，可以送服西药百

布圣五分，若无西药处，可用生鸡内金细末三分代之。

【赏析】

本案温病兼吐泻腿抽，此乃胃腑与膀胱同热，又兼虚热之证也。滑石性近石膏，能清胃腑之热，淡渗利窍，能清膀胱之热，同甘草生天一之水，又能清阴虚之热，一药而三善备，故以之为君。而重用山药之大滋真阴，大固元气者，以为之佐使。且山药生用，则汁浆稠黏，同甘草之甘缓者，能逗留滑石于胃中，使之由胃输脾，由脾达肺，水精四布。循三焦而下通膀胱，则烦热除，小便利，而滑泻止矣。又兼用连翘、蝉蜕之善达表者，以解未罢之太阳，使膀胱蓄热，不为外感所束，则热更易于消散。且蝉之性，饮而不食，有小便无大便，故其蜕，又能利小便，而止大便。由于肝血虚损不能荣筋，而与神经之分支在腿者，实有关系，而蜈蚣因其原善理脑髓神经，腿筋之抽疼，以其理之，则神经不至于妄行也，芍药与甘草相配，既有缓急止痛之功，又有固护阴液之效。至于第二方中呕吐未止，小便通下两次，大便之泻全止，腿疼已愈强半，表里仍壮热，脉象仍弦长有力。为其滑泻已愈，可放胆用重剂以清阳明之热，阳明胃之热清，则呕吐可止。至第三方表里之热退强半，腿疼全愈，脉象亦较前缓和，仅呕吐未能全愈，犹恶心懒进饮食，而其大便犹固。故先用生赭石细末两半，煎汤一盅半，分三次温饮下，饮至第二次后，觉胃脘开通，恶心全无，遂将赭石停饮，进稀米粥一大瓯，遂又为疏方以清余热。

案4 温病少阴证

刘某某，二十五岁，于季春得温病。

病因 自正二月间，心中恒觉发热，懒于饮食，喜坐房阴乘凉，薄受外感，遂成温病。

证候 初得病时，延近处医者延医，阅七八日病势益剧，精神昏愦，闭目蜷卧，似睡非睡，懒于言语，咽喉微疼，口唇干裂，舌干而缩，薄有黄苔欲黑，频频饮水不少濡润，饮食懒进，一日之间，惟强饮米汤瓯许，自言心中热而且干，周身酸软无力，抚其肌肤不甚发热，体温37.8℃其脉六部皆微弱而沉，左部又兼细，至数如常，大便四日未行，小便短少赤涩。

诊断 此伏气触发于外，感而成温，因肾脏虚损而窜入少阴也。《内经》谓："冬伤于寒，春必病温"，此言冬时所受之寒甚轻，不能即时成为伤寒，恒伏于三焦脂膜之中，阻塞气化之升降，暗生内热，至春阳萌动之时，其所生之热恒激发于春阳而成温。然此等温病未必入少阴也。《内经》又谓："冬不藏精，春必病温"，此言冬不藏精之人，因阴虚多生内热，至春令阳回其内热必益加增，略为外感激发，即可成温病。而此等温病亦未必入少阴也。惟其人冬伤于寒又兼冬不藏精，其所伤之寒伏于三焦，随春阳而化热，恒因其素不藏精乘虚而窜入少阴，此等证若未至春令即化热窜入少阴，则为少阴伤寒，即伤寒少阴证二三日以上，宜用黄连阿胶汤者也。若已至春令始化热窜入少阴，当可名为少阴温病，即温病中内有实热，脉转微细者也。诚以脉生于心，必肾阴上潮与心阳相济，而后其跳动始有力。盖此证因温邪窜入少阴，俾心肾不能相济，是以内虽蕴有实热，而脉转微细，其咽喉疼者，因少阴之脉上通咽喉，其热邪循经上逆也。其唇裂舌干而缩者，肾中真阴为邪热遏抑不能上潮，而心中之亢阳益妄动上升以铄耗其津液也。至于心中发热且发干，以及大便燥结小便赤涩，亦无非阴亏阳亢之所致。为其肾阴心阳不能相济为功，是以精神昏愦，闭目蜷卧，烦人言语，此乃热邪深陷气化隔阂之候，在温病中最为险证。正不可因其脉象无火，身不甚热，而视为易治之证也。愚向拟有坎离互根汤可为治此病的方，今将其方略为加减俾与病候相宜。

处方 生石膏三两，轧细　野台参四钱　生怀地黄一两　生怀山药八钱　玄参五钱　辽沙参五钱　甘草三钱　鲜茅根五钱

药共八味，先将前七味煎十余沸，再入鲜茅根煎七八沸其汤即成。取清汤三盅，分三次温服下，每服一次调入生鸡子黄一枚。此方若无鲜茅根，可用干茅根两半，水煮数沸，取其汤代水煎药。

方解 温病之实热，非生石膏莫解，辅以人参并能解邪实正虚之热，再辅以地黄、山药诸滋阴之品，更能解肾亏阴虚之热。且人参与滋阴之品同用，又能助肾阴上潮以解上焦之燥热。用鸡子黄者，化学家谓鸡子黄中含有副肾髓质之分泌素，为滋补肾脏最要之品也。用茅根者，其凉而能散，用之作引，能使深入下陷之邪热上出外散以消解无余也。

复诊 将药三次服完，周身之热度增高，脉象较前有力，似近洪滑，诸病皆见轻减，精神已振。惟心中仍觉有余热，大便犹未通下，宜再以大剂凉润之药清之，而少佐以补气之品。

处方 生石膏一两，轧细 大潞参三钱 生怀地黄一两 玄参八钱 辽沙参八钱 大甘枸杞六钱 甘草二钱 鲜茅根四钱

药共八味，先将前七味煎十余沸，再入茅根煎七八沸其汤即成。取清汤两大盅，分两次温服下，每服一次调入生鸡子黄一枚。

效果 将药连服两剂，大便通下，病遂全愈。

说明 此证之脉象沉细，是肾气不能上潮于心，而心肾不交也。迨服药之后，脉近洪滑，是肾气已能上潮于心而心肾相交也。为其心肾相交，是以诸病皆见轻减，非若寻常温病其脉洪大为增剧也。

【赏析】

此案为伏气触发于外，感而成温，而此人冬伤于寒又兼冬不藏精。《素问·生气通天论》云："冬不藏精，春必病温。"张锡纯认为："其人或因冬不藏精，少阴之脏必虚，而伏气之化热者即乘虚而入，遂现少阴微细之脉。故其脉愈微细，而所蕴之燥热愈甚"，其自创坎离互根汤加减为治此病之方。方中生石膏辛寒，入肺胃经，能大清胃热，达热出表，可除气分之壮热，辅以人参并能解邪实正虚之热，再辅以地黄、山药诸滋阴之品，更能解肾亏阴虚之热。且人参与滋阴之品同用，又能助肾阴上潮以解上焦之燥热，鸡子黄中含有副肾髓质之分泌素，为滋补肾脏最要之品，茅根其凉而能散，用之作引，能使深入下陷之邪热上出外散以消解无余。至于第二方周身之热度增高，脉象较前有力，似近洪滑，诸病皆见轻减，精神已振。仅心中仍觉

有余热，大便犹未通下，故再以大剂凉润之药清之，而少佐以补气之品。

案5 温热结胸证

天津张姓叟，年近五旬，于季夏得温热结胸证。

病因 心有忿怒，继复饱食，夜眠又当窗受风，晨起遂觉头疼发热，心下痞闷，服药数次病益进。

证候 初但心下痞闷，继则胸膈之间亦甚痞塞，且甚烦热，其脉左部沉弦，右部沉牢。

诊断 寒温下早成结胸，若表有外感，里有瘀积，不知表散药与消积药并用，而专事开破以消其积，则外感乘虚而入亦可成结胸。审证察脉，其病属结胸无疑，然其结之非剧，本陷胸汤之义而通变治之可也。

处方 病者旬余辍工，家几断炊，愚怜其贫，为拟简便之方，与以自制通彻丸（即牵牛轧取头次末，水泛为小丸）五钱及自制离中丹两半，俾先服通彻丸三钱，迟一点半钟，若不觉药力猛烈，再服下所余二钱，候须臾再服离中丹三钱，服后多饮开水，俾出汗。若痞塞开后，仍有余热者，将所余离中丹分数次徐徐服之，每服后皆宜多饮开水取微汗。

效果 如法将两种药服下，痞塞与烦热皆愈。

【赏析】

本案患者饱食后伤风，既有外感，亦有内积，当表里同治，宜解表药与消积药并用，现误治专用开破消积之剂，使外感之邪乘虚而入，邪热与积滞互结而成结胸。《伤寒论·辨太阳病脉证并治》134条："太阳病，脉浮而动数，……医反下之，动数变迟，膈内拒痛，胃中空虚，客气动膈，短气躁烦，心中懊恼，阳气内陷，心下因硬，则为结胸，大陷胸汤主之。"患者虽为结胸，但病情尚轻，不宜使用大陷胸汤之峻猛之剂，当以陷胸汤之义而变法治之。方中通彻丸以牵牛轧取头次末，水泛为丸，温通下积，酌情服用，防其峻猛之性，攻下而不伤正，配合离中丹，清热除烦。此法温下与清热并用，使邪热得消，积滞并除，痞塞自愈。

案6 温病结胸

天津赵某某，年四十二岁，得温病结胸证。

病因 季春下旬，因饭后有汗出受风，翌日头疼，身热无汗，心中发闷，医者外散其表热，内攻其发闷，服药后表未汗解而热与发闷转加剧。医者见服药无效，再疏方时益将攻破之药加重，下大便一次，遂至成结胸证。

证候 胸中满闷异常，似觉有物填塞，压其气息不能上达，且发热嗜饮水，小便不利，大便日溏泻两三次。其脉左部弦长，右部中分似洪而重按不实，一息五至强。

诊断 此证因下早而成结胸，又因小便不利而致溏泻，即其证脉合参，此乃上实下虚外感之热兼挟有阴虚之热也。治之者宜上开其结，下止其泻，兼清其内伤外感之热庶可奏效。

处方 生怀山药一两，五钱 生莱菔子一两，捣碎 滑石一两 生杭芍六钱 甘草三钱

共煎汤一大盅，温服。

复诊 服药后上焦之结已愈强半，气息颇形顺适，灼热亦减，已不感渴，大便仍溏，服药后下一次，脉象较前平和仍微数，遂再即原方略加减之。

处方 生怀山药一两，五钱 生莱菔子八钱，捣碎 滑石八钱 生杭芍五钱 甘草三钱

先用白茅根（鲜者更好）、青竹茹各二两，同煎数沸，取汤以之代水煎药。

效果 将药煎服后，诸病皆愈，惟大便仍不实，俾每日用生怀山药细末两许，水调煮作茶汤，以之送服西药百布圣五分，充作点心以善其后。

【赏析】

此案例患者因餐后外感风热病邪，伴心中发闷，误用下法使外感邪热乘虚而入而成结胸之症。《伤寒论·辨太阳病脉证并治》131条："病发于阳，而反下之，热入因作结胸；……所以成结胸者，以下之太早故也。"患

者虽因下早而成结胸，但此"结胸"无心下痛，病邪偏于上，为无形邪气凝结所致，故不可攻下。又因小便不利，大便日溏泻两三次。其脉左部弦长，右部中分似洪而重按不实，一息五至强。其症脉合参，此乃上实下虚外感之热兼挟有阴虚之热。治之者宜上开其结，下止其泻，兼清其内伤外感之热。用杭菊疏风清热，滑石清热除烦利小便，莱菔子消食除胀之力颇强，淮山药来补脾胃益肺气。加白茅根、竹茹共奏清热除烦之功。

案7　新感温病

天津俞某某，年过四旬，于孟夏得温病。

病因　与人动气争闹，头面出汗为风所袭，遂成温病。

证候　表里俱发热，胸膈满闷有似结胸，呼吸甚觉不利，夜不能寐，其脉左右皆浮弦有力，舌苔白厚，大便三日未行。

诊断　此病系在太阳而连及阳明少阳也。为其病在太阳，所以脉浮；为其连及阳明，所以按之有力；为其更连及少阳，是以脉浮有力而又兼弦也。其胸膈满闷呼吸不利者，因其怒气溢于胸中，挟风邪痰饮凝结于太阳部位也。宜外解太阳之表，内清阳明之热，兼和解其少阳，更开荡其胸膈，方为完全之策。

处方　生石膏二两，捣细　蒌仁二两，炒捣　生莱菔子八钱，捣碎　天花粉六钱　苏子三钱，炒捣　连翘三钱　薄荷叶二钱　茵陈二钱　龙胆草二钱　甘草二钱

共煎汤一大盅，温服后，复衾取微汗。

效果　服药后阅一小时，遍身得汗，胸次豁然，温热全消，夜能安睡，脉已和平如常，惟大便犹未通下，俾但用西药旃那叶一钱，开水浸服两次，大便遂通下。

【赏析】

此案例为卫气同病。卫表证发热，汗出，脉浮，为风邪郁于肺卫。气分证发热，大便三日未行，脉浮有力兼弦，为里热炽盛兼少阳不利。怒则气上，怒伤肝，肝气郁结，气机不畅，精血津液运行输布障碍，痰饮内生。故

本证风邪痰饮凝结于上，出现胸膈满闷，呼吸不利。纵观全案，宜采用解表清里合用，兼和解少阳，宽胸理气。用石膏透表解肌，清阳明胃腑之热。瓜蒌仁润燥化痰，滑肠通便。莱菔子除胀、祛痰降气。天花粉，清肺润燥。苏子降气消痰。连翘、薄荷清热解表。茵陈、龙胆草和解少阳。番泻叶开水泡服，以通大便。使卫气同治，热退身凉，郁开脉和。

案8 风温

邑北境赵某某，年近三旬，于孟秋得风温病。

病因 孟秋下旬，农人忙甚，因劳力出汗过多，复在树阴乘凉过度，遂得风温病。

证候 胃热气逆，服药多呕吐。因此屡次延医服药，旬余无效。及愚诊视，见其周身壮热，心中亦甚觉热，五六日间饮食分毫不进，大便数日未行。问何不少进饮食？自言有时亦思饮食，然一切食物闻之皆臭恶异常，强食之即呕吐，所以不能食也。诊其脉弦长有力，右部微有洪象，一息五至。

诊断 即此证脉相参，知其阳明腑热已实，又挟冲气上冲，所以不能进食，服药亦多呕也。欲治此证当以清胃之药为主，而以降冲之药辅之。则冲气不上冲，胃气亦必随之下降，而呕吐能止即可以受药进食矣。

处方 生石膏三两,捣细　生赭石一两,轧细　知母八钱　潞党参四钱　粳米三钱　甘草二钱

共煎汤一大碗，分三次温服下。

方解 此方乃白虎加人参汤又加赭石，为其胃腑热实故用白虎汤，为其呕吐已久故加人参，为其冲胃上逆故又加赭石也。

效果 将药三次服完，呕吐即止，次日减去赭石，又服一剂，大便通下，热退强半。至第三日减去石膏一两，加玄参六钱，服一剂，脉静身凉，而仍分毫不能饮食，憎其臭味如前。愚晓其家人曰：此病已愈，无须用药，所以仍不饮食者，其胃气不开也。胃之食物莫如莱菔，可用鲜莱菔切丝香油炒半熟，而以葱酱作汤勿过熟，少调以绿豆粉俾服之。至汤作熟时，病患仍

不肯服，迫令尝少许，始知香美，须臾服尽两碗，从此饮食复常。病患谓其家人曰：吾从前服药十余剂，病未见愈，今因服莱菔汤而霍然全愈，若早知莱菔汤能如此治病，则吾之病不早愈乎？其家人不觉失笑。

附记 曾记弱冠时，比邻有病外感痰喘者，延邑中老医皮某某，投以小青龙汤一剂喘即愈，然觉胸中似有雾气弥漫不能进食。皮某某曰，此乃湿气充盛，是以胃气不开也，此当投以开胃之剂。为疏方，用《金匮》苓桂术甘汤，煎服后未半刻，陡觉胸中阴霾顿开，毫无障碍，遂能进食，见者皆惊其用药之神奇。夫皮君能如此用药，诚无愧名医之目。而益叹经方之神妙，诚有不可令人思议者矣。此因一用莱菔，一用古方，均开胃于顷刻之间，故附志之。

【赏析】

本医案中患者因孟夏农家忙甚，劳力出汗过多，复在树阴乘凉过度，遂得风温病。由于服药呕吐，因此屡次延医，服药半月皆无效验，求治于张氏。见患者周身壮热，心中亦甚觉热，五六日间饮食分毫不进，大便数日未行。脉弦长有力，右部微有洪象，一息五至。观其症脉知其阳明腑热挟冲气上冲也。故治以清胃降冲。方用白虎加人参汤又加赭石，白虎汤泻胃腑热实，因呕吐已久伤津故加人参，加赭石治其冲胃上逆故也。服药后呕吐即止，前后两次加减患者热退脉静身凉，但仍分毫不能饮食，憎其臭味如前。竟用鲜白萝卜汤开胃调理痊愈。

此案展示风温病阳明腑实挟冲气上冲之法，治用白虎加人参汤加代赭石之风采。精妙之处在于当患者脉静身凉仍不能饮食时，考虑为胃气不开，用鲜白萝卜汤调理而痊愈。此妙思源于张锡纯感悟常州老中医皮某用《金匮》苓桂术甘汤治湿气充盛，胃气不开之神奇。体现了张锡纯博采众长之思想，融会贯通之理念。

案9 风温兼伏气化热

天津陈某某，年四十六岁，得风温兼伏气化热病。

病因 因有事乘京奉车北上时，当仲夏归途受风，致成温热病。

证候 其得病之翌日，即延为诊视，起居如常，惟觉咽喉之间有热上冲，咳嗽吐痰音微哑，周身似拘束酸软。脉象浮而微滑，右关重按甚实，知其证虽感风成温，而其热气之上冲咽喉，实有伏气化热内动也。若投以拙拟寒解汤原可一汗而愈。然当此病之初起而遽投以石膏重剂，彼将疑而不肯服矣。遂迁就为之拟方。盖医以救人为目标，正不妨委曲以行其道也。

处方 薄荷叶三钱　青连翘三钱　蝉蜕二钱　知母六钱　玄参六钱　天花粉六钱　甘草二钱

共煎汤一大盅，温服。

复诊 翌日复延为诊视，言服药后周身得微汗，而表里反大热，咳嗽音哑益甚，何以服如此凉药而热更增加，将毋不易治乎？言之若甚恐惧者。诊其脉洪大而实，左右皆然，知非重用石膏不可。因谓之曰：此病乃伏气化热，又兼有新感之热，虽在初得亦必须用石膏清之方能治愈。若果能用生石膏四两，今日必愈，吾能保险也。问石膏四两一次全服乎？答曰：非也。可分作数次服，病愈则停服耳。为出方，盖因其有恐惧之心，故可使相信耳。

处方 生石膏四两，捣细　粳米六钱

共煎汤至米熟，取汤四盅，分四次徐徐温饮下。病愈不必尽剂，饮至热退而止。大便若有滑泻，尤宜将药急停服。

复诊 翌日又延为诊视，相迎而笑曰：我今热果全消矣，惟喉间似微觉疼，先生可再为治之。问药四盅全服乎？答曰：全服矣。当服至三盅后，心犹觉稍热，是以全服，且服后并无大便滑泻之病，石膏真良药也。再诊其脉已平和如常，原无须服药，问其大便，三日犹未下行。为开滋阴润便之方，谓服至大便通后，喉疼亦必自愈，即可停药勿服矣。

【赏析】

温病之成，多由于伏气化热，而推本于《内经》"冬伤于寒，春必病温"二语，谓所受之伏气皆为冬令所感之寒。张氏认为"此言伏气化热成温病也"，大抵因复略有感冒，而后其化热可陡然成温，表里俱觉壮热。不然

者，虽伏气所化之热深入阳明之腑，而无外感束其表，究不能激发其肌肉之热。此案本可以寒解汤一汗而愈，但病者有疑虑而未服，予以服凉药后而热更增加，故予以生石膏、粳米后病愈。生石膏其性凉而能散，有透表解肌之力，为清阳明胃腑之圣药。无论内伤、外感用之皆效，及其他脏腑有实热者，用之亦效，其寒凉之力远逊于黄连、龙胆草、知母、黄柏等，而其退热之力远过于诸药。

案10 温病兼痧疹

天津舒某某，年四十五岁，于仲夏得温病兼痧疹。

病因 舒某某原精医术，当温疹流行之时，屡次出门为人诊病，受其传染因得斯病。

证候 其前数日皆系自治，屡次服表疹清热之药，疹已遍身出齐而热仍不退，因求愚为延医。其表里俱觉发热，且又烦躁异常，无片时宁静，而其脉则微弱不起，舌苔薄而微黄，大便日行一次不干不溏，小便赤涩短少。

诊断 此证当先有伏气化热，因受外感之传染而激发，缘三焦脂膜窜入少阴遏抑肾气，不能上与心火相济，是以舌苔已黄，小便短赤，阳明腑热已实，而其脉仍然无力也。其烦躁异常者，亦因水火之气不相交也。此虽温病，实与少阴伤寒之热者无异，故其脉亦与少阴伤寒之脉同。当治以白虎加人参汤，将原方少为变通，而再加托表疹毒之品辅之。

处方 生石膏二两，捣细 大潞参四钱 天花粉八钱 生怀山药八钱 鲜茅根四钱 甘草二钱

共煎汤两盅分两次温服下。

方解 此方即白虎加人参汤以花粉代知母，生山药代粳米，而又加鲜茅根也。花粉与知母，皆能清热，而花粉于清热之外又善解毒，山药与粳米皆能和胃，而山药于和胃之外又能滋肾。方中之义，用白虎汤以治外感实热，如此变通则兼能清其虚热解其疹毒，且又助以人参更可治证实脉虚之热，引以鲜茅根并可治温病下陷之热也。

复诊 将药煎服一剂，热退强半，烦躁亦大轻减，可安睡片时。至翌日过午，发热烦躁又如旧，脉象仍然无力，因将生石膏改用三两，潞参改用五钱，俾煎汤三盅，分三次温饮下。每饮一次，调入生鸡子黄一枚。服后其病亦见愈，旋又反复，且其大便一日两次，知此寒凉之药不可再服。乃此时愚恍然会悟，得治此证之的方矣。

处方 鲜白茅根六两，切碎

添凉水五盅，在炉上煎一沸，即将药罐离开炉眼，约隔三寸许，迟十分钟再煎一沸，又离开炉眼，再迟十分钟，视其茅根皆沉水底其汤即成。若茅根不沉水底，可再煎一沸，约可取清汤三盅，乘热顿饮之以得微汗方佳。

效果 此方如法服两剂，其病脱然愈矣。

说明 按此证其伏气之化热，固在三焦，而毒菌之传染，实先受于上焦，于斯毒热相并随上焦之如雾而弥漫于全身之脏腑经络不分界限。茅根凉而能散，又能通达经络脏腑无微不至。惟性甚平和，非多用不能奏效。是以一剂重用至六两，其凉散之力，能将脏腑经络间之毒热尽数排出（茅根能微汗利小便，皆其排出之道路），毒热清肃，烦躁自除矣。愚临证五十年，用白虎加人参汤时不知凡几，约皆随手奏效。今此证两次用之无效，而竟以鲜白茅根收其功，此非愚所素知，乃因一时会悟后则屡次用之皆效，故特详之以为治温疹者开一法门也。若其脉象洪滑甚实者，仍须重用石膏清之，或石膏、茅根并用亦可。又按白茅根必须用鲜者，且必如此煎法方效。但根据之成功多用可至十两，少用亦须至四两，不然此证前两方中皆有茅根四钱未见效验，其宜多用可知矣。又药局中若无鲜者，可自向洼中剖之，随处皆有。若剖多不能一时皆用，以湿土埋之永久不坏。

【赏析】

《素问·刺法论》云："五疫之至，皆相染易，无问大小，病状相似"。吴又可在《温疫论》中说："疫气盛行，所患者重，最能传染"；"邪之所着，有天受，有传染。"患者当温疹流行之时，屡次出门为人诊病，伏气化热，因受外感之传染而激发受其传染因得斯病。温病以发热为主症，易化燥伤阴。初期当为肺卫表证。屡治不愈，入里化热，出现肺胃热盛证，伤及肺胃阴液，故见其表里俱觉发热，烦躁异常，无片时宁静，小便赤涩短少，舌苔薄而微黄。治以清热救阴，白虎加人参汤清热生津。以天花粉代知母，生山药代粳米，而又加鲜茅根也。天花粉与知母，皆能清热，而天花粉于清热之外又善解毒，而且清热善清肺胃热，长于生津止渴。《本草纲目》云："栝楼根，味甘微苦酸，酸能生津，故能止渴润枯，微苦降火，甘不伤胃。"山药与粳米皆能和胃，而山药于和胃之外又能滋肾，李时珍《本草纲目》中有"健脾补益、滋精固肾、治诸百病，疗五劳七伤"。《本草再新》言鸡子黄："补中益气，养肾益阴，润肺止咳，能使心肾交，能教肺肾还。虚劳吐血，均有功焉。"《本草正义》云："白茅根，寒凉而味甚甘，能清血分之热，而不伤干燥，又不黏腻……泄降火逆，其效甚捷，故又主胃火哕逆呕吐，肺热气逆喘满。且甘寒而多脂液，虽降逆而异于苦燥，则又止渴生津，而清涤肺胃肠间之伏热，能疗消谷燥渴。……又通利小水，泄热结之水肿，导瘀热之黄疸，皆甘寒通泄之实效。然其甘寒之力，清泄肺胃，尤有专长，凡齿痛龈肿，牙疳口舌诸疮，及肺热郁窒之咽痛腐烂诸证，用以佐使，功效最著，而无流弊。"大剂量鲜白茅根清热生津，使热邪从小便而解。全方表里同治，清补并用、以清为主，使热清而不伤正，养阴而不碍邪。

案11 温病兼劳力过度

族弟某某，年三十八岁，于孟夏来津于旅次得温病。

病因 时天气炎热，途中自挽鹿车，辛苦过力，出汗受风，至津遂成温病。

证候 表里俱觉甚热，合目恒谵语，所言多劳力之事。舌苔白厚，大便三日未行，脉象左部弦硬，右部洪实而浮，数逾五至。

诊断 此证因长途炎热劳碌，脏腑间先有积热，又为外感所袭，则其热陡发。其左脉弦硬者，劳力过度肝肾之阴分有伤也。右部洪实者，阳明之腑热已实也。其洪实兼浮者，证犹连表也。拟治以白虎加人参汤以玄参代知母，生山药代粳米，更辅以透表之药以引热外出。

处方 生石膏三两，捣细 大潞参四钱 玄参一两 生怀山药六钱 甘草三钱 西药阿司匹林一瓦

将前五味共煎汤两大盅，先温服一盅，迟半点钟将阿司匹林用开水送下，俟汗出后再将所余一盅分两次温服下。

效果 将药服一盅后，即不作谵语，须臾将阿司匹林服下，遍体得汗，继又将所余之汤药徐徐服下，其病霍然全愈。

帮助 白虎汤中以石膏为主药，重用至三两，所以治右脉之洪实也；于白虎汤中加人参更以玄参代知母，生山药代粳米，退热之中大具滋阴之力（石膏、人参并用，能于温寒大热之际，立复真阴），所以治左脉之弦硬也。用药如用兵，料敌详审，步伍整齐，此所以战则必胜也。至于脉象兼浮，知其表证未罢，犹可由汗而解，遂佐以阿司匹林之善透表者以引之出汗，此所谓因其病机而利导之也。若无阿司匹林之处，于方中加薄荷叶一钱，连翘二钱，亦能出汗。

【赏析】

患者脏腑间先有积热，因长途炎热劳碌，出汗受风，为外感所袭，发为温病。患者发热，大汗出，右部洪实者，为阳明腑实证。张氏自叙："石膏之性，又最宜与西药阿司匹林并用。盖石膏清热之力虽大，而发表之力稍轻。阿司匹林味酸性凉，最善达表，使内郁之热由表解散，与石膏相助为理，实有相得益彰之妙也。"石膏清热之力虽大，而发表之力稍轻，佐以阿司匹林之善透表者以引之出汗，薄荷、连翘辛凉解表，二者相合解表清里。《本草正义》云："玄参，此物味苦而甘，苦能清火，甘能滋阴，以其味甘，故降性亦缓。"生山药、人参健脾补肾，使阴液化生有源。全方中西医结合，表里同治，清补并用、以清为主，使热清而不伤正，养阴而不碍邪。

案12 温病兼下痢

天津范姓媪，年过五旬，得温病兼下痢证。

病因　家务劳心，恒动肝火，时当夏初，肝阳正旺，其热下迫，遂患痢证。因夜间屡次入厕，又受感冒兼发生温病。

证候　表里皆觉发热，时或作渴，心中烦躁，腹中疼甚剧，恒作呻吟。昼夜下痢十余次，旬日之后系纯白痢，其舌苔厚欲黄，屡次延医服药，但知治痢且用开降之品，致身体虚弱卧不能起，其脉左右皆弦而有力，重按不实，搏近五至。

诊断　此病因肝火甚盛，兼有外感之热已入阳明，所以脉象弦而有力。其按之不实者，因从前服开降之药过多也。其腹疼甚剧者，因弦原主疼，兹则弦而且有力，致腹中气化不和故疼甚剧也。其烦躁者，因下久阴虚，肾气不能上达与心相济，遂不耐肝火温热之灼耗，故觉烦躁也。宜治以清温凉肝之品，而以滋阴补正之药辅之。

处方　生杭芍一两　滑石一两　生怀山药一两　天花粉五钱　山楂片四钱　连翘三钱　甘草三钱

共煎汤一大盅，温服。

复诊　将药煎服一剂，温热已愈强半，下痢腹疼皆愈，脉象亦见和缓，拟再用凉润滋阴之剂，以清其余热。

处方　生怀山药一两　生杭芍六钱　天花粉五钱　生怀地黄五钱　玄参五钱　山楂片三钱　连翘二钱　甘草二钱

共煎汤一大盅，温服。

效果　将药连服两剂，病遂全愈。惟口中津液短少，恒作渴，运动乏力，俾用生怀山药细末煮作茶汤，兑以鲜梨自然汁，当点心服之，日两次，浃辰之间当即可撤消矣。盖山药原善滋阴，而其补益之力又能培养气化之虚耗。惟其性微温，恐与病后有余热者稍有不宜，借鲜梨自然汁之凉润以相济为用，则为益多矣。

【赏析】

凡温而兼痢之证，最为难治。盖温随下痢深陷而水无出路，即痢为温热所灼而益加疼坠。方中滑石、芍药二药皆善通利小便，防其水饮仍归大肠也。且芍药与甘草同用名甘草芍药汤，仲圣用以复真阴，且芍药能生肝血、退肝热，为柔肝之要药，即为治脉象弦硬之要药；山药可滋阴以退热而能固大便；天花粉味苦微酸，性凉而润，清火生津，为止渴要药；连翘味淡微苦，性凉，具升浮宣散之力，能透表解肌，清热逐风，为治风热要药。全方表里同治，清补并用，使热清而不伤正，养阴而不碍邪。

案13 温病兼脑膜炎

天津侯姓幼男，年八岁，得热病兼脑膜炎。

病因 蒙学暑假乍放，幼童贪玩，群在烈日中嬉戏，出汗受风，遂得斯证。

证候 闭目昏昏，呼之不应，周身灼热无汗，其脉洪滑而长，两寸尤盛。其母言病已三日，昨日犹省人事，惟言心中发热，至夜间即昏无知觉。然以水灌之犹知下咽，问其大便三日未行。

诊断 此温热之病，阳明腑热已实，其热循经上升兼发生脑膜炎也。脑藏神明主知觉，神经因热受伤，是以知觉全无，宜投以大剂白虎汤以清胃腑之热，而复佐以轻清之品，以引药之凉力上行，则脑中之热与胃腑之热全清，神识自明了矣。

处方 生石膏三两，捣细　知母八钱　连翘三钱　茵陈钱半　甘草三钱　粳米五钱

煎至米熟其汤即成。取清汁三茶杯，徐徐分三次温服，病愈无须尽剂。

效果 服至两次已明了能言，自言心中犹发热，将药服完，其热遂尽消，霍然全愈。

【赏析】

此案为温热之病，其周身灼热无汗，脉洪滑而长，大便三日未行，故阳明腑热已形成，热结于内，里热熏蒸，腑热上扰神明，是以知觉全无。张氏据其病机，用大剂白虎汤以清胃腑之热，而复佐以轻清之品，以引药之凉力上行。方中生石膏辛寒，入肺胃经，能大清胃热，达热出表，可除气分之壮

热。知母苦寒而性润，入肺胃二经，清热养阴。知母配石膏，可增强清热止渴除烦之力。生甘草泻火解毒，调和诸药，配粳米可保养胃气，祛邪而不伤正，配石膏则可甘寒生津。连翘味淡微苦，性凉，具升浮宣散之力，能透表解肌，清热逐风。茵陈其气微香，其味微辛微苦，秉少阳最初之气，是以凉而能散。本方六药相配，共奏清热保津之功。

案14 温热泄泻

天津钱姓幼男，年四岁，于孟秋得温热兼泄泻，病久不愈。

病因 季夏感受暑温，服药失宜，热留阳明之腑，久则灼耗胃阴，嗜凉且多嗜饮水，延至孟秋，上热未清，而下焦又添泄泻。

证候 形状瘦弱已极，周身灼热，饮食少许则恶心欲呕吐。小便不利，大便一昼夜十余次，多系稀水，卧不能动，哭泣无声，脉数十至且无力（四岁时，当以七至为正脉），指纹现淡红色，已透气关。

诊断 此因外感之热久留耗阴，气化伤损，是以上焦发热懒食，下焦小便不利而大便泄泻也。宜治以滋阴、清热、利小便兼固大便之剂。

处方 生怀山药一两, 五钱　滑石一两　生杭芍六钱　甘草三钱

煎汤一大盅，分数次徐徐温服下。

方解 此方即拙拟滋阴清燥汤也。原方生山药是一两，今用两半者，因此幼童瘦弱已极，气化太虚也。方中之义，山药与滑石同用，一利小便，一固大便，一滋阴以退虚热，一泻火以除实热。芍药与甘草同用，甘苦化合，味近人参，能补益气化之虚损。而芍药又善滋肝肾以利小便，甘草又善调脾胃以固大便，是以汇集而为一方也。

效果 将药连服两剂，热退泻止，小便亦利，可进饮食，惟身体羸瘦不能遽复。俾用生怀山药细末七八钱许，煮作粥，调以白糖，作点心服之。且每次送西药百布圣一瓦，如此将养月余始胖壮。

【赏析】

患者外感之热因服药失宜，而致热留阳明之腑，从季夏延至孟秋，久留

体内而耗阴，气化伤损，而致上焦发热懒食，下焦小便不利而大便泄泻。古云：从来寒温之热传入阳明，其上焦燥热下焦滑泄者，最为难治，因欲治其上焦之燥热，则有碍下焦之滑泄；欲补其下焦之滑泄，则有碍上焦之燥热，是以医者对之恒至束手。张氏据其病机，自拟滋阴清燥汤。此案中幼童极其瘦弱、气化太虚，故生山药用一两半。山药与滑石并用，一补大便，一利小便，山药多液，滑石性凉，又善清上焦之燥热，更辅以甘草、芍药以复其阴，阴复自能胜燥热，而芍药又善利小便，甘草亦善调大便。全方滋阴、清热并用，使热清而不伤正，养阴而不碍邪。

案15 温病兼虚热

山西高某某，年二十八岁，客居天津，于仲秋得温病。

病因 朋友招饮，饮酒过度，又多喝热茶，周身出汗，出外受风。

证候 周身骨节作疼，身热39.4℃，心中热而且渴，舌苔薄而微黄。大便干燥，小便短赤，时或干嗽，身体酸软殊甚，动则弦晕，脉数逾五至，浮弦无力。自始病至此已四十日矣，屡次延医服药无效。

诊断 此证乃薄受外感，并非难治之证。因治疗失宜，已逾月而外表未解，内热自不能清。病则懒食，又兼热久耗阴，遂由外感之实热，酿成内伤之虚热，二热相并，则愈难治矣。斯当以大滋真阴之药为主，而以解表泻热之药佐之。

处方 生怀山药一两 生怀地黄一两 玄参一两 沙参六钱 生杭芍六钱 大甘枸杞五钱 天冬五钱 天花粉五钱 滑石三钱 甘草三钱

共煎汤一大碗，分三次温饮下，其初饮一次时，先用白糖水送服西药阿司匹林半瓦，然后服汤药。

复诊 初服药一次后，周身得汗，骨节已不觉疼，二次三次继续服完，热退强半，小便通畅，脉已不浮弦，跳动稍有力，遂即原方略为加减，俾再服之。

处方 生怀山药一两 生怀地黄八钱 玄参六钱 沙参六钱 大甘枸杞六

钱　天门冬六钱　滑石三钱　甘草二钱　真阿胶三钱，捣碎

药共九味，先将前八味煎汤两大盅，去渣入阿胶融化，分两次温服。其服初次时，仍先用白糖水送服阿司匹林三分之一瓦。此方中加阿胶者，以其既善滋阴，又善润大便之干燥也。

效果　将药先服一次，周身又得微汗，继将二分服下，口已不渴，其日大便亦通下，便下之后，顿觉精神清爽，灼热全无，病遂从此愈矣。

说明　方中重用大队凉润之品，滋真阴即以退虚热，而复以阿司匹林解肌、滑石利小便者，所以开实热之出路也。至于服阿司匹林半瓦，即遍身得汗者，因体虚者其汗易出，而心有燥热之人，得凉药之濡润亦恒自出汗也。

【赏析】

患者感受燥热病邪四十日未愈造成外感实热与内伤之虚热并成，为难治之症。治宜扶正为主兼以解表清热。用怀山药益肺肾。生地、玄参、沙参、天冬、天花粉一派凉润之品来养阴清热生津。枸杞养阴益精，杭菊疏风清热，滑石清热除烦利小便，甘草调和诸药，解表发汗西药阿司匹林。待表证稍除后，去杭菊、天花粉加阿胶取其善滋阴又善润肠之功。使之周身微汗出，大便通，热退，神清气爽，病痊愈。此病例阐明久病必伤元气，治疗应以扶正为第一要义，兼以祛邪，才能达到理想的临床效果。

案16　温病体虚

辽宁刘某某幼子，年七岁，于暮春得温病。

病因　因赴澡塘洗澡，汗出未竭，遽出冒风，遂成温病。病初得时，医者不知，用辛凉之药解饥①，而竟用温热之药为发其汗，迨汗出遍体，而灼热转剧。又延他医遽以承气下之，病尤加剧，因其无可下之证而误下也。从此不敢轻于服药，迟延数日见病势浸增，遂延愚为诊视，其精神昏愦间作谵语，气息微喘，肌肤灼热。问其心中亦甚觉热，唇干裂有凝血，其舌苔薄而黄，中心干黑，频频饮水不能濡润。其脉弦而有力，搏近六至，按之不实，而左部尤不任重按，其大便自服药下后未行。

诊断 此因误汗误下，伤其气化，兼温热既久阴分亏耗，乃邪实正虚之候也。宜治以大剂白虎加人参汤。以白虎汤清其热，以人参补其虚，再加滋阴之品数味，以滋补阴分之亏耗。

处方 生石膏四两，捣细 知母一两 野党参五钱 大生地黄一两 生怀山药七钱 玄参四钱 甘草三钱

共煎汤三大盅，分三次温饮下。病愈者勿须尽剂，热退即停服。白虎加人参汤中无粳米者，因方中有生山药可代粳米和胃也。

效果 三次将药服完，温热大减，神已清爽。大便犹未通下，心中犹觉发热，诊其脉仍似有力，遂将原方去山药仍煎三盅，俾徐徐温饮下，服至两盅大便通下，遂停药勿服，病全愈。

注释

① 医者不知，用辛凉之药解饥："不知"后误逗。解饥，应为"解肌"。

【赏析】

此病童患病之时，为暮春之季，其天时已渐有夏暑之气，孩童澡后，腠理开泄，外邪凑之，其为温热之性者多矣，粗工不知，见病童有外感之证，竟用温热之药为发其汗，此犯热者热之医家之大忌也，故致其汗出遍体，而灼热转剧，此一误也。又延他医，无可下之证而遽以承气下之，病尤加剧，此二误也。

清·刘仕廉《医学集成》曰："医之为道，非精不能明其理，非博不能致其约，是故前人立教，必便之先读儒书，明《易》、《素》、《难》、《本草》、《脉经》，而不少略者何？……非《易》无以知阴阳之消长：……。"医者不知阴阳之消长，四时之变化，五运六气之玄机，徒知见某病症用某药方，无异于缘木取鱼，岂有取效者乎？既误汗又误下，伤其气化，兼温热既久，阴分亏耗，遂成邪实正虚之候也。邪实者，阳明实热也；正虚者，气阴已伤也。白虎加人参汤，仲圣之经方也，可和表散热、益气生津。《伤寒论》第26条："服桂枝汤，大汗出后，大烦渴不解，脉洪大者，白虎加人参汤主之。"柯琴《伤寒论注解》曰："服桂枝麻黄汤，大汗出

后，而大烦渴，是阳陷于里，急当救阴，故用白虎加人参汤。"《伤寒论》168条："伤寒若吐若下后，七八日不解，热结在里，表里俱热，时时恶风、大渴舌上干燥而烦、欲饮水数升者，白虎加人参汤主之。"此病症几与病童之症暗合，故以白虎加人参汤主之，稍事加减。

白虎加人参汤与白虎汤之主证大体相同，唯白虎加人参汤证津液亏损较重，以渴饮为主诉。张锡纯以白虎汤清其热，以人参补其虚，再加滋阴之品大生地黄、玄参数味，以滋补阴分之亏耗。方中用生山药代粳米，既可和胃，又可生津益肺，增强滋补阴液之功，遵古不泥古也。

一剂三次将药服完，温热大减，神已清爽，是乃邪气渐清，正气阴液渐复。但诊其脉仍似有力，大便犹未通下，心中犹觉发热者，余热未尽也。再将原方去山药，此因胃气已复，无需再和胃，仍一剂煎三盅，徐徐温饮下，服至两盅大便通下，遂停药勿服，此即病愈者勿须尽剂，遵热退即停服之戒，乃收全愈之功。此经方妙用之典范也。

案17　温热腹疼兼下痢

天津张姓媪，年过五旬，先得温病，腹疼即又下痢。

病因　因其夫与子相继病，故屡次伤心，蕴有内热，又当端阳节后，天气干热非常，遂得斯证。

证候　腹中搅疼，号呼辗转不能安卧，周身温热，心中亦甚觉热，为其卧不安枕，手足扰动，脉难细诊，其大致总近热象，其舌色紫而干，舌根微有黄苔，大便两日未行。

诊断　此乃因日日伤心，身体虚损，始则因痛悼而脏腑生热，继则因热久耗阴而更生虚热，继又因时令之燥热内侵与内蕴之热相并，激动肝火下迫腹中，是以作疼，火热炽盛，是以表里俱觉发热。此宜清其温热，平其肝火，理其腹疼，更宜防其腹疼成痢也。

处方　先用生杭芍一两、甘草三钱，煎汤一大盅，分两次温服。每次送服卫生防疫宝丹四十粒，约点半钟服完两次，腹已不疼。又俾用连翘一两、甘草三钱，煎汤一大盅，分作三次温服。每次送服拙拟离中丹三钱，嘱约两点钟温服一次。

复诊 翌日晚三点钟，复为诊视，闭目昏昏，呼之不应。其家人言，前日将药服完里外之热皆觉轻减，午前精神颇清爽，午后又渐发潮热，病势一时重于一时。前半点钟呼之犹知答应，兹则大声呼之亦不应矣。又自黎明时下脓血，至午后已十余次，今则将近两点钟未见下矣。诊其脉左右皆似大而有力，重按不实，数近六至，知其身体本虚，又因屡次下痢，更兼外感实热之灼耗，是以精神昏愦，分毫不能支持也。拟放胆投以大剂白虎加人参汤，复即原方略为加减，俾与病机适宜。

处方 生石膏三两，捣细　野台参五钱　生杭芍一两　生怀地黄一两　甘草三钱　生怀山药八钱

共煎汤三盅，分三次徐徐温服下。

此方系以生地黄代原方中知母，生山药代原方中粳米，而又加芍药。以芍药与方中甘草并用，即《伤寒论》中甘草芍药汤，为仲圣复真阴之妙方。而用于此方之中，又善治后重腹疼，为治下痢之要药也。

复诊 将药三次服完后，时过夜半，其人豁然省悟，其家人言自诊脉疏方后，又下脓血数次，至将药服完，即不复下脓血矣。再诊其脉，大见和平，问其心中，仍微觉热，且觉心中怔忡不安。拟再治以凉润育阴之剂，以清余热，而更加保合气化之品，以治其心中怔忡。

处方 玄参一两　生杭芍六钱　净萸肉六钱　生龙骨六钱，捣碎　生牡蛎六钱，捣碎　沙参四钱　酸枣仁四钱，炒捣　甘草二钱

共煎汤两盅，分两次温服。每服一次，调入生鸡子黄一枚。

效果 将药连服三剂，余热全消，心中亦不复怔忡矣。遂停服汤药，俾用生怀山药细末一两弱，煮作茶汤少兑以鲜梨自然汁，当点心服之以善其后。

说明 温而兼痢之证，愚治之多矣，未有若此证之剧者。盖此证腹疼至辗转号呼不能诊脉，不但因肝火下迫欲作痢也，实兼有外感毒疠之气以相助

为虐。故用芍药以泻肝之热，甘草之缓肝之急，更用卫生防疫宝丹以驱逐外侵之邪气。迨腹疼已愈，又恐其温热增剧，故又俾用连翘、甘草煎汤，送服离中丹以清其温热，是以其证翌日头午颇见轻。若即其见轻时而早为之诊脉服药，原可免后此之昏沉，乃因翌日相延稍晚，竟使病势危至极点，后幸用药得宜，犹能挽回，然亦险矣。谚有"走马看伤寒"，言其病势变更之速也。至治温病亦何独不然哉。又此证过午所以如此加剧者，亦以其素本阴虚，又自黎明下痢脓血多次，则虚而益虚，再加以阴亏之虚热，与外感之实热相并，是以其精神即不能支持。所赖方中药味无多，而举凡虚热实热及下痢所生之热，兼顾无遗，且又煎一大剂分三次温饮下，使药力前后相继，此古人一煎三服之法。愚遵此法以挽回险证救人多矣。非然者则剂轻原不能挽回重病，若剂重作一次服病患又将不堪。惟将药多煎少服，病愈不必尽剂，此以小心行其放胆，洵为挽回险病之要着也。

【赏析】

开篇言先得温病者，实乃温病在腹疼与下痢病之后，其病之次序应为：因其夫与子相继病，伤心太盛，蕴成内热；又逢端阳节后，天气干热非常。故内生肝火焦灼于先，热久耗阴而更生虚热，外感时令之燥热内侵于后。内外交炙，热燥相并，燔烁燎原，上攻下伐。上攻则周身温热，心中甚觉热，辗转不能安卧，舌色紫而干，舌根微有黄苔；下伐则激动肝火下迫腹中，肝木横逆脾土，则腹痛下痢，再兼有外感毒疠之气以相助为虐，遂成斯证。

夫中医之情志致病理论源远流长，疾病与心理关联性极其密切，所谓内伤七情者是也，其对肝木与心情所致疾病尤为重视。金元之大家张元素在其著作《珍珠囊·去脏腑之火》中曰"白芍药泻肝火"，首次提到"肝火"两字；朱震亨在《格致余论·阳有余阴不足论》中，首次正面概括了肝之生理功能，提出"肝司疏泄"。情志不畅，忧思郁怒，最易影响肝司疏泄的功能，肝气郁结，久则化火，如刘完素之"五志过极化火"，朱丹溪之"气有余便是火"。

方用生芍药以泻肝之热，乃得张元素"白芍药泻肝火"之真义；以甘草之缓肝之急，实有养肝柔肝之妙功。一泻一养，彰显文武之道，一弛一张之佳境也。加用卫生防疫宝丹，是为内外兼治，标本兼顾，不偏重偏废也。卫生防疫宝丹由粉甘草（细末）、细辛（细末）、香白芷（细末）、薄荷冰（细末）、冰片（细末）、朱砂（细末）组成。乃张锡纯自创方，主治霍乱吐泻转筋，下痢腹疼，一切痧症，头疼、牙疼。用是病者，以驱逐外侵之邪气也。

迨腹疼已愈，表明肝热已除。但恐患者温热增剧，故又俾用连翘、甘草煎汤，送服离中丹，加连翘者，清热解毒也，以增清温热之力。离中丹由生石膏（细末）、甘草（细末）、朱砂末组成。亦张锡纯自创方，主治肺病发热，咳吐脓血；暴发眼疾，红肿作痛，头痛齿痛，一切上焦实热之症，用此丹意欲驱邪务尽，果其证翌日头午颇见轻。

家人见其病轻乃相延稍晚，又致其潮热、昏沉、下脓血十余次等，病症急遽恶化，张氏慨然曰：真乃"走马看伤寒"也，至治温病亦何独不然哉。若即见其病轻时追而击之，一举荡平，何有死灰复燃之虑。患者过午加剧者，因素本阴虚，兼之下痢脓血多次，则虚而益虚，再加外感之实热未尽，以阴亏之虚热之体，与外感之实热之邪相并，再成燎燃之势，而致病势危至极点，是以其精神不能支持。俾因与病机适宜，故曰："拟放胆投以大剂白虎加人参汤，复即原方略为加减。"所谓放胆者，实以小心行其放胆也。胆大心细如斯，真乃大家风范也。

白虎加人参汤方中以生地黄代原方中知母，生山药代原方中粳米，而又加芍药者，皆因患者真阴太虚，故以生地黄、生山药急补真阴；以芍药合之方中甘草，即成《伤寒论》之甘草芍药汤，为仲圣复真阴之妙方也，又有泻肝火之妙用。如此组方，真阴既补，虚热又泻，复治后重腹疼下痢，举凡虚热实热及下痢所生之热，兼顾无遗，不止一箭双雕，可谓一石三鸟矣。且又煎一大剂分三次温饮下，使药力前后相继，果使患者豁然省悟，虽又下脓血数次者，余邪去矣；至将药服完，即不复下脓血焉。

疗疾至此，脉已和平，患者唯觉心中微热，且怔忡不安，乃余热未尽也。再拟用玄参、生杭芍、净萸肉、生龙骨、生牡蛎、沙参、酸枣仁、甘草共煎汤两盅，分两次温服。每服一次，调入生鸡子黄一枚。此乃用玄参、生杭芍、净萸肉、沙参、酸枣仁、甘草起凉润育阴之功，以清余热，生龙骨、生牡蛎益阴潜阳，镇静安神，更加保合气化之品生鸡子黄滋阴清心热，以治其心中怔忡。生鸡子黄者，《本草纲目》曰"补阴血，解热毒，治下痢"，此时用之，真乃面面俱到矣。

对病重之人，剂量方法，张锡纯言之谆谆曰：剂轻原不能挽回重病，若剂重作一次服病患又将不堪。唯将药多煎少服，病愈不必尽剂，此以小心行其放胆，洵为挽回险病之要着也。

案18 温病兼下痢

袁姓妇，年三十六岁，得温病兼下痢证。

病因 仲秋乘火车赴保定归母家省视，往来辛苦，路间又兼受风，遂得温病兼患下痢。

证候 周身壮热，心中热而且渴，下痢赤多白少，后重腹疼，一昼夜十余次，舌苔白厚，中心微黄，其脉左部弦硬，右部洪实，一息五至。

诊断 此风温之热已入阳明之腑，是以右脉洪实，其炽盛之肝火下迫肠中作痢，是以左脉弦硬。夫阳明脉实而渴者，宜用白虎加人参汤，因其肝热甚盛，证兼下痢，又宜以生山药代粳米以固下焦气化，更辅以凉肝调气之品，则温与痢庶可并愈。

处方 生石膏三两，捣细 野党参四钱 生怀山药一两 生杭芍一两 知母六钱 白头翁五钱 生麦芽四钱 甘草四钱

将药煎汤三盅，分三次温饮下。

复诊 将药分三次服完，温热已退强半，痢疾已愈十之七八，腹已不疼，脉象亦较前和平，遂即原方略为加减俾再服之。

处方 生石膏二两，捣细 野台参三钱 生怀山药八钱 生杭芍六钱 知母五钱 白头翁五钱 秦皮三钱 甘草三钱

共煎汤两盅，分两次温服下。

效果 将药煎服两剂，诸病皆愈，惟脉象似仍有余热，胃中似不开通懒于饮食。俾用鲜梨、鲜藕、莱菔三者等分，切片煮汁，送服益元散三钱许，日服两次，至三次则喜进饮食，脉亦和平如常矣。

说明 凡温而兼痢之证，最为难治。盖温随下痢深陷而永无出路，即痢为温热所灼而益加疼坠，惟石膏与人参并用，能升举下陷之温邪，使之徐徐上升外散。而方中生山药一味，在白虎汤中能代粳米以和胃，在治痢药中又能固摄下焦气化，协同芍药、白头翁诸药以润肝滋肾，从容以奏肤功也。至于麦芽炒用之为消食之品，生用之不但消食实能舒发肝气，宣散肝火，而痢病之后重可除也。至后方加秦皮者，取其性本苦寒，力善收涩，借之以清热补虚，原为痢病将愈最宜之品。是以《伤寒论》白头翁汤中亦借之以清厥阴热痢也。

【赏析】

下痢之因，慨而言之，有寒热虚实之别，以热痢为多，其中变化，莫衷一是。为医之道，当谨守辨证求因之纲，乃不致成迷途之羊矣。

白头翁汤乃热痢之主方也，《伤寒论》37条曰："热利下重者，白头翁汤主之。"373条："下利欲饮水者，以有热故也，白头翁汤主之。"张锡纯在此病案中却将主方变之为辅方，因何如斯？张锡纯认为，凡温而兼痢之证，最为难治。盖温随下痢深陷而永无出路，即痢为温热所灼而益加疼坠。能使邪陷不出者，必是正虚无力托邪也。

以此案论之，患者往来辛苦，劳则耗气，兼受风邪，遂得温病兼患下痢。若以下痢治之，当以白头翁汤主之。而张锡纯用白虎加人参汤者，其一，得病之时，为仲秋之季，其时燥热易伤气阴也；其二，往来奔波劳顿，耗气可知也；其三，左脉弦硬，肝火炽盛也。其下痢之症，当是肝火下迫肠中而作痢，肝旺脾虚，肝木侮脾土也。用白虎加人参汤，泻肝热、益气阴也。石膏与人参并用，升举下陷之温邪，使之徐徐上升外散。生山药代粳米以和胃滋阴，在治痢药中又能固摄下焦气化，协同芍药、白头翁诸药以润肝滋肾。麦芽生用消食舒肝气，宣散肝火，而后重除矣。秦皮者，性苦寒，善收涩，可清热补虚，为痢病后期之良品也。

此案方以白虎加人参汤为主，辅以白头翁汤并去黄连、黄柏者，遵补虚滋润舒肝为主，清热收敛为辅，故无需黄连、黄柏之清热，因病制宜也。两剂诸病皆愈，脉有余热，懒于饮食者，胃有余热，不和降也。用鲜梨、鲜藕、莱菔三者，取其皆有和胃养阴，润燥清热之效。莱菔者，俗名萝卜也。汪颖《食物本草》曰："生捣服，治噤口痢。"用在此处，甚妙哉。

案19　温病兼下痢

天津姚姓媪，年六旬有二，于孟秋得温病兼下痢。

病因　孟秋天气犹热，且自觉心中有火，多食瓜果，又喜当风乘凉，遂致病温兼下痢。

证候　周身灼热，心中热且渴，连连呻吟不止，一日夜下痢十二三次，赤白参半，后重腹疼，饮食懒进，恶心欲呕，其脉左部弦而兼硬，右部似有力而重按不实，数近六至。延医治疗近旬日，病益加剧。

诊断　其左脉弦而兼硬者，肝血虚而胆火盛也。其右脉似有力而重按不实者，因其下痢久而气化已伤，外感之热又侵入阳明之腑也。其数六至者，缘外感之热灼耗已久，而其真阴大有亏损也。证脉合参，此乃邪实正虚之候。拟用拙定通变白虎加人参汤，及通变白头翁汤二方相并治之。

处方　生石膏二两，捣细　野台参四钱　生怀山药一两　生杭芍一两　白头翁四钱　金银花四钱　秦皮二钱　生地榆二钱　甘草二钱　广三七二钱，轧细　鸦胆子成实者五十粒，去皮

共药十一味，先用白糖水送服三七、鸦胆子各一半，再将余药煎汤两盅，分两次温服下。至煎渣再服时，亦先服所余之三七、鸦胆子。

复诊　将药煎服日进一剂，服两日表里之热皆退，痢变为泻，仍稍带痢，泻时仍觉腹疼后重而较前轻减，其脉象已近平和，此宜以大剂温补止其泄泻，再少辅以治痢之品。

处方　生怀山药一两　炒怀山药一两　龙眼肉一两　大云苓片三钱　生杭芍三钱　金银花三钱　甘草二钱

共煎汤一大盅，温服。

效果　将药煎服两剂，痢已净尽而泻未全愈，遂即原方去金银花、芍药，加白术三钱，服两剂其泻亦愈。

【赏析】

上一病案之温病兼下痢发于仲秋，此病案发于孟秋，病名虽相同，所发病时令不同也。孟秋之时，气接季夏，暑热未消，此患者当风乘凉，感受外邪，暑热与燥相合内侵，暑易伤气，燥易伤津，热邪耗阴伤气，此病较之于前案，当热邪更重。其病起也，延医治疗近旬日，此外感之热已侵入阳明之腑，又下痢太久，气化已伤，病益加剧。用通变白虎加人参汤及通变白头翁汤二方相并治之者。白虎加人参汤以泄热补阴，益气生津。白头翁汤清热止痢。以生杭芍泄热滋阴。用生怀山药代粳米以和胃滋阴，在治痢药中又能固摄下焦气化，协同芍药、白头翁诸药以润肝滋肾。金银花有清热解毒之功，可用于热毒引起之泻痢便血。热毒结聚肠道，入于血分，则下痢便血。金银花能凉血而解热毒，故可疗血痢便血。生地榆凉血止血，清热解毒。治吐血，衄血，血痢之症。用广三七治血痢，张锡纯真乃深得前贤之精髓也。世人皆知三七有"止血神药"之称，散瘀血，止血而不留瘀，对出血兼有瘀滞者更为适宜。但用三七治痢者，知之甚少。三七首载自李时珍《本草纲目》，李时珍在《濒湖集简方》中云："赤痢血痢，用三七三钱，研细，淘米水调服。"张锡纯在《医学衷中参西录》中亦云："三七，诸家多言性温，然单服其末数钱，未有觉温者。善化瘀血，又善止血妄行，为血衄要药。……兼治：便下血，女子血崩，痢病下血新红久不愈（宜与鸦胆子并用），肠中腐烂，浸成溃疡。所下之痢色紫腥臭，杂以脂膜，此乃膜烂欲穿（三七能腐化生新，是以治之）。"鸦胆子有清热燥湿，杀虫解毒之功，可治痢疾，久泻，疟疾等。服两剂后，表里热退，症减，脉近平和，再以大剂温补之生怀山药、炒怀山药、龙眼肉、大云苓片以健脾，再少辅以清热治痢之生杭芍、金银花，清补结合，止其泄泻。

再服2剂，痢尽而泻未愈者，热已去而脾气尚虚。方随症变，遂去清热治痢之金银花、芍药，加健脾祛湿之白术，脾健湿去而泻亦止矣。

案20　暑温兼泄泻

天津侯姓学徒，年十三岁，得暑温兼泄泻。

病因　季夏天气暑热，出门送药受暑，表里俱觉发热，兼头目眩晕。服药失宜，又兼患泄泻。

证候　每日泄泻十余次，已逾两旬，而心中仍觉发热懒食，周身酸软无力，时或怔忡，小便赤涩发热，其脉左部微弱，右部重按颇实，搏近六至。

诊断　此暑热郁于阳明之腑，是以发热懒食，而肝肾气化不舒，是以小便不利致大便泄泻也。当清泻胃腑，调补肝肾，病当自愈。

处方　生怀山药两半　滑石一两　生杭芍六钱　净萸肉四钱　生麦芽三钱　甘草三钱

共煎汤一大盅，温服。

复诊　服药一剂泻即止，小便通畅，惟心中犹觉发热，又间有怔忡之时，遂即原方略为加减俾再服之。

处方　生怀山药一两　生怀地黄一两　净萸肉八钱　生杭芍六钱　生麦芽二钱　甘草二钱

共煎汤一大盅，温服。

效果　将药连服两剂，其病霍然全愈。

说明　初次所用之方，即拙拟之滋阴清燥汤加山萸肉、生麦芽也。从来寒温之热传入阳明，其上焦燥热下焦滑泻者，最为难治，因欲治其上焦之燥热，则有碍下焦之滑泻；欲补其下焦之滑泻，则有碍上焦之燥热，是以医者对之恒至束手。然此等证若不急为治愈，则下焦滑泻愈久，上焦燥热必愈甚，是以本属可治之证，因稍为迟延竟至不可救者多矣。惟拙拟之滋阴清燥汤，山药与滑石并用，一补大便，一利小便。而山药多液，滑石性凉，又善清上焦之燥热，更辅以甘草、芍药以复其阴（仲景谓作甘草芍药汤以复其阴），阴复自能胜燥热，而芍药又善利小便，甘草亦善调大便，汇集四味为方，凡遇证之上焦燥热下焦滑泻者，莫不随手奏效也。间有阳明热实，服药后滑泻虽止而燥热未尽清者，不妨继服白虎汤。其热物理虚者①，或服白虎加人参汤，若虑其复作滑泻，可于方中仍加滑石三钱，或更以生山药代粳米煎取清汤，一次只饮一大口，徐徐将药服完，其热全消，亦不至复作滑泻。愚用此法救人多矣，滋阴清燥汤后，附有治愈多案可参观也。至此案方中加萸肉、生麦芽者，因其肝脉弱而不舒，故以萸肉补之，以生麦芽调之，所以遂其条达之性也。至于第二方中为泻止小便已利，故去滑石。为心中犹怔忡，故将萸肉加重。为犹有余热未清，故又加生地黄。因其余热无多，如此治法已可消除净尽，无须服白虎汤及白虎加人参汤也。

注释：

① 其热物理虚者："物理"二字讹误也，应为：其热实体虚者。

【赏析】

此病之起于酷暑之时，暑之为病，最易挟湿，耗气伤阴。暑湿内犯，则郁于阳明之腑，是以发热懒食，小便不利，大便泄泻也。伤阴则肝肾受损，下元不固而泄泻。乃上实下虚也，病已逾两旬，延误太久，治之不及而下焦滑泻愈久，上焦燥热愈甚，上实之更急，下虚之更甚，救上则碍下，补其下则妨上，上下棘手，补泻两难。

张锡纯用自创之滋阴清燥汤加山萸肉、生麦芽意在滋阴补虚为主，清热止泻辅之。滋阴清燥汤由滑石、甘草、生杭芍、生山药组成，本为温病，外表已解，其人或兼滑泻用之。此患者病逾两旬，外邪已内陷，故用之无妨。方中生山药滋阴退热，止滑泻；滑石清燥热，利水止泻，二药配合，一补大便，一利小便。而山药多液，滑石性凉，又善清上焦之燥热，相得益彰也；又佐以芍药以滋阴血、利小便，甘草燮阴阳，和中宫，阴复自能胜燥热，两者亦为清热止泻之要品也。因其肝脉弱而不舒，再于方中加山萸肉、生麦芽，乃以山萸肉补之，以生麦芽调之，以遂肝舒畅条达之性也。山萸肉者，可补阴收涩也。清代《本草新编》载：山萸肉"补阴之药未有布片，胜者也惟山萸大补肝肾专而不杂，既无寒热之偏，又无阴阳之背，实为诸补阴之冠"。《汤液本草》云："滑则气脱，涩剂所以收之，山茱萸止小便，利秘精气，取其味酸涩以收滑之。"生麦芽可健脾和胃，疏肝行气。肝疏则脾健而泄泻止矣。如此组方用药，一剂泻止而小便通畅，然惟心中犹觉发热，间有怔忡，尚有余热未清也，遂即原方略为加减再服。因泻止小便已利，故去滑石。心中怔忡，故将山萸肉剂量加重。故又加生地黄清热滋阴。将此变方连服两剂，其病霍然全愈。

张锡纯此病案尚有一备用方，白虎汤或白虎加人参汤也。其曰："间有阳明热实，服药后滑泻虽止而燥热未尽清者，不妨继服白虎汤。其热实体虚者，或服白虎加人参汤，若虑其复作滑泻，可于方中仍加滑石三钱，或更以生山药代粳米煎取清汤，一次只饮一大口，徐徐将药服完，其热全消，亦不至复作滑泻。"此患者余热无多，经滋阴清燥汤加山萸肉、生麦芽如斯治之，余热消除净尽，故无需服白虎汤或白虎加人参汤也。缜密之致，叹为观止。

案21　温病

武清县孙某某，年三十三岁，于孟秋时得温病。

病因　未病之前，心中常觉发热，继因饭后有汗，未暇休息，陡有急事冒风出门，致得温病。

证候　表里俱觉壮热，嗜饮凉水、食凉物，舌苔白厚，中心已黄，大便干燥，小便短赤，脉象洪长有力，左右皆然，一分钟七十八至。

诊断　此因未病之先已有伏气化热，或有暑气之热内伏，略为外感所激，即表里陡发壮热，一两日间阳明府热已实，其脉之洪长有力是明征也。拟投以大剂白虎汤，再少佐以宣散之品。

处方　生石膏四两，捣细　知母一两　鲜茅根六钱　青连翘三钱　甘草三钱　粳米三钱

共煎汤三盅，分三次温服下。

复诊 将药分三次服完，表里之热分毫未减，脉象之洪长有力亦仍旧，大便亦未通下。此非药不对证，乃药轻病重药不胜病也。夫石膏之性《神农本草经》原谓其微寒，若遇阳明大热之证，当放胆用之。拟即原方去连翘加天花粉，再将石膏加重。

处方 生石膏六两 知母一两 天花粉一两 鲜茅根六钱 甘草四钱 粳米四钱

共煎汤三大盅，分三次温服下。

复诊 将药分三次服完，下燥粪数枚，其表里之热仍然不退，脉象亦仍有力。愚谓孙某某曰：余生平治寒温实热证，若屡次治以大剂白虎汤而其热不退者，恒将方中石膏研极细，将余药煎汤送服即可奏效。今此证正宜用此方，孙某某亦以为然。

处方 生石膏二两，研极细 生怀山药二两 甘草六钱

将山药、甘草煎汤一大碗，分多次温服。每次送服石膏末二钱许，热退勿须尽剂，即其热未尽退，若其大便再通下一次者，亦宜将药停服。

效果 分六次将汤药饮完，将石膏送服强半，热犹未退，大便亦未通下，又煎渣取汤两盅，分数次送服石膏末，甫完，陡觉表里热势大增。时当夜深，不便延医。孙某某自持其脉弦硬异常，因常阅《衷中参西录》，知脉虽有力而无洪滑之象者，用白虎汤时皆宜加人参，遂急买高丽参五钱，煮汤顿饮下，其脉渐渐和缓，热亦渐退，至黎明其病霍然全愈矣。

说明 按伤寒定例，凡用白虎汤若在汗吐下后及渴者，皆宜加人参。细询此证之经过始知曾发大汗一次，此次所服之药虽非白虎汤原方，实以山药代粳米，又以石膏如此服法，其力之大，可以不用知母是其方亦白虎汤也。若早加党参数钱，与山药、甘草同煎汤以送服石膏，当即安然病愈。乃因一时疏忽，并未见及，犹幸病者自知医理以挽回于末路。此虽白虎汤与人参前后分用之，仍不啻同时并用之也。

此证加人参于白虎汤中其益有三：发汗之后人之正气多虚，人参大能补助正气，俾正气壮旺自能运化药力以胜邪，其为益一也；又发汗易伤津液，

津液伤则人之阴分恒因之亏损。人参与石膏并用，能于邪热炽盛之时滋津液以复真阴，液滋阴复则邪热易退，其为益二也；又用药之法，恒热因凉用凉因热用，《内经》所谓伏其所因也。此证用山药、甘草煎汤送服石膏之后，病则纯热，药则纯凉，势若冰炭不兼容，是以其热益激发而暴动。加人参之性温者以为之作引，此即凉因热用之义，为凉药中有热药引之以消热，而后热不格拒转与化合，热与凉药化合则热即消矣，此其为益三也。统此三益观之，可晓然于此病之所以愈，益叹仲圣制方之妙。即约略用之，亦可挽回至险之证也。

【赏析】

惟医者当知常达变，顺势而为，洞观其火，左右逢源方不失为上医也。此患者未病之前，常觉心中发热，为先已有伏气化热，或有暑气之热内伏，继因饭后有汗，未暇休息，陡有急事出门，汗后冒风，略为风热外感所激，表里俱病，陡发壮热，一两日间阳明府热已实，非太阳阳明之依经传递，此为变也。

然万变不离其宗，其症表现为汗出，表里俱觉壮热，嗜饮凉水、食凉物，舌苔白厚，中心已黄，大便干燥，小便短赤，脉象洪长有力，左右皆然，一分钟七十八至。极符合阳明经之大热、大渴、大汗、脉洪大及阳明腑之大便干燥之症，此病之常也。

医者用药，当谨守"有是症用是药"之大法，此患者既是阳明之症，必用阳明之药。张锡纯乃投以大剂白虎汤，再少佐以清热宣散之青连翘、鲜茅根。连翘清热解毒之佳品，无论气分热或血分热，皆可应用。连翘临床有青翘、老翘、连翘心之分。青翘，其清热解毒力强；老翘，长于透热达表，而疏散风热；连翘心，长于清心泻火，常用于治邪入心包的高热烦躁、神昏谵语等症。鲜茅根者，有清热凉血、养阴和胃之功。服药后患者表里之热分毫未减，脉象之洪长有力仍旧，大便未通下者何也？张锡纯认为辨证正确，处方无误而无效者，此非药不对证，乃药轻病重，药不胜病也。以石膏之微寒，遇阳明之大热，力不逮矣，当放胆加量用之。故再拟即原方去连翘加天花粉，再将石膏加重用之。天花粉者，有滋阴泻火，生津止渴之功。天花粉配知母，能治疗热病伤津之烦渴。再将药服完，下燥粪数枚，而表里之热仍然不退，脉象亦有力。张锡纯遂将方中石膏研极细，将余药煎汤送服。甫完，陡觉表里热势大增，病势反加剧也。患者遂自急买高丽参五钱，煮汤顿饮下，其脉渐渐和缓，热亦渐退，至黎明其病霍然全愈矣。

此病案最终由患者自己治愈，于张锡纯而言，不啻于误诊失治，张锡纯详记于斯，真乃坦荡君子也。何致此误？乃问诊不仔细之故也。张锡纯后细询此证之经过，始知曾发大汗一次。按伤寒论定例，凡若在汗吐下后及渴者，皆宜用白虎汤加人参。张锡纯所拟之方，虽非白虎汤原方，实以山药代粳米，又以石膏如此服法，其力之大，可以不用知母。是其方亦有白虎汤之力也。白虎汤与白虎加人参汤，两方仅一药之差，则去之千里矣。张锡纯叹曰："乃因一时疏忽，并未见及，犹幸病者自知医理以挽回于末路。"

病案末节，张锡纯总结此证加人参于白虎汤中其益有三：汗后正气多虚，人参能补助正气，正气旺能运药力以胜邪，益一也；发汗伤津液，津液伤则阴分亏损。人参与石膏并用，能滋津液以复真阴，阴复则邪热易退，益二也；用药之法，热因凉用，凉因热用，用山药、甘草煎汤送服石膏之后，病则纯热，药则纯凉，势若冰炭不兼容，是以其热益甚。加人参之性温者以作引，为凉药中有热药引之以消热，热不格拒则热即消矣，益三也。张锡纯以此三益论之，叹仲圣制方之妙。吾辈亦慨之，真乃南阳活人大法也。

案22 温病兼项后作疼

李姓媪，年八旬有三，于孟夏得温病，兼项后作疼。

病因 饭后头面有汗，忽隔窗纱透入凉风，其汗遂闭，因得斯证。

证候 项疼不能转侧，并不能俯仰，周身发灼热，心中亦热，思凉物，脉象左部弦而长，右部则弦硬有力，大便干燥，小便短少。

诊断 此因汗出腠理不闭，风袭风池、风府，是以项疼，因而成风温也。高年之脉，大抵弦细，因其气虚所以无甚起伏，因其血液短少，是以细而不濡，至于弦硬而长有力，是显有温热之现象也。此当清其实热而辅以补正兼解表之品。

处方 生石膏一两，轧细 野台参三钱 生怀地黄一两 生怀山药五钱 玄参三钱 沙参三钱 连翘二钱

西药阿司匹林一瓦，先将阿司匹林用白糖水送下，继将中药煎汤一大盅，至甫出汗时，即将汤药乘热服下。

效果 如法将药服下后，周身得汗，表里之热皆退，项之疼大减，而仍未脱然。俾每日用阿司匹林一瓦强（约三分），分三次用白糖水送下，隔四点钟服一次。若初次服后微见汗者，后两次宜少服，如此两日，项疼全愈。盖阿司匹林不但能发汗去热，且能为热性关节疼痛之最妙药也。

【赏析】

张锡纯衷中参西者，衷中医之大法而参西医之实用，此病案即范例也。

患者饭后头面有汗，感受凉风，其汗遂闭，而致周身发灼热，心中亦热，思凉物，项疼不能转侧，并不能俯仰。大便干燥，小便短少。脉象左部弦而长，右部则弦硬有力。其病症者，当是太阳表证为主，兼里实热证；太阳表证者，发热无汗，颈项强痛也；里实热者，心中亦热，思凉物，大便干燥，小便短少。特别是脉弦硬而长有力，是显有温热之征象也。张锡纯此案用清其实热为主，辅以补正兼解表之品治之。清实热者，以生石膏、生怀地黄、生怀山药、玄参、沙参、连翘主之。补正者，野台参为主，生怀地黄、生怀山药、玄参、沙参诸药亦有滋阴补液之功为辅。沙参者，补肺阴，清肺火。解表之品，中医之经典方唯麻黄汤是也。张锡纯弃麻黄汤不用，而用西药阿司匹林者，盖因阿司匹林不但能发汗去热，且能镇痛，为热性关节疼痛之妙药也。以阿司匹林发汗之力，代麻黄汤解表之功，不失中医理论之大法，又参西药之巧用，融会中西，至高至妙也。

案23 温病兼胁疼

天津李某某，年三十八岁，于孟冬上旬得温病。

病因 其妻于秋间病故，子女皆幼，处处须自经管，伤心又兼劳心，遂致暗生内热，薄受外感，遽成温病。

证候 初得时，即表里俱热，医者治以薄荷、连翘、菊花诸药，服后微见汗，病稍见轻。至再诊时，病患自觉呼吸短气，此气郁不舒也，医者误以为气虚，遂于清热药中加党参以补其气，服后右胁下陡然作疼，彻夜不能卧，亦不能眠，心中发热，舌苔白厚，大便四日未行，其左右脉皆弦，右部尤弦而有力，一分钟八十二至。

诊断 凡脉象弦者主疼，又主血液短少，此证之右胁非常疼痛，原为证脉相符，而其伤心劳心以致暗生内热者，其血液必然伤损，此亦证脉相符也。其右脉弦而有力者，外感之热已入阳明之府也。拟治以白虎汤而辅以开郁滋阴之品。

处方 生石膏二两，轧细 知母八钱 玄参八钱 天冬八钱 川楝子五钱，捣碎 生莱菔子五钱，捣碎 连翘三钱 甘草二钱 粳米三钱

共煎汤两大盅，分两次温服下。

复诊 将药服完，热退强半，胁疼已愈三分之二，脉象变为浮弦，惟胸膈似觉郁闷，大便犹未通下。再治以宽胸清热润燥之剂，为其脉浮有还表之象，宜再少加透表之药以引之外出，其病当由汗而解。

处方 糖瓜蒌二两，切碎 生石膏一两，捣细 知母五钱 玄参五钱 连翘三钱 川楝子四钱，捣碎 甘草二钱

共煎汤两盅，分二次温服下。其服完两次之后，迟一点钟再服西药阿司匹林一瓦。温复以取微汗。

效果 如法将药服完，果周身皆得微汗，病若失，其大便亦通下矣。

【赏析】

病之所生，有内伤外感，若内外交攻，则成腹背受敌之困，处置失当，轻者诸症加剧，重者必陷于万劫不复之地。

此患者因妻故去，悲伤忧虑；子女年幼，操心抚育；谋生经营，殚心竭虑，诸因交织而致气滞郁结，气郁于内，必生内热。加之薄受外感，遽成温

病。若医家细询之，必知其为内外皆病，表里俱热也，然首诊医家昧之，误为只是外感轻症，遂治以薄荷、连翘、菊花诸药，此清凉之品，皆治疗风热外感之剂也，而服后微见汗，稍除外热也，故病稍见轻矣。然外热虽稍减，但里热依然，且未除之外热已入阳明之府也；两热相加，燔灼华盖，肺气上逆，遂成喘促，医家再将此实热之喘促误为气虚之短气，遂于清热药中加党参以补其气，此乃犯虚虚实实之戒也。经此再误，犹抱薪救火，使气郁里热更盛。症状表现为右胁下陡然作疼，彻夜不能卧，亦不能眠，为气郁之症；心中发热，舌苔白厚，大便四日未行，其左右脉皆弦，右部尤弦而有力，一分钟八十二至，皆里热之象。

张锡纯以白虎汤而辅以开郁滋阴之品为首治之方，实乃清里安内为先。白虎汤方者，以生石膏、知母、甘草、粳米组成，清解里热，如秋季（白虎）凉爽干燥之气降临，一扫炎热也。开郁之品，川楝子、生莱菔子也。川楝子主入肝经，有疏泄肝热，行气止痛，有除湿热、清肝火、止痛、杀虫之功。清代著名医家张璐《本经逢原》云："川楝，苦寒性降，能导湿热下走渗道，人但知其有治疝之功，而不知其荡热止痛之用。"明·缪希雍《本草经疏》云："楝实，主温疾伤寒，大热烦狂者，邪在阳明也，苦寒能散阳明之邪热，则诸症自除。"此处用之，既可疏肝解郁，又可助白虎汤泄阳明热，至妙也。滋阴之品，玄参、天冬也；玄参者，清火滋阴也。明·张介宾《景岳全书·本草正》："玄参，此物味苦而甘，苦能清火，甘能滋阴。"天冬者，养阴生津，润肺清心也。《本草纲目》云："润燥滋阴，清金降火。"明·倪朱谟撰《本草汇言》云："天门冬，润燥滋阴，降火清肺之药也。"统理肺肾火燥为病。再辅以清热解毒之佳品连翘。连翘能透表舒肝，既佐白虎清热，又辅莱菔子疏肝郁。清热疏郁滋阴结合，环环相扣，缜密之至。

经此治疗，遂使里证得缓，热退强半，胁疼已愈三分之二，脉象变为浮弦矣。患者惟胸膈似觉郁闷，大便犹未通下，此余邪未尽也。再鼓而下之，治以宽胸清热润燥之剂。仍以白虎汤清热，用糖瓜蒌、川楝子宽胸，玄参润燥，如此这般，里证尽除也。最后加透表发汗之西药阿司匹林，以取微汗，引邪外出也，其病终由汗解而痊愈。

孙子云："故兵无常势，水无常形，能因敌变化而取胜者，谓之神。"（《孙子兵法·虚实篇》）兵家用兵如斯，医家用药亦如斯。此病案之用药，安内攘外，次序井然，深得兵家之大法也。

案24　风温兼喘促

辽宁赫姓幼子，年五岁，得风温兼喘促证。

病因　季春下旬，在外边嬉戏，出汗受风，遂成温病。医治失宜，七八日间又添喘促。

证候　面红身热，喘息极迫促，痰声漉漉，目似不瞬。脉象浮滑，重按有力。指有紫纹，上透气关，启口视其舌苔白而润。问其二便，言大便两日未行，小便微黄，然甚通利。

诊断　观此证状况已危至极点，然脉象见滑，虽主有痰亦足征阴分充足。且视其身体胖壮，知犹可治，宜用《金匮》小青龙加石膏汤，再加杏仁、川贝以利其肺气。

处方　麻黄一钱　桂枝尖一钱　生杭芍三钱　清半夏二钱　杏仁二钱，去皮捣碎　川贝母二钱，捣碎　五味子一钱，捣碎　干姜六分　细辛六分　生石膏一两，捣细

共煎汤一大盅，分两次温服下。

方解　《金匮》小青龙加石膏汤，原治肺胀咳而上气烦躁而喘，然其石膏之分量，仅为麻桂三分之二（《金匮》小青龙加石膏汤，其石膏之分量原有差误，曾详论之），而此方中之生石膏则十倍于麻桂，诚以其面红身热，脉象有力，若不如此重用石膏，则麻、桂、姜、辛之热，即不能用矣。又《伤寒论》小青龙汤加减之例，喘者去麻黄加杏仁，今加杏仁而不去麻黄者，因重用生石膏以监制麻黄则麻黄即可不去也。

复诊　将药服尽一剂，喘愈强半，痰犹壅盛，肌肤犹灼热，大便犹未通下，脉象仍有力，拟再治以清热利痰之品。

处方　生石膏二两，捣细　瓜蒌仁二两，炒捣　生赭石一两，轧细

共煎汤两盅，分三次徐徐温饮下。

效果　将药分三次服完，火退痰消，大便通下，病遂全愈。

说明　此案曾登于《全国名医验案类编》，何廉臣评此案云："风温犯肺胀喘促，小儿尤多，病最危险，儿科专家，往往称为马脾风者此也。此案断定为外寒束内热，仿《金匮》小青龙加石膏汤，再加贝母开豁清泄，接方用二石蒌仁等清镇滑降而痊。先开后降，步骤井然。惟五岁小儿能受如此重量，可见北方风气刚强，体质茁实，不比南方人之体质柔弱也。正惟能受重剂，故能奏速功。"

观何廉臣评语，虽亦推奖此案，而究嫌药量过重，致有南北分别之设想。不知此案药方之分量若作一次服，以治五岁孺子诚为过重。若分作三次服，则无论南北，凡身体胖壮之孺子皆可服也。试观近今新出之医书，治产后温病，有一剂用生石膏半斤者矣，曾见于刘蔚楚君《遇安斋证治丛录》，刘君原广东香山人也。治鼠疫病亦有一剂用生石膏半斤者矣，曾见于李健颐君《鼠疫新篇》，李君原福建平潭人也。若在北方治此等证，岂药之分量可再加增乎？由此知医者之治病用药，不可定存南北之见也。且愚亦尝南至汉皋矣，曾在彼处临证处方，未觉有异于北方，惟用发表之剂则南方出汗较易，其分量自宜从轻。然此乃地气寒暖之关系，非其身体强弱之关系也。既如此，一人之身则冬时发汗与夏时发汗，其所用药剂之轻重自迥殊也。

尝细验天地之气化，恒数十年而一变。仲景当日原先着《伤寒论》，后着《金匮要略》，《伤寒论》小青龙汤，原有五种加法，而独无加石膏之例。因当时无当加石膏之病也。至着《金匮》时，则有小青龙加石膏汤矣，想其时已现有当加石膏之病也。忆愚弱冠时，见医者治外感痰喘证，但投以小青龙汤原方即可治愈。

后数年愚临证遇有外感痰喘证，但投以小青龙汤不效，必加生石膏数钱方效。又迟数年必加生石膏两许，或至二两方效。由斯知为医者当随气化之转移，而时时与之消息，不可拘定成方而不知变通也。

【赏析】

夫病性者，无非寒热；病位者，可分表里。为将之道，必知敌之所在，强弱动静，方可运筹帷幄，谈笑间决胜千里之外也。所谓"知理而后可以举兵，知势而后可以加兵，知节而后可以用兵"（苏洵《权书·心术》）。为医之道，亦必知病位病性，方可处方用药，始不缪矣。古人云用药如用兵者，此之谓也。

观此病案之特点，乃表里俱病，寒热错杂也。表者为寒，里者为热，更兼内有痰饮。出汗受风，遂成表寒，医治失宜，表寒入里化热，外寒束内热，肺气不利，喘促发热。脉象见滑，舌苔白而润者，内有痰饮之明证，亦可足征阴分充足未伤也。张锡纯用仲圣《金匮要略》小青龙加石膏汤原方（麻黄，芍药，桂枝，细辛，甘草，干姜，五味子，半夏，石膏），显证其辨证为表寒里热，痰饮内伏也。尤在泾《金匮要略心典》论小青龙加石膏汤云："此外邪内饮相搏之证而兼烦躁，则挟有热邪。麻、桂药中，必用石膏，如大青龙之例也。心下寒饮，则非温药不能开而去之，故不用越婢加半夏，而用小青龙加石膏，温寒并进，水热俱捐，于法尤为密矣。"张锡纯再加杏仁、川贝以利其肺气。今之治疗儿童热性咳喘，常用方者，麻杏石甘汤也，亦含于此方中。服药1剂，喘愈强半，痰犹壅盛，肌肤犹热，大便未通，脉象仍有力者，痰热未尽也。其拟再治以清热之生石膏，利痰之品瓜蒌仁、生赭石。瓜蒌仁者，有清化热痰，宽胸散结，润肠通便之功效，用于肺火痰热、咳嗽痰黏，肺痈吐脓，胸痹胁痛，肠燥便秘等症。生赭石亦有清热化痰之力。上剂服完，患者火退痰消，大便通下，病遂全愈。

此病案之成功，亦曾获清末民国初之医家何廉臣赞许，谓其治法，先开后降，步骤井然。然石膏之用量何廉臣嫌过重，张锡纯举一反三，证明南北之人无异，药量亦不为过也，此处不再赘言。

案25 秋温兼伏气化热

天津徐姓媪，年五十九岁，于中秋上旬得温病，带有伏气化热。

病因 从前原居他处，因迁居劳碌，天气燥热，有汗受风，遂得斯病。

证候 晨起，觉周身微发热兼酸懒不舒，过午，陡觉表里大热，且其热浸增。及晚四点钟往视时，见其卧床闭目，精神昏昏。呻吟不止。诊其脉左部沉弦，右部洪实，数近六至。问其未病之前，曾有拂意之事乎？其家人曰：诚然，其禀性褊急，恒多忧思，且又易动肝火。欲见其舌苔，大声呼数次，始知启口，视其舌上似无苔而有肿胀之意，问其大便，言素恒干燥。

诊断 其左脉沉弦者，知其肝气郁滞不能条达，是以呻吟不止，此欲借呻吟以舒其气也。其右脉洪实者，知此证必有伏气化热，窜入阳明，不然则外感之温病，半日之间何至若斯之剧也。此当用白虎汤以清阳明之热，而以调气舒肝之药佐之。

处方 生石膏二两，捣细 知母八钱 生莱菔子三钱，捣碎 青连翘三钱 甘草二钱 粳米四钱

共煎汤两盅，分两次温服。

方解 莱菔子为善化郁气之药。其性善升亦善降，炒用之则降多于升，生用之则升多于降。凡肝气之郁者宜升，是以方中用生者。至于连翘，原具有透表之力，而用于此方之中，不但取其能透表也，其性又善舒肝，凡肝气之郁而不舒者，连翘皆能舒之也。是则连翘一味，既可佐白虎以清温热，更可辅莱菔以开肝气之郁滞。

复诊 将药两次服完，周身得汗，热退十之七八，精神骤然清爽。左脉仍有弦象而不沉，右脉已无洪象而仍似有力，至数之数亦减。问其心中仍有觉热之时，且腹中知饥而懒于进食，此则再宜用凉润滋阴之品清其余热。

处方 玄参一两 沙参五钱 生杭芍四钱 生麦芽三钱 鲜茅根四钱 滑石三钱 甘草二钱

共煎汤一大盅，温服。方中用滑石者，欲其余热自小便泻出也。

效果 将药连服两剂，大便通下，其热全消，能进饮食，脉象亦和平矣。而至数仍有数象，俾再用玄参两半，潞参三钱，煎服数剂以善其后。

【赏析】

《素问·征四失论》云："诊病不问起始，忧患饮食之失节，起居之过度，或伤于毒，不先言此，卒持寸口，何病能中？"此病案初观之起因乃天气燥热，有汗受风，遂得斯病。但张锡纯问起始并未止于此，却问其未病之前，曾有拂意之事乎？其家人曰：诚然，其禀性褊急，恒多忧思，且又易动肝火。其询问起始病因之详细，堪为《素问·征四失论》之诊病问诊之范例。如是可知，其起病之因，内有肝气郁结，气结火盛；外有伏气化热，窜入阳明，内攻外伐，燎燃蒸腾。不如此则外感之温病，半日之间何至若斯之剧也。其呻吟不止，脉左部沉弦，皆肝郁之症。

首方用白虎汤（生石膏、知母、甘草、粳米）以清阳明之热，而以调气舒肝之药（生莱菔子、青连翘）佐之。莱菔子者，理气疏肝也。清·蒋介繁《本草择要纲目》云：莱菔子"生能升，熟能降"。张锡纯亦认为：莱菔子为善化郁气之药。其性善升亦善降，炒用之则降多于升，生用之则升多于降。凡肝气之郁者宜升，是以方中用生者。连翘本为清热解毒，疏散风热之佳品。以其疏风透表之力，用于此方中，取其能透表，又善舒肝，既佐白虎清热，又辅莱菔子舒肝气之郁。

复诊时，汗出，热退十之七八，精神清爽。但左脉仍有弦象而不沉，心中仍有觉热之时，此余热未尽也；腹中知饥，懒于进食者，乃胃阴虚也。用凉润滋阴之品清其余热。药用玄参、沙参、生杭芍、生麦芽、鲜茅根、滑石、甘草。玄参可清热养阴；沙参功效为养阴清肺，益胃生津；生杭芍养阴柔肝，张山雷《本草正义》云芍药："成无己谓白补而赤泻，白收而赤散。故益阴养血，滋润肝脾，皆用白芍；活血行滞，宣化疡毒，皆用赤芍药。"以是观之，方中所用当为白芍。生麦芽开胃气，明·张介宾《景岳全书·本草正》云："麦芽，病久不食者，可借此谷气以开胃。"此患者懒于进食，故用之。鲜茅根有养胃阴、清肺热之效。用滑石者，欲其余热自小便泻出也。药服两剂，病症俱消。唯脉仍有数象，再用玄参、潞参。脉数，仍有余热，玄参清之；潞参，即党参，有补中益气，生津作用。两药相合以善其后。

案26　温病兼呕吐

天津刘某某，年三十二岁，于季夏得温热病，兼呕吐不受饮食。

病因　因在校中宿卧，一日因校中无人，其衾褥被人窃去，追之不及，因努力奔跑，周身出汗，乘凉歇息，遂得斯病。

证候　心中烦热，周身时时汗出，自第二日，呕吐不受饮食。今已四日，屡次服药亦皆吐出，即渴时饮水亦恒吐出。舌苔白厚，大便四日未行。其脉左部弦硬，右部弦长有力，一息五至。

诊断　其脉左部弦硬者，肝胆之火炽盛也。右部弦长者，冲气挟胃气上冲也。弦长而兼有力者，外感之热已入阳明之府也。此证因被盗怒动肝气，肝火上冲，并激动冲气挟胃气亦上冲，而外感之热又复炽盛于胃中以相助为虐，是以烦热汗出不受饮食而吐药吐水也。此当投以清热镇逆之剂。

处方　生石膏二两，细末　生赭石六钱，细末　镜面朱砂五钱，细末

和匀分作五包，先送服一包，过两点钟再送服一包，病愈即停服，不必尽剂。方用散剂不用汤剂者止呕吐之药丸散优于汤剂也。

效果　服至两包，呕吐已愈，心中犹觉烦热。服至四包，烦热全愈，大便亦通下矣。

说明　石膏为石质之药，本重坠且又寒凉，是以白虎汤中以石膏为主，而以甘草缓之，以粳米和之，欲其服后留恋于胃中，不至速于下行。故用石膏者，忌再与重坠之药并用，恐其寒凉侵下焦也，并不可与开破之药同用，因开破之药力原下行也。乃今因肝气胆火相并上冲，更激动冲气挟胃气上冲，且更有外感之热助之上冲，因致脏腑之气化有升无降，是以饮食与药至胃中皆不能存留，此但恃石膏之寒凉重坠原不能胜任，故特用赭石之最有压力者以辅之。此所以旋转脏腑中之气化，而使之归于常也。设非遇此等证脉，则石膏原不可与赭石并用也。

【赏析】

此病案发热呕吐之起因也，恼怒致病。恼怒伤肝，肝失条达，气失疏

泄，致肝气郁结。明·徐春甫《古今医统大全·郁证门》云："郁为七情不舒，遂成郁结，既郁之久，变病多端。"气郁化火，则为火郁；化火熏灼，横逆犯胃，胃气上逆，加之汗出受凉，外邪入里化热，助燃内火，胃火炎炎，遂发呕吐，水食不入。脉左部弦硬者，肝胆之火炽盛也。右部弦长者，冲气挟胃气上冲也。一息五至，里热也。病因如斯，逆者降之，热者清之。所谓迎而斗之，逆而击之，兵来将挡，水来土淹之意。投以清热镇逆之剂。

　　生石膏、生赭石、镜面朱砂细末和匀服用。方用散剂不用汤剂者，止呕吐之药丸散优于汤剂也。石膏重坠寒凉，起清热降逆作用为主药，李时珍《本草纲目》云生石膏，"乃祛瘟解热之良药"。其寒凉重坠之性使《本草纲目》诫之曰："东垣李氏云，立夏前多服白虎汤者，令人小便不禁，此乃降令太过也，阳明津液不能上输于肺，肺之清气亦复下降故尔。"故用石膏者，忌再与重坠之药并用，恐其寒凉侵下焦也。而张锡纯此方用赭石之重坠辅之者，乃因肝气胆火相并上冲，更挟胃气上逆，再并外感之热助之上攻，因致脏腑之气化有升无降也，非重力无以制之。生赭石者，能降逆除郁烦。清·张璐《本经逢原》云："赭石之重，以镇逆气。"清·黄元御《长沙药解》云："驱浊下冲，降摄肺胃之逆气，除哕噫而泄郁烦，止反胃呕吐，疗惊悸哮喘。"用朱砂者，降火降逆也。明·张介宾《景岳全书·本草正》云："朱砂，入心可以安神而走血脉，入肺可以降气而走皮毛，入脾可逐痰涎而走肌肉，入肝可行血滞而走筋膜，入肾可逐水邪而走骨髓，或上或下，无处不到，故可以镇心逐痰，祛邪降火。……但其体重性急，善走善降，变化莫测，用治有余，乃其所长。"药分五包，张锡纯诫之曰；"病愈即停服，不必尽剂。"服之两包呕止，四包全愈。此一忌重坠之寒药伤下焦，二忌朱砂之大毒损性命。虑之全矣。其病，水食药皆吐，症何其烈。组方，只此三味，药何其约。四两拨千斤者，此之谓也。

案27　温病兼呕吐

　　天津杨姓媪，年过五旬，于季春得温病兼呕吐。

病因　家庭勃溪①，激动肝胆之火，继因汗出受风，遂得此证。

证候　表里壮热，呕吐甚剧，不能服药，少进饮食亦皆吐出。舌苔白厚，中心微黄。大便三日未行。其脉左部弦长，右部洪长，重按皆实。

诊断　此少阳阳明合病也。为其外感之热已入阳明胃府，是以表里俱壮热，而舌苔已黄，为其激动之火积于少阳肝胆，是以其火上冲频作呕吐。治此证者欲其受药不吐，当变汤剂为散，且又分毫无药味，庶可奏效。

处方　生石膏一两，细末　鲜梨两大个

将梨去皮，切片，蘸石膏末，细细嚼服。

复诊　将梨片与石膏末嚼服一强半未吐，迟两点钟又将所余者服完，自此不复呕吐，可进饮食，大便通下一次。诊其脉犹有余热，问其心中亦仍觉热，而较前则大轻减矣。拟改用汤剂。以清其未尽之热。

处方　生石膏一两，捣细　生杭芍八钱　玄参三钱　沙参三钱　连翘二钱　甘草二钱　鲜白茅根三钱

药共七味，先将前六味水煎十余沸，入鲜白茅根再煎三四沸，取汤一大盅，温服。

效果　将药如法煎服一剂，热又减退若干，脉象已近和平，遂即原方将石膏改用六钱，芍药改用四钱，又服一剂，病遂全愈。

或问　石膏为清阳明之主药，此证原阳明少阳均有实热，何以用石膏但清阳明之热而病即可愈？答曰：凡药服下，原随气血流行无处不到。石膏虽善清阳明之热，究之，凡脏腑间蕴有实热，石膏皆能清之。且凡呕吐者皆气上逆也，石膏末服，其石质之重坠大能折其上逆之气使之下行，又有梨片之甘凉开胃者以辅之，所以奏效甚捷也。若当秋夏之交无鲜梨时，可以西瓜代之。

注解：

①勃溪：即争吵。语出《庄子·外物》："室无空虚，则妇姑勃谿。"

【赏析】

清·叶天士《临证指南医案·郁》云："肝为风木之脏，其性刚强，喜

条达舒畅而恶抑郁，故称之。"此病之起也，家庭纷扰，争执郁怒，内火丛生，肝郁胆扰；继因汗出受风，外热入阳明，表里壮热。肝胆胃火气上逆，遂呕吐剧烈，药食皆吐。其火欲清，其气欲降，然药物疗效能兼而有之者，生石膏也。用药之法以鲜梨片蘸石膏末，细细嚼服。石膏清脏腑实热，石膏末服，以重坠折上逆之气，使之下行而止呕；梨片甘凉开胃以辅之，热退呕止，奏效甚捷。

观石膏此方用法之奇，实无旧例可循，真前无古人者也；而石膏此处用之功效之佳，却有意外之效，让后之来者叹服。世人谓张锡纯为"石膏先生"，诚不虚也，其所言："穷极石膏之功用，恒有令人获意外之效者。"于斯可见矣。经此疗之，已无大恙，犹有余热；改用汤剂，清其残热。所处方药者，生石膏、生杭芍、玄参、沙参、连翘、甘草、鲜白茅根也。其意为清余热、透残毒、滋阴液、柔肝脏。清余热者，生石膏、生杭芍、玄参也。透残毒者，连翘也。滋阴液者，生杭芍、玄参、沙参、鲜白茅根也。柔肝脏者，生杭芍、玄参、沙参也。补泻兼施，以补为主。后之方石膏改用六钱，芍药改用四钱者，可证补重于泻也。

此病案之精彩，唯在石膏使用之奇巧，而奏效之迅捷也。首方仅一味石膏，诚简约之至也；用以鲜梨片蘸之，出常法之大矣。张锡纯病案之典范者，无出其右也。

案28 温病兼衄血便血

天津陈姓童子，年十五岁，于仲秋得温病，兼衄血便血。

病因 初因周身发热出有斑点，有似麻疹。医用凉药清之，斑点即回，连服凉药数剂，周身热已退，而心中时觉烦躁。逾旬日因薄受外感，其热陡然反复。

证候 表里壮热，衄血两次，小便时或带血。呕吐不受饮食，服药亦多吐出。心中自觉为热所灼，怔忡莫支。其脉摇摇而动，数逾五至，左右皆有力，而重按不实。舌苔白而欲黄，大便三日未行。本拟投以白虎加人参汤，恐其服后作呕。

处方 生石膏三两，细末　生怀山药二两

共煎汤一大碗，俾徐徐温饮下。为防其呕吐，一次只饮一大口，限定四小时将药服完。

方解 凡呕吐之证，饮汤则吐，服粥恒可不吐。生山药二两煎取浓汁与粥无异，且无药味，服后其粘滞之力自能留恋于胃中。且其温补之性，又能固摄下焦以止便血，培养心气以治怔忡也。而以治此温而兼虚之证，与石膏相伍为方，以石膏清其温，以山药补其虚，虽非白虎加人参汤，而亦不啻白虎加人参汤矣。

复诊 翌日复诊，热退十之七八，心中亦不怔忡，少进饮食亦不呕吐，衄血便血皆愈。脉象力减，至数仍数。

处方 玄参二两　潞参五钱　连翘五钱

效果 仍煎汤一大碗，徐徐温饮下，尽剂而愈，大便亦即通下。

方解 盖其大热已退而脉仍数者，以其有阴虚之热也。玄参、潞参并用，原善退阴虚作热，而犹恐其伏有疹毒，故又加连翘以托之外出也。

说明 此证若能服药不吐，投以大剂白虎加人参汤，大热退后其脉即可不数。乃因其服药呕吐，遂变通其方，重用生山药二两与生石膏同煎服。因山药能健脾滋肾，其补益之力虽不如人参，实有近于人参处也。至大热退后，脉象犹数，遂重用玄参二两以代石膏，取其能滋真阴兼能清外感余热，而又伍以潞参、连翘各五钱。潞参即古之人参。此由白虎加人参之义化裁而出，故虚热易退，而连翘又能助玄参凉润之力外透肌肤，则余热亦易清也。

【赏析】

观此病案颇似今之过敏性紫癜综合征。患者壮热，衄血，小便时或带血者，病入气分兼及营血也。故首方只用石膏细末及生山药者，白虎加人参汤义也。以石膏清其温，以山药补其虚也。又恐其呕吐汤药，故以生山药煎取浓汁，送服石膏末；且生山药服后，其黏滞之力自能留恋于胃中，使石膏之寒性不下坠，而山药温补之性，固摄下焦，以止尿血，且养心气，消怔忡

也。与石膏相伍，生山药代粳米，可和胃生津，又能健脾滋肾，补益之力近似人参也。故张锡纯曰："虽非白虎加人参汤，而亦不啻白虎加人参汤矣。"既是白虎加人参汤证，何不直接用白虎加人参汤？乃因其服药呕吐故也，遂守白虎加人参汤方义，而变通其方。

复诊，热退十之七八，诸症皆除，唯脉象仍数。再用玄参、潞参、连翘治之。其方仍是白虎加人参汤之义化裁而出。用玄参代石膏，因大热已除，大寒之剂弗用，玄参之滋阴清余热足以；伍以潞参补虚养阴，托邪外出。连翘清热解毒透表。清热者，助玄参凉润之力；透表者，开潞参托邪之路；解毒者，清疹毒疫疾之余。攻守兼备，乃万全之策也。

案29 温疹

天津杨姓幼子，年四岁，于季春发生温疹。

病因 春暖时气流行，比户多有发生此病者，因受传染。

证候 周身出疹甚密，且灼热异常。闭目昏昏，时作谵语。气息迫促，其唇干裂紫黑，上多凝血。脉象数而有力。大便不实，每日溏泻两三次。

诊断 凡上焦有热之证，最忌下焦滑泻。此证上焦之热已极，而其大便又复溏泻，欲清其热，又恐其溏泻益甚，且在发疹，更虞其因溏泻毒内陷也。是以治此证者，当上清其热下止其泻，兼托疹毒外出，证候虽险，自能治愈。

处方 生怀山药一两　滑石一两　生石膏一两, 捣细　生杭芍六钱　甘草三钱　连翘三钱　蝉蜕钱半, 去土

共煎一大盅，分多次徐徐温饮下。

效果 分七八次将药服完。翌日视之其热大减，诸病皆见愈。惟不能稳睡，心中似骚扰不安，其脉象仍似有力。遂将方中滑石、石膏皆减半，煎汤送安宫牛黄丸半丸，至煎渣再服时，又送服半丸，病遂全愈。

【赏析】

此病之起也，值时疫流行，受之染病。《素问·刺法论》曰："五疫之

至，皆相染易，无问大小，病状相似。"此之谓也。然观病症之重，实非一般传染性皮疹可比。于今思之，恐为高致死率之猩红热中毒型也。从病案之症状分析，疑似猩红热中毒型者，有如下诸点：时气流行，传染受病。言明传染病也。气息迫促，脉象数而有力，猩红热之脉搏增速，常超过体温增高之比例，小儿尤甚。周身出疹甚密、其唇干裂紫黑，上多凝血，猩红热中毒型之咽峡炎不重，但皮疹很明显，可为出血性。典型猩红热样皮疹，黏膜有点状出血。灼热异常、闭目昏昏，时作谵语，猩红热中毒型之高热，甚至神志不清。以上诸症状与猩红热中毒型吻合度如此之高，当以疑似病证视之。

此病证之中医辨证为上焦热极。因患者有溏泻，欲清其热，又恐伤脾胃而溏泻益甚，且疹毒易陷也。是治以上清热，下止泻，兼托疹毒外出。药用生怀山药、滑石、生石膏、生杭芍、甘草、连翘、蝉蜕治之。生怀山药、滑石、生石膏、生杭芍、连翘、蝉蜕皆有清热之功；生石膏、生怀山药者，有白虎汤之义，清上焦热之主药。滑石、甘草者，实六一散也，有利热止泻之功，被誉为"凡人之仙药"也。张锡纯言滑石与生山药组合，"若寒温外感诸证，上焦燥热，下焦滑泻无度，最为危险之候，可用滑石与生山药各两许，煎汤服之，则上能清热，下能止泻，莫不随手奏效。"（《医学衷中参西录》）。生怀山药、生杭芍、甘草又有滋补之效，以补正托毒；连翘性凉味苦，轻清上浮，治上焦诸热，尤能解毒透表；蝉蜕者，可宣散风热、透疹利咽也。与连翘相合，透邪外出，开托毒之道路也。《本草纲目》云："蝉，主疗皆一切风热证，古人用身，后人用蜕。大抵治脏府经络，当用蝉身；治皮肤疮疡风执，当用蝉蜕。"《本草纲目》亦云："治头风眩运，皮肤风热，痘疹作痒。"《药性论》云蝉蜕："治小儿浑身壮热惊痫，兼能止渴。"《本草衍义》云蝉蜕："治目昏翳。又水煎壳汁，治小儿出疮疹不快。"

将药服完。翌日其热大减，诸病皆愈。惟不能稳睡，心中骚扰不安，其脉象仍有力，此余热未退，余毒未尽也，遂将方中滑石、石膏皆减半，恐清热太过也。煎汤送安宫牛黄丸，一丸两服，病遂全愈。

安宫牛黄丸乃温病三宝之一，由牛黄、犀角、郁金、黄芩、黄连、麝香、栀子、朱砂、雄黄、冰片、珍珠、金箔等药物组成，主要功用为清热开窍、豁痰解毒，用以治疗温热病热陷心包等重症。牛黄、犀角和麝香为方中主药；牛黄清热解毒；犀角入营血而解血中热毒；麝香芳香开窍、通经达脉。黄连、黄芩、栀子为辅药，皆清热降火之要药。黄连清心火，黄芩清上焦火，山栀子泻心火，清三焦火热。郁金清热开窍；冰片清心宁神；雄黄涤痰解毒；朱砂、珍珠、金箔镇静安神。张锡纯最后用安宫牛黄丸者，大有驱邪务尽，穷寇猛追，荡涤巢穴之气概。时至今日，安宫牛黄丸仍是中医临床抢救高热神昏诸症首选之良药。

此病情之险重，放之今日亦是高死亡率之病种，彼时既无各类正确之诊疗方法，更无今时众多抗生素之良方猛剂，纯守中医辨证施治之法处方用药，救厄除险，转危为安，诚大医也。

案30 温疹兼喉痧

天津沈姓学生，年十六岁，于仲春得温疹兼喉痧证。

病因 因在体育场中游戏，努力过度，周身出汗为风所袭，遂得斯病。

证候 初病时微觉恶寒头疼，翌日即表里俱壮热，咽喉闷疼。延医服药病未见轻，喉中疼闷似加剧，周身又复出疹，遂延愚为延医。其肌肤甚热，出疹甚密，连无疹之处其肌肤亦红，诚西人所谓猩红热也。其心中亦自觉热甚，其喉中扁桃腺处皆红肿，其左边有如榆荚一块发白。自言不惟饮食疼难下咽，即呼吸亦甚觉有碍。诊其脉左右皆洪滑有力，一分钟九十八至。愚为刺其少商出血，复为针其合谷，又为拟一清咽、表疹、泻火之方俾服之。

处方 生石膏二两，捣细　玄参六钱　天花粉六钱　射干三钱　牛蒡子三钱，捣碎　浙贝母三钱　青连翘三钱　鲜芦根三钱　甘草钱半　粳米三钱

共煎汤两大盅，分两次温服下。

复诊 翌日过午复为诊视，其表里之热皆稍退，脉象之洪滑亦稍减，疹出又稍加多。从前三日未大便，至此则通下一次。再视其喉，其红肿似加增，白处稍大，病患自言此时饮水必须努力始能下咽，呼吸之滞碍似又加

剧。愚曰：此为极危险之病，非刺患处出血不可。遂用圭式小刀，于喉左右红肿之处，各刺一长口放出紫血若干，遽觉呼吸顺利。拟再投以清热消肿托表疹毒之剂。

处方 生石膏一两，捣细 天花粉六钱 赤芍三钱 板蓝根三钱 牛蒡子三钱，捣细 生蒲黄三钱 浙贝母三钱 青连翘三钱 鲜芦根三钱

共煎一大盅半，分两次温服。

方解 赤芍药，张隐庵、陈修园皆疑是山中野草之根，以其纹理甚粗，与园中所植之芍药根迥异也。然此物出于东三省，愚亲至其地，见山坡多生此种芍药，开单瓣红花，其花小于寻常芍药花约三倍，而其叶则确系芍药无疑。盖南方亦有赤芍药，而其根仍白，兹则花赤其根亦赤，是以善入血分活血化瘀也。又浙贝治嗽，不如川贝，而以之治疮，浙贝似胜于川贝，以其味苦性凉能清热解毒也。

效果 将药连服两剂，其病脱然全愈。

说明 《内经》灵枢痈疽篇谓："痈发于嗌中，名曰猛疽，猛疽不治，化为脓，脓不泻，塞咽半日死。"此证咽喉两旁红肿日增，即痈发嗌中名为猛疽者也。其脓成不泻则危在目前，若其剧者必俟其化脓而后泻之，又恒有迫不及待之时，是以此证因其红肿已甚有碍呼吸，急刺之以出其紫血而红肿遂愈，此所谓防之于预也。且化脓而后泻之，其疮口恒至溃烂，若未成脓而泻，其紫血所刺之口半日即合矣。

喉证原有内伤外感之殊，其内伤者虽宜注重清热，亦宜少佐以宣散之品。如《白喉忌表抉微》方中之用薄荷、连翘是也。由外感者虽不忌用表散之品，然宜表散以辛凉，不宜表散以温热，若薄荷、连翘、蝉蜕、芦根诸药，皆表散之佳品也。

或有谓喉证若由于外感，虽麻黄亦可用者，然用麻黄必须重用生石膏佐之。若《伤寒论》之麻杏甘石汤，诚为治外感喉证之佳方也。特是，其方原非治喉证之方，是以方中石膏仅为麻黄之两倍，若借以治外感喉证，则石膏当十倍于麻黄。若遇外感实火炽盛者，石膏尤宜多加方为稳妥。是以愚用此

方以治外感喉证时，麻黄不过用至一钱，而生石膏恒用至两余，或重用至二两也。然此犹论喉证之红肿不甚剧者，若至肿甚有碍呼吸，不惟麻黄不可用，即薄荷亦不可用，是以治此证方中只用连翘、芦根也。以上所论者，无论内伤外感，皆咽喉证之属热者也。而咽喉中之变证，间有真寒假热者，又当另议治法。

【赏析】

喉痧者，猩红热也。乃急性呼吸系统传染病。因病中发有鲜红皮疹，密集处成红色一片，一望猩红，故名猩红热。又因易在咽喉部出现红肿溃烂，故又叫"喉痧"、"烂喉痧"或"烂喉丹痧"。

本病流行季节多在春冬，以儿童为多，成人亦染病。本病机制为内蕴肺胃，毒郁于里，灼伤营阴所致。由于邪自外来，故开始多见肺卫症状，如恶风寒、发热等，疫毒在里，为热所蒸动而向外透发，其上冲于咽就出现咽喉红肿、溃烂的症状，外出于肌表，则可见红色皮疹。

此病案诊为喉痧（猩红热）者，发病季节、易感人群、症状特点等均准确明了。较之上一病案，同病不同型也。上一病案为中毒型，咽部症状不明显，有高热、神昏、黏膜出血、皮疹等；此病案恐为脓血型，其壮热，出疹甚密，连无疹之处其肌肤亦红，咽峡炎症状明显，咽喉闷疼、扁桃体红肿，左边有如榆荚一块发白、饮食难咽，呼吸有碍。有如榆荚一块发白者，为白色点片状脓性渗出物也。

脓毒型表现为咽部严重的化脓性炎症，形成脓性假膜，局部黏膜可坏死而形成溃疡，细菌扩散到附近组织，形成组织炎，还可引起败血症和迁徙性化脓性病灶。

张锡纯首治以针刺之法，刺其少商出血，复针其合谷。此解表清热，利咽消肿也。少商者，属手太阴肺经，五输穴之井穴也。有解表清热，通利咽喉，苏厥开窍之功。可治咽喉肿痛，咳嗽，鼻衄，发热，昏迷，癫狂。合谷者，属手阳明大肠经，原穴。功用为镇静止痛，通经活经，清热解表。明·杨继洲（《针灸大成》卷八咽喉门："咽喉肿痛，闭塞、水粒不下；合谷少商兼以三棱针刺手大指背头节上甲根下，排刺三针。"又拟用清咽利喉、透疹排毒、泻火滋阴之方服之。药用生石膏、玄参、天花粉、射干、牛蒡子、浙贝母、青连翘、鲜芦根、甘草、粳米。清咽利喉者，玄参、天花粉、射干、牛蒡子、浙贝母、青连翘、鲜芦根、甘草也。透疹排毒者，玄参、天花粉、射干、牛蒡子、浙贝母、青连翘、甘草也。泻火滋阴者，生石膏、玄参、天花粉、射干、牛蒡子、浙贝母、青连翘、鲜芦根、甘草也。

上方服后，表里热稍退，脉象洪滑稍减，疹出稍加多。喉红肿加增，白处稍大，饮水难咽，呼吸滞碍加剧。疗效不显者，何也？非辨证处方误矣，乃病重药轻，毒难排除故也。张锡纯遂用圭式小刀，于喉红肿处，刺破放出毒血若干，患者遽觉呼吸顺利。切开排毒之法，掌握时机最为重要，过早则毒内陷矣。

再投以清热消肿，托透疹毒之剂。较之前方去玄参、射干、甘草、粳米，而加赤芍、板蓝根、生蒲黄也。加赤芍者，是以其善入血分活血化瘀也，可治温毒发斑，吐血衄血，痈肿疮疡。由是观之，生蒲黄亦可利咽消肿也。此病案之治法，内服外切，双面出击，收全功矣。

从西医学观点看，猩红热咽峡炎需注意与其他咽峡炎鉴别。在出皮疹前与一般急性咽喉炎无法区别。与白喉比较，白喉患者之咽峡炎比猩红热患者轻，假膜较坚韧且不易抹掉，而猩红热患者咽部脓性分泌物容易被抹掉，但须注意，猩红热与白喉有合并存在的可能，应仔细进行细菌学检查。

案31 温病兼喉痧痰喘

天津马某某，年二十八岁，于季秋得温病兼喉痧痰喘证。

病因 初因外出受风感冒甚微，医者用热药发之，陡成温病，而喉病喘病遂同时发现。

证候 表里俱壮热，喘逆咳嗽，时吐痰涎，咽喉左边红肿作疼（即西人所谓扁桃体炎）。其外边项左侧亦肿胀，呼吸皆有窒碍。为其病喉且兼喘逆，则吸气尤形困难，必十分努力始能将气吸入。其舌苔白而薄，中心微黄。小便赤涩，大便四日未行。其脉左右皆弦长，右部重诊有力，一分钟九十六至。

诊断　此乃外感之热已入阳明之府，而冲气又挟胃气肝火上冲也。为其外感之热已入阳明之府，是以右脉之力胜于左脉，为其冲气挟胃气肝火上冲，是以左右脉皆弦长。病现喘逆及咽喉肿疼，其肿痛偏左者，正当肝火上升之路也。拟治以麻杏甘石汤，兼加镇冲降胃纳气利痰之品以辅之，又宜兼用针刺放血以救目前之急。

处方　麻黄一钱　生石膏二两，捣细　生赭石一两，轧细　生怀山药八钱　杏仁三钱，去皮炒捣　连翘三钱　牛蒡子三钱，捣碎　射干二钱　甘草一钱

共煎汤两盅，分两次温服。

又于未服药之前，用三棱针刺其两手少商出血，用有尖小刀刺其咽喉肿处，开两小口令其出血，且用硼砂、西药盐酸盖理，融以三十倍之水，俾其含漱。又于两手合谷处为之行针。其咽喉肿处骤然轻减，然后服药。

复诊　将药服后，其喘顿愈强半，呼吸似无妨碍，表里之热亦愈强半。脉象亦较前平和，其右部仍然有力。胸膈似觉郁闷，有时觉气上冲，仍然咳嗽，大便犹未通下。拟再治以开郁降气清热理嗽之剂。

处方　糖瓜蒌二两，切碎　生石膏一两，捣细　生赭石五钱，轧细　生杭芍三钱　川贝母三钱　碎竹茹三钱　牛蒡子三钱，捣碎

共煎汤一大盅，温服。

效果　将药煎服一剂，大便通下，诸病皆愈。唯一日之间犹偶有咳嗽之时，俾用川贝母细末和梨蒸食之以善其后。

说明　凡用古人成方治病，其药味或可不动，然必细审其药之分量或加或减，俾与病机相宜。如麻杏甘石汤原方，石膏之分量仅为麻黄之两倍，而此证所用麻杏甘石汤则石膏之分量二十倍于麻黄矣。盖《伤寒论》之麻杏甘石汤原非为治喉证而设，今借之以治喉证。原用麻黄以散风定喘，又因此证之喉肿太甚，有碍呼吸，而方中犹用麻黄，原为行险之道，故麻黄仅用一钱，而又重用生石膏二两以监制之。且于临服药时先用刀开其患处，用针刺

其少商与合谷，此所以于险中求稳也。尝闻友人杨某某言，有一名医深于《伤寒论》，自著有《注解伤寒论》之书行世，偶患喉证，自服麻杏甘石汤竟至不起，使其用麻杏甘石汤时，亦若愚所用者如此加减，又何患喉证不愈乎？纵使服药不能即愈，又何至竟不起乎？由此知非古人之方误人。麻杏甘石汤，原为发汗后及下后汗出而喘无大热者之的方，原未言及治喉证也。而欲借之以治喉证，能勿将药味之分量为之加减乎？尝总核《伤寒论》诸方用于今日，大抵多稍偏于热，此非仲景之不善制方也。自汉季至今，上下相隔已一千六百余年，其天地之气化，人生之禀赋，必有不同之处，是以欲用古方皆宜细为斟酌也。

【赏析】

《素问·生气通天论》云："四时之气，更伤五脏"，患者于季秋感受温病兼喉痧疾喘之证，而致肺气不清，失于敛降，而出现诸般变证。表里壮热者，邪盛于阳经也。咳逆喘嗽，时吐痰涎者，呼吸有窒者，肺金肃降无权也。小便赤涩者，热在上焦，水之上源受灼故也。大便不行，庚金大肠之气下降无权使然，舌苔薄白中心微黄。结合上症，不难辨出此为温热之邪斥于上焦，且两脉弦长，更是明证，即仲景所谓"伤寒三日，阴阳脉大"。至于咽喉左侧颈肿疼痛，呼吸为窒，则更是上焦邪热壅盛之明证，何故？手足阳明之脉皆走于颈也！

至此可知，本证初诊时的病机乃为温热之邪充斥于上焦兼入阳明之证，当前治疗以宣散肺经温热为主，故认麻杏石甘汤为基本方进行加减。邪热迫肺，肺之宣降失常，故重取辛甘大寒而入肺胃之经的石膏以清宣两经之温热。温热毒邪乃病之本源，故以辛凉之牛蒡宣散风热，辛苦寒之连翘清热解毒，更以射干之苦寒直至病所而利咽喉。

此方另外两大亮点乃为生山药与生赭石之用，一则以生山药补脾阴益中焦而安未受邪之地，一则镇咳以止上逆之气，同时更顺秋三月，荣平敛降之性。内经之"必先岁气，毋伐天和"与东垣之"四时用药法象"在此体现淋漓尽致。

同时"血实者宜决之",此证一派温热壅肺之象,且患者正值壮年,故刺阳明之井以折其实热。

二诊时,病人壅肺之实热已去大半,此时气上冲逆,咳嗽,便难,成为矛盾之主要方面。然此证的出现,与湿热迫肺、耗气伤津息息相关,故加糖瓜蒌以清热生津,润肠通便,即《神农本草经》之"起阴气"之谓,以喘证消而减麻黄、杏仁更之以川贝,止咳化痰。竹茹清虚热而化痰止呃。去连翘者热邪已去大半之故,单用牛蒡疏散之即可。邪热犹存,故仍用石膏,但量酌情减少。生杭芍之酸敛以柔肝木,初诊不用者邪气过盛直折而已,若用之反有掣肘之虞。

此案之妙,更在三诊,此时病人身体已无大恙,偶有咳嗽,张氏以川贝和梨共煮食之,借梨之甘寒,以缓秋燥,佐川贝而止咳,《内经》之"五果为助"是其意也!

案32 温病兼喉疼

天津胡某某,年五十四岁,于仲秋感受温病兼喉疼证。

病因 劳心过度,暗生内热。且日饮牛乳两次作点心,亦能助热,内热上潮,遂觉咽喉不利,至仲秋感受风温,陡觉咽喉作疼。

证候 表里俱觉发热,咽喉疼痛,妨碍饮食。心中之热时觉上冲,则咽喉之疼即因之益甚。周身酸懒无力,大便干燥,脉象浮滑而长,右关尤重按有力,舌上白苔满布。

诊断 此证脉象犹浮,舌苔犹白,盖得病甫二日,表证犹未罢也。而右关重按有力,且时觉有热上冲咽喉者,是内伤外感相并而为病也。宜用重剂清其胃腑之热,而少佐以解表之品,表解里清,喉之疼痛当自愈矣。

处方 生石膏四两,捣细 西药阿司匹林一瓦

单将生石膏煎汤一大盅,乘热将阿司匹林融化其中服之。因阿司匹林实为酸凉解肌之妙药,与大量之石膏并用,服后须臾其内伤外感相并之热,自能化汗而解也。

效果 服后约半点钟，其上半身微似有汗，而未能遍身透出，迟一点钟，觉心中之热不复上冲，咽喉疼痛轻减。时在下午一点钟，至晚间临睡时，仍照原方再服一剂，周身皆得透汗，安睡一夜，翌晨，诸病若失矣。

【赏析】

风温病是感受风热病邪所引起的温病，初起以发热、微恶风寒、咳嗽、口微渴等肺胃见症为特征。发病机制为风热病邪从口鼻、皮毛而犯于肺卫，出现肺胃证。其治疗多以辛凉宣解，驱邪外出。医案中张氏的治疗正是对温病治疗大法"在卫汗之可也"的灵活应用。

本案例之病人平素劳心过度，内热暗生，又因平素以牛乳助热之品为点心，故素体应为阳盛之人，故觉心中之热上冲。大便干燥，脉象弦滑而长，右关尤重按有力，正是胃腑热盛的表现。加上外感受风温病邪，发为温病咽痛，故应解表清里。本案例的亮点就在于其处方用药上，生石膏与阿司匹林同用，发前人之未发。用生石膏煎汤趁热冲服阿司匹林，则生石膏解肌兼清胃中之热，用阿司匹林解肌除表热。两药合用，汗出热退，病则速愈。

张氏被称为"近代医学第一人"，一生致力于中西医结合，本案例就是其把中西与西医具体结合的体现。但张氏虽言衷中参西，衷中者，仍以中为要也。中医才是根本。由其用阿司匹林解肌，但以中医之理去阐释与应用，把阿司匹林归为酸凉之品，由其性味辨证应用，就可看出。故读此医案，不仅学习张氏高操的临床技能，更要学习其以中医为本的思想。

案33 温病兼阴虚

邻村高某某，年二十五岁，于仲夏得温病。

病因 仲夏上旬，麦秋将至，远出办事，又欲急回收麦，长途趋行于烈日之中。辛苦殊甚，因得温病。其叔父某某与其表叔毛某某皆邑中名医，又皆善治温病。二人共治旬日无效，盖因其劳力过甚，体虚不能托病外出也。

证候 愚诊视时，其两目清白，竟无所见，两手循衣摸床，乱动不休，谵语无伦，分毫不省人事。其大便从前滑泻，此时虽不滑泻，每月仍溏便一两次，脉象浮而无力，右寸之浮尤甚，两尺按之即无，一分钟数至一百二十至。舌苔薄黄，中心干而微黑。

诊断 此证两目清白无火，而竟无所见者，肾阴将竭也。其两手乱动不休者，肝风已动也。病势至此，危险已至极点。幸喜脉浮为病还在太阳，右寸浮尤甚，又为将汗之兆。其所以将汗而不汗者，人身之有汗，如天地之有雨，天地阴阳和而后雨，人身亦阴阳和而后汗。此证两尺脉甚弱，阳升而阴不应，是以不能作汗。当用大滋真阴之品，济阴以应其阳必能自汗，汗出则病愈矣。然非强发其汗也，强发其汗则汗出必脱。调剂阴阳以听其自汗，是以汗出必愈也。

处方 熟怀地黄二两　生怀山药一两　玄参一两　大甘枸杞一两　甘草三钱　真阿胶四钱

药共六味，将前五味煎汤一大碗去渣，入阿胶融化，徐徐分数次温饮下。

效果 时当上午十点钟，将药煎服至下午两点钟将药服完。形状较前安静，再诊其脉颇有起色。俾再用原方煎汤一大碗，陆续服之，至秉烛时遍身得透汗，其病霍然愈矣。此案曾载于《全国名医验案类编》，何廉臣对于此案似有疑意，以为诚如案中所述病况，实为不可挽救之证也。故今将此案又登斯编，以征此案之事实。

说明 尝实验天地之气化，恒数十年而一变，医者临证用药，即宜随气化而转移，因病者所得之病已先随气转移也。愚未习医时，见医者治伤寒温病，皆喜用下药，见热已传里其大便稍实者，用承气汤下之则愈，如此者约二十年。及愚习医学时，其如此治法者则恒多偾事，而愚所阅之医书，又皆系赵氏《医贯》、《景岳全书》、《冯氏锦囊》诸喜用熟地之书，即外感证亦多喜用之。愚之治愈此证，实得力于诸书之讲究。而此证之外，又有重用熟地治愈寒温之坏证，诸多验案（地黄解后载有数案可参观）。此乃用药适与时会，故用之有效也。且自治愈此证之后，毛某某、高某某深与愚相契，亦仿用愚方而治愈若干外感之虚证，而一变其从前之用药矣。后至愚年过四旬，觉天地之气化又变，病者多系气分不足，或气分下陷，外感中亦多兼见此证，即用白虎汤时多宜加人参方效。其初得外感应发表时，亦恒为加黄芪方效。如是者又有年。乃自一九二一年以来，病多亢阳，宜用大剂凉润之药济阴以配其阳，其外感实热之证，多宜用大剂白虎汤，更佐以凉润之品。且人脏腑之气化多有升无降，或脑部充血，或夜眠不寐，此皆气化过升之故，亦即阳亢无制之故。治之者宜镇安其气化，潜藏其阳分，再重用凉润之药辅之，而病始可治。此诚以天地之气化又有转移，人所生之病即随之转移，而医者之用药自不得不随之转移也。由此悟自古名医所着之书，多有所偏者非偏也，其所逢之时气化不同也。愚为滥竽医界者已五十年，故能举生平之所经历而细细陈之也。

【赏析】

《伤寒论》阳明病篇第212条云："……若剧者，发则不识人，循衣摸床，惕而不安，微喘直视……大承气汤主之。"将循衣摸床，惕而不安，谵语归于阳明热实证，其病机为热扰神明。而结合本案例的"两尺按之既无，舌苔薄黄，中心干而微黑"，显然非阳明热实证。《内经》云："凡阴阳之要，阳密之固，两者不和，若春无秋……故阳强不能密，阴气乃绝；阴平阳秘，精神乃治；阴阳离决，精气乃绝。"而此病人"两目清白，竟无所见，两尺按之既无"正为肾阴将竭之象，究其病机须阴阳自和乃愈。方用熟地黄滋阴补肾，填精益髓，为主药；玄参既可去上焦之浮热，又可退周身之热，同时其色黑多液，又可补肾气，滋肾阴；阿胶滋肾阴，养阴血；枸杞子滋肾阴，明目退虚热；生山药滋胃肾之阴；甘草可调和诸药。方中熟地填精，玄参生津，阿胶养血，山药补气，枸杞补液，肾、脾、胃同补，气血津液同调，各起所能，配伍精当，可起到事半功倍之效。

此方临床运用，笔者也有所悟：忆2009年10月，接诊一50岁女性患者，咳嗽10余年，西医检查无明显异常，曾经中医治疗无明显疗效。余接诊后，详细询问病情，患者夜间咳嗽明显，间发性心烦不得眠，腰痛，夜间偶尔汗出，脉细数，舌质绛红舌苔薄黄而干，愚既予此方加鸡子黄十剂而愈。

案34　温病兼喘胀

邑中王某某之女，年十五岁，于仲春得温病久不愈。

病因　仲春上旬，感受风温，医者延医失宜，迁延旬余，病益增剧，医者诿为不治，始延愚为诊视。

证候　心下胀满甚剧，喘不能卧，自言心中干甚，似难支持。其舌苔白而微黄。小便赤少，大便从前滑泻，此时虽不滑泻，然仍每日下行。脉搏一息五至强，左部弦而有力，右部似大而有力，然皆不任重按。

诊断　此其温病之热，本不甚剧。因病久真阴亏损致小便不利，所饮之水停于肠胃则胀满，迫于心下则作喘。其心中自觉干甚，固系温病之热未清，亦足征其真阴亏损阴精不能上奉也（《内经》谓阴精上奉，其人寿）。当滋其真阴，利其小便，真阴足则以水济火，而心中自然不干；小便利则水从下消，而胀满喘促自愈。至于些些温病之余热，亦可皆随小便泻出而不治自愈矣。

处方　鲜白茅根去净皮及节间细根六两，锉碎，用水三大碗，煎一沸，俟半点钟，视其茅根若不沉水底，再煎一沸，至茅根皆沉水底其汤即成。去渣当茶，徐徐温饮之。

效果　如法煎饮茅根两日，其病霍然全愈。盖白茅根凉润滋阴，又善治肝肾有热，小便不利，且具有发表之性，能透温病之热外出。一药而三善备，故单用之而能立建奇功也。然必剖取鲜者用之，且复如此煎法（过煎则无效）方能有效。

凡药之性，能利水者多不能滋阴，能下降者多不能上升，能清里者多不能达表。惟茅根既善滋阴，又善利水，既善引水气下行，又善助肾阴上升。且内清脏腑之热，外托肌表之邪，而尤善清肺利痰定其喘逆。

【赏析】

此为张锡纯单用一味鲜茅根治疗温病兼喘胀的案例。仲春时节，自然界阳气渐盛，但并非甚强，理当病热亦微，然因迁延日久而致外感六淫之邪入里。风温为阳邪，自然易袭主一身之表的太阳经，今病邪入里耗损人体真阴而致膀胱气化失司，则饮入于胃停而不化，病人心下胀满；水气上凌心肺，则喘不能卧；饮停不化，精微输布受到影响，则自觉心下干甚。治当滋其真阴，则阳无所患；利其小便，则邪有出路。以水济火，心中自不干；饮入于胃正常周行，则胀满喘促自除。

张氏投之一味鲜茅根，病遂愈者，盖茅根味甘性寒，甘可润，寒可折其阳邪，又清肺胃热，利小便，用之正合病症。正如《本草正义》："……甘寒而多脂液，虽降逆而异于苦燥，则又止渴生津，而清涤肠胃间之伏热"，用此药恰中病机。凉润滋阴，利小便除邪，发表透热外出，一举而多得矣！凡药之性，善下行利水，多不能滋阴；能降者多不能升，清里者多不能达表，唯独茅根，既善滋阴，又可利水，既引水气下行，又助肾阴上升。所用之药，真是恰到好处！

案35　温病兼虚热

邑城东刘氏女，年十五岁，于季春患温病久不愈。

病因　因天气渐热，犹勤纺织，劳力之余出外乘凉，有汗被风遂成温病。

证候　初得周身发热，原宜辛凉解肌，医者竟用热药发之，汗未出而热益甚，心中亦热而且渴。此时若用大剂白虎加人参汤清之，病亦可愈，而又小心不敢用。惟些些投以凉润小剂，迁延二十余日，外感之热似渐退。然午前稍轻而午后则仍然灼热，且多日不能饮食，形体异常清瘦。左脉弦细无根，右部关脉稍实，一息六至。舌苔薄而微黄，毫无津液。大便四五日一行，颇干燥。

诊断　此因病久耗阴，阴虚生热，又兼外感之热留滞于阳明之府未尽消也。当以清外感之热为主，而以滋补真阴之药辅之。

处方　生石膏一两，捣细　野党参三钱　生怀地黄一两　生怀山药一两　生杭芍四钱　滑石三钱　甘草三钱

共煎汤一大盅，分两次温服下。

复诊 将药煎服两剂后，外感之热已退，右关脉已平和，惟过午犹微发热，此其阴分犹虚也。当再滋补其阴分。

处方 玄参一两 生怀山药一两 甘枸杞五钱，大者 生杭芍五钱 滑石二钱 熟地黄一两 生鸡内金一钱，黄色的捣 甘草二钱

共煎一大盅，分两次温服。

效果 日服药一剂，连服三日，灼热全愈。

说明 按此方于大队滋阴药中犹少加滑石者，恐外感之热邪未尽，引之自小便出也。愚凡治外感之热兼有虚热者，恒生山药与滑石并用，泻热补虚一举两得。至上有外感燥热而下焦复滑泻者，用之以清热止泻（宜各用一两），尤屡次奏效。二药相伍，原有化合之妙用，若再加芍药、甘草，即拙拟之滋阴清燥汤，可参观也。

【赏析】

本案为温病兼虚热之症。初感温热，未能得到及时的治疗，反而用了辛温之药发之，以致汗未出而身热益甚，心中热而渴，明显为气分热盛而津液不足之证。当用白虎加人参汤来清热生津，病亦可除。而医者又辨证不明，不敢用白虎之类。而投之以凉润小剂，病必不除。迁延二十余日，外感之热渐渐入里，故外感之热似渐退，但热入阳明，故有日晡潮热之状。凉润小剂不足以清内热，表热亦渐渐入里，两热相合，更易耗伤真阴。胃阴伤则不能饮食，形体消瘦；左脉弦细无根，即真阴耗损之象；右部关脉稍实，即阳气偏盛之象；一息六至，舌苔薄而微黄，即虚热内扰之象；舌无津液，即真阴耗伤之象；大便四五日一行，颇为干燥，亦为真阴耗伤之象。此证乃热病日久，内伤津液，虚热内生为主，又兼外感之热留滞于阳明之府未尽消也。外感之热尚留在表，法当"先解表，后攻里"，故以清外感之热为主，而以滋补真阴之药辅之。方中石膏清热泻火，以清在表之热，党参、山药补脾生津，以补胃中之真阴，地黄、白芍补真阴而抑亢阳，甘草既补脾生津，又可清热，滑石利尿清热，此方于大量滋补药中稍加滑石，是引外感之热从小便出，服两剂后外感之热已退，即在表之热已除，过午犹微发热者，是以阴分

犹虚也。此当侧重于补在里之真阴。方中玄参滋阴降火，生津润燥，又可清热凉血，截断气分之证入营之势，诚乃一举两得；山药补脾生津，枸杞、白芍、熟地滋补真阴；滑石利尿清热；甘草调和诸药，鸡内金健脾消食。辨证准确，故3剂而瘥。

案36 温病兼吐血

沧州，吴姓媪，年过七旬，偶得温病兼患吐血。

病因 年岁虽高，家庭事务仍自操劳，因劳心过度，心常发热，时当季春，有汗受风，遂得温病，且兼吐血。

证候 三四日间表里俱壮热，心中热极之时恒吐血一两口，急饮新汲井泉水其血即止。舌苔白厚欲黄，大便三日未行。脉象左部弦长，右部洪长，一息五至。

诊断 此证因家务劳心过度，心肝先有蕴热，又兼外感之热传入阳明之府。两热相并，逼血妄行，所以吐血。然其脉象火热虽盛，而正犹不虚，虽在高年，知犹可治。其治法当以清胃腑之热为主，而兼清其心肝之热，俾内伤外感之热俱清，血自不吐矣。

处方 生石膏三两，轧细　生怀地黄一两五钱　生怀山药一两　生杭芍一两　知母三钱　甘草三钱　乌犀角一钱五分　广三七二钱，轧细

药共八味，将前六味煎汤三盅，犀角另煎汤半盅和匀，分三次温服下。每服药一次，即送服三七末三分之一。

效果 将药三次服完，血止热退，脉亦平和，大便犹未通下，俾煎渣再服，犀角亦煎渣取汤，和于汤药中服之，大便通下全愈。

说明 愚平素用白虎汤，凡年过六旬者必加人参，此证年过七旬而不加人参者，以其证兼吐血也。为不用人参，所以重用生山药一两，取其既能代粳米和胃，又可代人参稍补益其正气也。

【赏析】

本案患者长期操劳，劳心过度，逐渐形成阳热之体，故而时常感到心里发热；现时当季春，汗出当风，肺卫之表受邪，风邪入里化热；外邪引动内热伏邪，卫气同病，内外表里俱热，热邪循经上扰于心，热积于胸中，波及于血分，血热上行则致吐血，急饮新汲井泉水其血即止，说明其体内有热无疑，热邪遇凉暂缓。大便三日未行，苔白厚欲黄，是卫分之邪波及于肠腑，形成阳明腑实之证，胃热上熏于舌故苔渐转黄；脉象左部弦长，是心肝有蕴热的表现，右部洪长是热邪干心对应形成的典型心脉。本病为卫气同病，气血两燔。

叶天士在温病的治则中云"在卫汗之可也，到气才可清气，入营犹可透热转气，到血只需凉血散血"，吴鞠通在《温病条辨》中总结在气用辛凉重剂白虎汤、承气辈，入营清营汤，到血犀角地黄汤。本方生石膏、知母、甘草，且石膏用量在本方中最大，有白虎汤之意，体现了张锡纯善用白虎汤，用石膏之妙；犀角、生地、芍药，有犀角地黄汤之意，用量相对较少，以方测证本患者以气分实热证为主，兼有血分证，故治以清热凉血，清热之力稍大；三七有止血，散血之效，能治吐血急症之标；山药、甘草顾护中焦脾胃，使清热而又不伤胃气，且张锡纯此方中用白虎汤而舍人参，山药又可代人参行补益之功。总之本方气血分同治，标本兼顾。

案37 温病兼冲气上冲

奉天郑某某，年五十二岁，于季春得温病，兼冲气自下上冲。

病因 其人素有痰饮，偶有拂意之事，肝火内动，其冲气即挟痰饮上涌，连连呕吐痰水。季春之时，因受感冒成温病。温热内传，触动冲气又复上冲。

证候 表里俱壮热，嗜饮凉水，痰涎上泛，屡屡咳吐，呃逆哕气，连连不除，两胁作胀。舌苔白厚，而中心微黄。大便三日未行。其脉左部弦硬而长，右部洪滑而长，皆重按有力。此温病之热，已入阳明之府，又兼肝火挟冲气上冲也。是以其左脉弦硬为肝火炽盛，其弦硬而长即为冲脉上冲之现象也；其右脉洪滑，为温热已入阳明胃腑，其洪滑而长，亦冲气上冲之现象也。因冲脉虽居于上，而与阳明厥阴皆有连带之关系也。欲治此证，当重用白虎汤以清阳明之热，而以泻肝降冲理痰之品辅之。

处方　生石膏三两，捣细　生赭石一两，轧细　生龙骨八钱，捣碎　生牡蛎八钱，捣碎　白知母八钱　生杭芍六钱　清半夏三钱　浓朴钱半　甘草二钱　粳米四钱

共煎汤三盅，分三次温饮下。

效果　将药分三次服完，热退气平，痰涎亦减十之七八，脉象亦近平和。其大便犹未通下，遂即原方将石膏、龙骨、牡蛎各减半，再煎服一剂，大便通下，病全愈。

说明　方书用石膏未有与赭石并用者，即愚生平用石膏亦未尝与赭石并用，恐其寒凉之性与赭石之重坠者并用，而直趋下焦也。然遇有当用之病则病当之，非人当之。有如此证，不重用石膏则阳明之大热不除，不重用赭石则上逆之冲气莫制，此所以并用之而无妨碍也。设若此证，但阳明热实而无冲气上逆，服此药后其大盒饭即通下，或更至于滑泻。而阳明胃腑之热转难尽消，为其兼有冲气上逆，故必俟服之第二剂大便始能通下，此正所谓病当之，非人当之之明征也。

龙骨、牡蛎之性，皆善镇肝敛冲，以之治痰原非所长，而陈修园谓龙骨、牡蛎同用，能引逆上之火泛滥之水下归其宅，为治痰之神品。其所谓痰，皆逆上之火泛滥之水所成，即此证之冲气上冲痰饮上泛者是也。是以方中龙骨、牡蛎各重用八钱，辅翼赭石以成降逆消痰之功，而非可泛以之治痰也。至于二药必生用者，非但取其生则性凉能清热也，《伤寒论》太阳篇用龙骨、牡蛎者三方，皆表证未罢，后世解者谓，龙骨、牡蛎，敛正气而不敛邪气，是以仲师于表证未罢者亦用之。然三方中之龙骨、牡蛎下皆未注有煅字，其生用可知，虽其性敛正气不敛邪气，若煅之则其性过涩，亦必于外感有碍也。且煅之则其气轻浮不能沉重下达以镇肝敛冲，更可知矣。

【赏析】

《金匮要略·奔豚气病脉证治》篇云："奔豚气上冲胸，腹痛，往来寒热……奔豚病，从少腹起，上冲咽喉，发作欲死，复还止"，在该书中把气上冲为主的表现称为奔豚病，与惊恐、情志刺激、火劫伤阳、水湿痰饮上泛有关。然证分阴阳，治病必求于本，本案中病人素有痰饮，发病于季春，肝于春气相通应，春天天气转暖而风气偏胜，易生风动火，加之情郁于中，不能发之于外，致使肝气疏泄失职，郁而化火，冲气上逆，挟痰饮上涌。证从火化，大便三日未行、饮冷、舌黄、表里俱热，已入阳明之府，故用白虎汤清泻阳明亢热，佐以泻肝降冲理痰。生龙牡能镇肝平冲，张氏多用之，如镇肝熄风汤、建瓴汤等方中即可略见一斑；代赭石，张氏代赭石解中说："赭石善镇逆气，降痰涎，止呕吐，通燥结，用之得当能见奇效。"生石膏同赭石同用，张氏亦言为头次尝试，然石膏清泻阳明燥热，赭石降逆平冲，二者合用，热除气平，厚朴、半夏制性取用，涤痰而无燥烈伤阴之弊，辨证遣方用药丝丝入扣，故效如桴鼓。

临床之于气上冲，当首分阴阳，如属阳气衰微，水寒之气上射心肺者，苓桂剂、桂枝加桂汤、桂枝加蜀漆牡蛎龙骨救逆汤等，可随证选取，诸方皆不离桂枝，以其平冲降逆散水气最为有效；偏热者，可用奔豚汤等方，以半夏、桑白皮、李根白皮为主药，张氏在此案中将其扩展，加入重镇平肝之品，"诸逆冲上，皆属于火"，气轻浮不能沉重下达以镇肝敛冲，则赭石、石膏、龙骨、牡蛎随证选取就不言而喻了。

疟疾门

案1 疟疾兼阴虚

天津吴某某，年三十二岁，于仲秋病疟久不愈。

病因 厂中作工，歇人不歇机器，轮流恒有夜勤。暑热之时，彻夜不眠，辛苦有火，多食凉物，入秋遂发疟疾。

证候 其疟初发时，寒热皆剧，服西药金鸡纳霜治愈。旬日疟复发如前，又服金鸡纳霜治愈。七八日疟又发，寒轻热重，服金鸡纳霜不愈，服中药治疟汤剂亦不愈，迁延旬余，始求为延医。自言疟作时发热固重，即不发疟之日身亦觉热，其脉左右皆弦而无力，数逾五至，知其阴分阳分俱虚，而阴分之虚尤甚也。此当培养其气血而以治疟之药辅之。

处方 玄参一两 知母六钱 天冬六钱 潞参三钱 何首乌三钱 炙鳖甲三钱 常山钱半，酒炒 柴胡钱半 茵陈钱半 生姜三钱 大枣三个，掰开

此方于发疟之前一夕煎服，翌晨煎渣再服，又于发疟之前四点钟，送服西药盐酸规尼涅（即金鸡纳霜，以盐酸制者）半瓦。

效果 将药如法服之，一剂疟即不发。而有时身犹觉热，脉象犹数，知其阴分犹虚也。俾用玄参、生怀山药各一两，生姜三片，大枣三枚，同煎服，以服至身不发热时停服。

【赏析】

《素问·四气调神大论》云："夏三月，此谓蕃秀，天地气变，万物华

实，夜卧早起，无厌于日，使志无怒，使华英成秀，使气得泄，若所爱在外，此夏气之应，养长之道也。逆之则伤心，秋为痎疟，奉收者少，冬至重病。"患者于暑热之时，彻夜不眠，暗耗阴液，有火内生，又多食凉物，损伤脾胃，正气不足，卫外不固，至秋天气转凉，内外邪气互感，正邪斗争剧烈故发为疟疾。其疟初发时，寒热皆剧，用西药金鸡纳霜（即奎宁截疟）治愈，然其只治其标未治其本，故疟疾反复发作。就诊时患者自觉不发疟时身亦觉热，其脉左右皆弦而无力，又思其夏日彻夜不眠阴液暗耗，故诸症为阴虚生内热之征，因此复用金鸡纳霜而效甚微，张氏治疗改用滋阴养血兼清虚热，兼服截疟之品。方中重用玄参、天冬、知母、鳖甲以滋阴清热治本；何首乌解毒截疟，常山善祛痰而截疟，茵陈入脾胃肝胆经，善清利湿热，配伍柴胡和解疏散半表半里之邪，四药合用共治疟疾；潞参、生姜、大枣合用以健运脾胃，顾护后天之本，防寒凉之药伤胃，兼服截疟之金鸡纳霜，加之煎服方法十分考究，使疟除而气血足，疟病痊愈。而惟仍有时自觉发热，此乃阴虚之故，俾用玄参、生怀山药各一两，生姜三片，大枣三枚，同煎服，增强滋阴药并防其碍胃即可。

纵观此案例可知：治病必求于本，若不根除病因则疾病易反复发作。

案2 疟疾兼脾胀

天津张某某，年十九岁，学生，于孟秋病疟，愈而屡次反复。

病因 其人性笃于学，当溽暑放假之时，仍自补习功课，劳心过度，又复受热过度，兼又多食瓜果以解其热，入秋遂发疟疾。

证候 自孟秋中旬病疟，服西药金鸡纳霜治愈，后旬日反复，又服金鸡纳霜治愈，后又反复，服金鸡纳霜无效。以中药治愈，隔旬余病又反复。服中西药皆无效，因来社求治于愚。其脉洪滑而实，右部尤甚，自觉心中杜塞满闷，常觉有热上攻，其病疟时则寒热平均，皆不甚剧，其大便四日未行。

诊断 此胃间积有热痰，又兼脾作胀也。方书谓久疟在胁下结有硬块名疟母，其块不消疟即不愈。而西人实验所结之块确系脾脏胀大，此证之自觉满闷，即脾脏胀大也。又方书谓无痰不作疟，是以治疟之方多用半夏、常山以理其痰，此证之自觉满闷且杜塞，又时有热上攻，实为热痰充塞于胃脘也。治之者宜消其脾之胀大，清其胃之热痰，兼以治疟之品辅之。且更可因其大便不通，驱逐脾之病下行自大便泻出，其病疟之根柢可除矣。

处方 川大黄四钱　生鸡内金三钱，黄色的捣　清半夏三钱　常山钱半，酒炒　柴胡钱半　茵陈钱半　甘草钱半　净芒硝钱半

药共八味，将前七味煎汤一盅，冲芒硝服之。

其疟每日一发，在下午七点钟。宜于午前早将药服下，至午后两三点钟时，再服金鸡纳霜半瓦。

效果 前午十点钟将药服下，至午后一点时下大便两次，其心中已不觉闷热杜塞，迟至两点将西药服下，其日疟遂不发，俾再用生怀山药一两，熟莱菔子二钱，生鸡内金钱半煎汤，日服一剂，连服数日以善其后。

【赏析】

《金匮要略·疟病脉证并治第四》中云："病疟，以月一日发，当以十五日愈；设不瘥，当月尽解；如其不瘥，当如何？师曰：此结为癥瘕，名为疟母，急治之下。"患者溽暑劳心，复受热过度，多食瓜果伤脾胃，故入秋发为疟疾。反复多次，服用西药金鸡纳霜，初有效而后效微。中药亦然，最后中西药均无效来此就诊。经张氏诊病从脉入手，诊其脉洪滑而实，右部尤甚，加之自觉心中杜塞满闷，常觉有热上攻，疟发时寒热平均，且大便四日未行，诊为疟疾兼有脾胀。与《金匮》"此结为癥瘕，名曰疟母"，即疟发日久，疟邪与痰瘀互结，居于胁下相似，其块不消疟即不愈。形证俱实，脉症相符。热痰停于胸中，又医者触其脾脏胀大，气机之升降出入受阻，故自觉心中杜塞满闷，气郁于内化热，故常觉有热上攻。邪热停于内，烧灼阴液，又气机升降失常，故大便四日未行。治以清热化痰截疟，泻胃消胀。方中柴胡引经散半表半里之邪、和解少阳，常山善祛痰而截虐，茵陈清热利湿可治"风热瘴疟（《本草纲目》）"，常山、茵陈、柴胡，三者相伍共奏祛痰截疟，共同治疗疟疾；半夏祛痰湿，所谓"无痰不作疟"；鸡内金健脾消

食治疗脾胀；又大便不通，故考虑将热从大便排出，运用泻下之法清热。大黄、芒硝、甘草组成调胃承气汤，在于荡涤肠胃积滞，驱逐脾之病下行自大便泻出，使病疟之根得以消除。疟疾发有定时，故服药以"先其发时"，即提前服药以防止其发作。其发病较急，症状突出，而中药有时见效较慢，故治疗时可中西医结合，西药治其标缓解症状，中药治其本去除病根，二者相配，收效显著。善后以熟莱菔子、鸡内金以理胃，以怀山药以调脾，使疟病得除，后天得养，则寒热不再发作。

案3 疟疾兼暑热

天津徐姓媪，年近五旬，于季夏得疟疾。

病因 勤俭持家，中馈事多躬操，且宅旁设有面粉庄，其饭亦由家出，劳而兼暑，遂至病疟。

证候 其病间日一发，先冷后热，其冷甚轻，其热甚剧。恶心懒食，心中时常发热，思食凉物。其脉左部弦硬，右部洪实。大便干燥，小便赤涩，屡次服药无效。

诊断 此乃肝胆伏有疟邪，胃腑郁有暑热，暑热疟邪相并而为寒热往来，然寒少热多，此方书所谓阳明热疟也。宜祛其肝胆之邪，兼清其胃腑之热。

处方 生石膏一两，研细

均分作三包，其未发疟之日，头午用柴胡二钱煎汤送服一包，隔半日许再用开水送服一包，至次日前发疟五小时，再用生姜三钱煎汤送服一包。

效果 将药按期服完后，疟疾即愈，心中发热、懒食亦愈。盖石膏善清胃热，兼能清肝胆之热，初次用柴胡煎汤送服者，所以和解少阳之邪也。至三次用生姜煎汤送服者，是防其疟疾将发与太阳相并而生寒也。

【赏析】

《素问·疟论》云："帝曰：疟先寒而后热者何也？岐伯曰：夏伤于大

暑，其汗大出，腠理开发，因遇夏气凄沧之水寒，藏于腠理皮肤之中，秋伤于风，则病成矣。夫寒者，阴气也，风者，阳气也，先伤于寒而后伤于风，故先寒而后热也。……帝曰：论言夏伤于暑，秋必病疟，今疟不必应者何也？岐伯曰：此应四时者也。其病异形者，反四时也。其以秋病者寒甚，以冬病者寒不甚，以春病者恶风，以夏病者多汗。"患者年近五旬，夏季操劳过多而兼暑，故反四时而遂至病疟。其病间日一发，先冷后热，冷甚轻而热甚剧。伴有恶心懒食，心中热，思食凉物。其脉左部弦硬，右部洪实为肝胆伏有疟邪，胃腑郁有暑热之征。暑热疟邪相并则出现寒热往来，又因其夏季汗出过多，腠理开泄，感受寒邪，后又受风，感受阳邪，故先冷后热，又寒少热多，为阳明热疟。

张氏辨为邪伏肝胆，胃热炽盛。即《金匮》中"阴气孤绝，阳气独发，则热而少气烦冤，手足热而欲呕，名曰瘅疟"。治疗以祛肝胆之邪，清胃腑之热为法，方用生石膏一味，甘辛大寒，《名医别录》中记载："除时气头痛身热，三焦大热，皮肤热，肠胃中膈热，解肌发汗"，故其既可清胃热（取白虎清热），又可清肝胆之热，初次用柴胡煎汤送服有引其清少阳半表半里之邪之功；二次用开水冲服即可，至第三次时用生姜汤送服，是防其疟疾将发与太阳相并而生寒也。是"必伏其所主，而先其所因"之法，也是治病必求其本的体现。

案4　疟痢兼证

天津刘某某，年三十二岁，于季秋患疟又兼下痢。

病因　因需车孔亟，机轮坏处，须得急速收拾，忙时恒彻夜不眠，劳苦过甚，遂至下痢，继又病疟。

证候　其痢赤白参半，一昼夜十余次，下坠腹疼，其疟间日一发，寒轻热重，其脉左右皆有弦象，而左关独弦而有力。

诊断　此证之脉，左右皆弦者，病疟之脉，大抵如此。其左关独弦而有力者，其病根在肝胆也。为肝胆有外受之邪是以脉现弦象，而病疟为其所受之邪为外感之热邪，是以左关脉象弦而有力，其热下迫肠中而下痢。拟清肝胆之热，散其外感之邪，则疟痢庶可同愈。

处方 生杭芍一两　山楂片三钱　茵陈二钱　生麦芽二钱　柴胡钱半　常山钱半，酒炒　草果钱半，捣碎　黄芩钱半　甘草二钱　生姜三片

煎汤一大盅，于不发疟之日晚间服之，翌晨煎渣再服一次。

效果 将药如法服后，疟痢皆愈。又为开生怀山药一两，生杭芍三钱，黄色生鸡内金一钱，俾日煎服一剂，以滋阴、培气、化瘀，连服数日以善其后。

【赏析】

《金匮要略·疟病脉证并治第四》云："疟脉自弦，弦数者多热，弦迟者多寒。"本案患者病劳累在先，遂至下痢，痢后病疟，表现痢下赤白参半，一昼夜十余次，伴有下坠腹疼，其疟间日一发，寒轻热重，脉左右皆有弦象，而左关独弦而有力。病虽痢，但左右手皆为弦象，"疟脉自弦"，且左关独弦而有力，为病疟之脉，且病根在肝胆。属少阳邪热，下迫大肠，疟兼下痢。外感热邪，正气不足卫外不固，邪气入里，热迫肠中则下痢，痢赤白参半、下腹坠疼；内有邪热，复感外邪，邪正相争则发为疟疾；治以截疟清肝，调肠止痢。方中重用生杭芍，其苦酸微寒，收敛肝阴以养血，养阴以清热，配伍黄芩苦寒，善清肺胃胆及大肠湿热，尤长于清中上焦湿热，又山楂性温兼入肝经血分，可引药入经清热，麦芽甘平可疏肝解郁调畅肝胆气机，甘草生品性微寒长于清热解毒，四者相合，清肝胆热效强；生姜辛散温通，能发汗解表又可温中；茵陈辛苦，微寒，善清利脾胃肝胆湿热使之从小便出，常山、草果祛痰截疟，柴胡和解少阳祛半表半里之邪，四药相合共同治疗疟疾。因疟疾按时而发，根据中医治未病思想，宜在疟疾发病前服药以预防。故煎汤一大盅，于不发疟之日晚间服之，翌晨煎渣再服一次，服药后疟痢皆愈。又以生怀山药一两，生杭芍三钱，黄色生鸡内金一钱，俾日煎服一剂善后。取痢下之后，脾胃受损，元气不足，以山药、鸡内金补脾养阴，白芍养肝，使肝脾调和，气血得养。如《明医杂著·疟病证治》说："邪疟

及新发者，可散可截；虚疟及久者，宜补气血。"纵观此医案，疟疾发病前服药以预防，疟痢虽皆愈但仍应服用扶正之品数日以固本防复发。充分体现了中医"未病先防，既病防变"的治疗思想，也令人深深为张锡纯之精湛医术所折服！

霍乱门

案1　霍乱兼转筋

天津王某某，年三十八岁，于季冬得霍乱证。

病因　厂中腊底事务烦杂，劳心过度，暗生内热，又兼因怒激动肝火，怒犹未歇，遂就寝睡，至一点钟时，觉心中扰乱，腹中作疼，移时则吐泻交作，遂成霍乱。

证候　心中发热而渴，恶心怔忡，饮水须臾即吐，腹中时疼时止，疼剧时则下泻，泻时异常觉热，偶有小便，热亦如斯，有时两腿筋转，然不甚剧，其脉象无力，却无闭塞之象。

诊断　霍乱之证，恒有脉象无火而其实际转大热者，即或脉闭身冷显露寒凉之象，亦不可遽以凉断。此证脉象不见有热，而心中热而且渴，二便尤甚觉热，其为内蕴实热无疑。至其脉不见有热象者，以心脏因受毒麻痹，而机关之启闭无力也。拟用大剂寒凉清其内热，而辅以解毒消菌之品。

处方　生石膏三两，捣细　生杭芍八钱　清半夏五钱，温水淘三次　生怀山药五钱　嫩竹茹三钱，碎的　甘松二钱　甘草三钱

共煎汤三盅，分三次温服下。每次送服卫生防疫宝丹五十粒。

方载后方中。甘松亦名甘松香，即西药中之缬草也。《本草纲目》谓马氏《开宝本草》，载其主恶气，卒心腹痛满。西人谓其善治转筋，是以为治霍乱要药。且其性善熏劳瘵，诚有解毒除菌之力也。

复诊 将药分两次服完，吐泻、腹疼、转筋诸证皆愈。惟心中犹觉热作渴，二便仍觉发热。诊其脉较前有力，显呈有火之象。盖其心脏至此已不麻痹，启闭之机关灵活，是以脉象更改也。其犹觉热与渴者，因系余火未清，而吐泻之甚者最足伤阴，阴分伤损，最易生热，且善作渴，此不可但治以泻火之凉药也，拟兼投以大滋真阴之品。

处方 生怀山药一两　大甘枸杞一两　北沙参一两　离中丹五钱

药共四味，将前三味煎汤一大盅，送服离中丹一半，迟四点钟再将药渣煎汤一大盅，送服其余一半。

效果 将药分三次服完，热退渴止，病遂全愈。

说明 霍乱之证，原阴阳俱有。然愚五十年经验以来，知此证属阳，而宜治以凉药者十居其八；此证属阴，而宜治以热药者十居其一；此证属半阴半阳，当凉热之药并用，以调剂其阴阳者，又十居其一。而后世论者，恒以《伤寒论》所载之霍乱为真霍乱，至于以凉药治愈之霍乱，皆系假霍乱，不知《伤寒论》对于霍乱之治法亦非专用热药也。有如其篇第七节云，霍乱头痛、发热、身疼痛、热多，欲饮水者五苓散主之。寒多，不用水者理中丸主之。夫既明言热多寒多，是显有寒热可分也。虽所用之五苓散中亦有桂枝而分量独轻，至泽泻、茯苓、猪苓其性皆微凉，其方原不可以热论也。且用显微镜审察此病之菌，系弯曲杆形，是以此证无论凉热，惟审察其传染之毒菌，现弯曲杆形即为霍乱无疑也。至欲细审此病之凉热百不失一，当参观霍乱方，及论霍乱治法篇，自能临证无误。

【赏析】

霍乱，西医学认为是一种烈性肠道传染病，两种甲类传染病之一，由霍乱弧菌污染水和食物而引起传播。临床上以起病急骤、剧烈泻吐、排泄大量米泔水样肠内容物、脱水、肌痉挛、少尿和无尿为特征。严重者可因休克、尿毒症或酸中毒而死亡。

《伤寒论·辨霍乱病脉证并治》曰："病有霍乱者何？答曰：呕吐而利，此名霍乱；病发热头痛，身疼恶寒吐利者，此属何病？答曰：此名霍乱。霍乱自吐下，又利止，复更发热也。"本案患者因劳心过度，心血暗耗，则内热暗生，又兼因怒激动肝火，肝性属木，最易生风动火，风乘火势祸乱于内，故见心中扰乱，腹中作疼，甚则吐泻交作，而发为霍乱。

本病辨证之时，疑点较多，病人脉象无力，似乎无火，然张氏慧眼独具，据病人"心中热而且渴，二便尤甚觉热"而明断其为热证无疑，更解释其脉象无力的原因实为心脏因受毒麻痹，而机关之启闭无力也；症候既出，治法立随，张氏秉《内经》"寒者热之，热者寒之"之法，以大剂量寒凉药物清其内热，辅以解毒消菌之品。方中采用石膏的寒凉之性，清热泻火，除烦止渴，仅此一味，已具仲景白虎之意；生杭芍滋阴清热，《神农本草经》记载白芍"主邪气腹痛，……止痛，利小便，益气"，佐石膏清热生津的同时更可缓解其腹痛及两腿筋转之证；半夏、竹茹降逆化痰，解其呕吐之证；山药生津而顾护中土，以防寒凉之剂损伤脾胃；更妙用甘松一味，除恶气，治转筋，兼主霍乱，《本草汇言》："甘松醒脾畅胃之药也。《开宝方》主心腹卒痛，散满下气，皆取香温行散之意。其气芳香，入脾胃药中，大有扶脾顺气，开胃消食之功。"现代研究称其善治霍乱转筋，是为治疗霍乱之要药；甘草解毒消菌，调和。诸药合用，与病情表现丝丝入扣，祛邪而不伤正。上方伴服卫生防疫宝丹，分两次服用，故病人药后效如桴鼓，吐泻、腹疼、转筋等诸症皆愈。然病人犹觉心中热作渴，二便仍觉发热，脉有火象，此因心脏不因邪毒麻痹，邪热未尽之象，吐泻之后，最易伤阴，真阴耗伤，最易生热，且善作渴，因此要顾护真阴，采用大量滋养真阴之品。张氏心细如发，明察秋毫，故复诊之时，方用枸杞滋补肝肾之阴，《本草经集注》言枸杞"补益精气，强盛阴道"，并用清热养阴生津之北沙参，更投以生怀山药、离中丹等大补真阴之品，故病人服药后热退渴止，病遂全愈！

案2　霍乱吐泻

天津李姓媪，年过六旬，于仲夏得霍乱证。

病因　天气炎热，有事出门，道途受暑，归家又复自炊，多受炭气，遂病霍乱。

证候 恶心呕吐，腹疼泄泻，得病不过十小时，吐泻已十余次矣。其手足皆凉，手凉至肘，足凉至膝，心中则觉发热，其脉沉细欲无，不足四至。

诊断 此霍乱之毒菌随溽暑之热传入脏腑也。其心脏受毒菌之麻痹，跳动之机关将停，是以脉沉细且迟；其血脉之流通无力，不能达于四肢，是以手足皆凉；其毒菌侵入肠胃，俾肠胃之气化失和，兼以脏腑之正气与侵入之邪气，互相格拒，是以恶心腹疼，吐泻交作；其心中发热者固系夹杂暑气，而霍乱之属阳者，即不夹杂暑气，亦恒令人心中发热也。此宜治以解毒清热之剂。

处方 卫生防疫宝丹百六十粒 离中丹四钱 益元散四钱

先将卫生防疫宝丹分三次用开水送服，约半点多钟服一次，服完三次，其恶心腹疼当愈，呕吐泄泻亦当随愈。愈后若仍觉心中热者，再将后二味药和匀，亦分三次用开水送服。每一点钟服一次，热退者不必尽服。

效果 将卫生防疫宝丹分三次服完，果恶心、呕吐、腹疼、泄泻皆愈。而心中之热，未见轻减，继将离中丹、益元散和匀，分三次服完，其热遂消，病全愈。

【赏析】

病人表现恶心呕吐，腹疼泄泻，据《伤寒论》382条云：呕吐而利，此名霍乱。西医学认为霍乱由霍乱弧菌污染水和食物而引起传播。临床上以起病急骤、剧烈泻吐、排泄大量米泔水样肠内容物、脱水、肌痉挛少尿和无尿为特征。严重者可因休克、尿毒症或酸中毒而死亡。张氏不仅根据其病情准确判断出霍乱这一传染性疾病，而且亦认识到本病病因可兼具四时不正之气。在本案中，病人染病于仲夏之季，出行途中受暑，归家复感炭烟之气，暑气及炭烟之气均为不正之气，暑性湿热，炭烟之气秉火而生，其性亦属热性，二气合而为害，则其为祸甚矣！

病因虽明，辨证亦非易事，盖本病人手足皆凉，手凉至肘，足凉至膝，兼其脉沉细欲无，不足四至，乍一看上去似乎为阳虚厥逆之证，然张氏据其感邪季节、致病之因以及病人心中发热等辨证依据，独断其为暑热之证，且详细解释了病人之所以出现类似阳虚诸证的原因，盖因霍乱毒菌内犯心脏，跳动之机关将停，邪气郁结于内而不能出，血脉流通无力，不能达于四肢，是以手足皆凉，辨证既明，遂立清热解毒之法，予卫生防疫宝丹、离中丹、益元散等。卫生防疫宝丹见于《医学衷中参西录》上册，其组成有：粉甘草（细末）300g，细辛（细末）45g，香白芷（细末）30g，薄荷冰（细末）12g，冰片（细末）6g，朱砂（细末）90g，用水为丸，上药共为水丸，如梧桐子大，晾干，再用朱砂为衣，具有芳香化湿，醒脑养神之效，可除暑湿邪气，治疗霍乱吐泻转筋具有良效；离中丹亦见于《医学衷中参西录》方剂篇，其方由生石膏（细末）60g、甘草（细末）18g、朱砂末4.5g三味药组成，可清一切上焦实热之症；益元散由滑石、甘草、辰砂组成，具清心解暑之效，兼有安神。卫生防疫宝丹分三次开水冲服，每隔半小时服一次，三次服完，恶心、呕吐、腹疼、泄泻皆愈！其应用之妙，令人叹服。大势已转，而心中之热，未见轻减，除邪务尽，复以离中丹和益元散调匀，同样3次服完，每隔一小时服一次，更清其热，药证相符，故病告痊愈！

张锡纯治病思路严谨有序，实令人佩服！

案3 霍乱脱证

辽宁寇姓媪，年过六旬，得霍乱脱证。

病因 孟秋下旬染霍乱，经医数人调治两日，病势垂危。

证候 其证从前吐泻交作，至此吐泻全无。奄奄一息，昏昏似睡，肢体甚凉，六脉全无。询之犹略能言语，惟觉心中发热难受。

诊断 此证虽身凉脉闭，而心中自觉发热，仍当以热论。其所以身凉脉闭者，因霍乱之毒菌窜入心脏，致心脏行血之机关将停，血脉不达于周身，所以内虽蕴热而仍身凉脉闭也。此当用药消其毒菌，清其内热，并以助心房之跳动，虽危险仍可挽回。

处方 镜面朱砂钱半　粉甘草一钱,细面　冰片三分　薄荷冰二分共研细末，分作三次服，病急者四十分钟服一次，病缓者一点钟服一次，开水送下。

复诊 将药末分三次服完，心热与难受皆愈强半。而脉犹不出，身仍发凉，知其年过花甲，吐泻两日，未进饮食，其血衰惫已极，所以不能鼓脉外出以温暖于周身。

处方 野台参—两　生怀地黄—两　生怀山药—两　净萸肉八钱　甘草三钱，蜜炙

煎汤两大盅，分两次温服。

方解 方中之义，用台参以回阳，生怀地黄以滋阴，萸肉以敛肝之脱（此证吐泻之始，肝木助邪侮土、至吐泻之极，而肝气转先脱），炙甘草以和中气之漓。至于生山药其味甘性温，可助台参回阳，其汁浆稠润又可助地黄滋阴。且此证胃中毫无谷气，又可惜之以培养脾胃，俾脾胃运化诸药有力也。

效果 将药两次服完，脉出周身亦热，惟自觉心中余火未清，知其阴分犹亏不能潜阳也。又用玄参、沙参、生山药各六钱，煎汤服下，病遂全愈。

【赏析】

此案例为霍乱失治而致脱证，其人年过六旬于孟秋感患霍乱，虽经调治，然病势竟不能止反致几脱。《伤寒论》382条云："呕吐而利，此名霍乱。"其人先是吐泻交作，医者正当观其脉证，知犯何逆，随证治之。然医不自明，反误其时，致病人吐泻全无，阴阳俱脱之危证。《伤寒论》281条云："少阴之为病，脉微细，但欲寐也。"病者奄奄一息，昏昏似睡，肢体甚凉，六脉全无，恰似伤寒之少阴证。然其自觉心中发热难受，是因邪入于内，阻滞气血运行之机。故壅滞而产邪热，气血不行而肢体甚凉。

审因论治，当先消其毒邪，清其内热，并助心脏的正常功能，虽病危仍可挽回。处方用朱砂半钱，朱砂性凉体重，能养精神、安魂魄，其色赤入心，能清心热，且能消除毒菌，故能治暴病传染、霍乱吐泻。其用量钱半是因虑之朱砂有毒，不可多用，中病即止。《本草从新》：朱砂"泻心经邪

热，镇心定经，解毒，定癫狂"。又用粉甘草一钱，取补中缓急，又助朱砂之清热解毒。《本草汇言》：甘草"和中益气，补虚解毒之药也"。冰片味辛、苦，微寒，归心、肝、肺经，清热开窍醒神，薄荷善消毒菌，逐除恶气，一切霍乱痧证之要药。《新修本草》言冰片"主心腹邪气"。另外取薄荷冰二分，辛凉芳香，透热外出。以上四味药，和共研磨，分3次服下，病危急者40分钟服一次，病缓慢者1小时服一次，开水送服。

复诊时，心热与难受都愈合过半，然而脉象仍然不明显，肢体仍发凉，知年老体衰，又被病邪所磨，吐泻两日，气津耗竭，所以不能鼓脉外出以温暖于周身。调方如下，党参一两，用以回阳，生地一两以滋阴，此病伊始，吐泻交作，肝气乘脾，吐泻之甚，而肝气转衰，所以加萸肉八钱，取其敛阴固脱之效，蜜炙甘草三钱，和中益气，生山药既可助党参回阳，助生地滋阴，又可培养脾胃之气，助化药力。此方分两次服完，脉象出而肢体复温，只觉心中余火未消，是因阴虚不能敛阳，又加玄参、沙参、生山药益气滋阴，以收全功。

医家张寿甫见微知著，循序渐进，准确组方，如此精微，令人折服！

案4 霍乱暴脱证

邑北境刘氏妇，年近四旬，得霍乱暴脱证。

病因 受妊五六个月，时当壬寅秋令，霍乱盛行，因受传染，吐泻一昼夜，病似稍愈，而胎忽滑下。自觉精神顿散，心摇摇似不能支持。遂急延为诊视。

证候 迨愚至欲为诊视，则病势大革，殓服已备，着于身将舁诸床，病家辞以不必入视。愚曰：此系暴脱之证，一息尚存，即可挽回。遂入视之，气息若无，大声呼之亦不知应，脉象模糊如水上浮麻，莫辨至数。

诊断 此证若系陈病状况，至此定难挽回，惟因霍乱吐泻已极，又复流产，则气血暴脱，故仍可用药挽救。夫暴脱之证，其所脱者元气也。凡元气之上脱必由于肝（所以人之将脱者，肝风先动），当用酸敛之品直趋肝脏以收敛之。即所以杜塞元气上脱之路，再用补助气分之药辅之。虽病势垂危至极点，亦可挽回性命于呼吸之间。

处方 净杭萸肉二两　野党参一两　生怀山药一两

共煎汤一大盅，温服。

方虽开就而药局相隔数里，取药迫不及待，幸其比邻刘某某是愚表兄，有愚所开药方，取药二剂未服，中有萸肉共六钱，遂急取来暴火煎汤灌之。

效果 将药徐徐灌下，须臾气息稍大，呼之能应，又急煎渣灌下，较前尤明了。问其心中何如，言甚难受，其音惟在喉间，细听可辨。须臾药已取到，急煎汤两茶杯，此时已自能服药。俾分三次温服下，精神顿复，可自动转。继用生山药细末八钱许，煮作茶汤，调以白糖，令其适口当点心服之。日两次，如此将养五六日以善其后。

说明 按人之气海有二，一为先天之气海，一为后天之气海。《内经》论四海之名，以膻中（即膈上）为气海，所藏者大气，即宗气也，养生家及针灸家皆以脐下为气海，所藏者元气，即养生家所谓祖气也。此气海之形状，若倒提鸡冠花形，纯系脂膜结成而中空（剖解猪腹者，名之为鸡冠油），肝脏下垂之脂膜与之相连，是以元气之上行，原由肝而敷布，而元气之上脱，亦即由肝而疏泄也（《内经》谓肝主疏泄）。惟重用萸肉以酸敛防其疏泄，借以杜塞元气上脱之路，而元气即可不脱矣。所最足明征者，若初次即服所开之方以治愈此证，鲜不谓人参之功居多，乃因取药不及，遂单服萸肉，且所服者只六钱即能建此奇功。由此知萸肉救脱之力，实远胜人参。盖人参以救无气之下脱，犹足恃，而以救元气之上脱，若单用之转有气高不返之弊（说见俞氏《寓意草》），以其性温而兼升也。至萸肉则无论上脱下脱，用之皆效。盖元气之上脱由于肝，其下脱亦由于肝，诚以肝能为肾行气（《内经》谓肝行肾之气），即能泻元气自下出也。为其下脱亦由于肝，故亦可重用萸肉治之也。

或问 同为元气之脱何以辨其上脱下脱？答曰：上脱与下脱，其外现之证可据以辨别者甚多。今但即脉以论，如此证脉若水上浮麻，此上脱之征也。若系下脱其脉即沉细欲无矣。且元气上脱下脱之外，又有所谓外脱者。周身汗出不止者是也。萸肉最善敛汗，是以萸肉亦能治之。来复汤及山萸肉解后载有治验之案数则，可参观也。

【赏析】

此案患者为女性，年近四旬，患霍乱暴脱，妊娠五六个月，此时秋天霍乱盛行，因得霍乱之气，吐泻交作一整天。《金匮要略心典》有云："吐下之余，定无完气"，病人本为有孕之体，吐泻一昼夜，大量津液流失，气亦随之脱失，气阴两伤，不能濡养胞胎，而导致胞胎滑下，小产之后，气血更虚，遂成病势垂危之脱证，"精神顿散，心摇摇似不能支持"，其病情之危已露迹象，更见气息若无，大声呼之亦不知应，脉象模糊如水上浮麻，此病实已至九死一生之境！张氏当此之时，受命于危难之间，张氏认为凡人元气由上脱出，必定经由肝脏，所以人之将脱，先有肝风内动。应当用大剂量酸敛之品直达肝脏以收敛，堵塞元气的上托之路，再用补助气分的药物辅助，即使病危到极点，也可挽回生命于分秒之间。处方用来复汤加减，方用大剂山萸肉，该药既能敛汗，又能补肝，且张氏认为萸肉救脱之功，较参、术、芪更佳。盖萸肉之性，不独补肝也，凡人身阴阳气不固将散者，皆能敛之，是以肝虚极而元气将脱者服之最效。本方用山萸肉二两，其意即在于此，更以野党参、山药大补脾肾，先后天同固，而挽病人于狂澜之间！后因取药不及，遂单服萸肉，且所服者只六钱而已，然病人服之须臾气息即大，呼之能应，可见用药精准，四两亦可拨千斤！后用所处之方，分三次温服下，病人精神顿复，大势已转，复以生山药细末八钱，煮作茶汤，调以白糖，令其适口当点心服之。病危之时，以大剂收敛之药力挽狂澜，大势已转，药食同用以善其后，治疗过程一气呵成，实为中医辨证论治霍乱一病之典范。

妇女科

案1 怀妊受温病

何姓妇，年三十二岁，受妊五月，于孟秋感受温病。

病因 怀妊畏热，夜眠当窗，未上窗幔，自窗纱透风，感冒成温。

证候 初病时调治失宜，温热传里，阳明府实，延医数人皆言病原当用大凉之药，因怀妊实不敢轻用，继延愚为诊视，见其面红气粗，舌苔白厚，中心已黄，大便干燥，小便短赤。诊其脉左右皆洪滑而实，一息五至强。

诊断 据此证状脉象观之，不但阳明胃府之热甚实，即肝胆之热亦甚盛。想其未病之前必曾怒动肝火，若不急清其热，势将迫血妄行，危险即在目前。治以白虎加人参汤，以白虎汤解其热，加参以保其胎，遂为疏方俾急服之。

处方 生石膏三两，捣细　野党参四钱　生怀地黄一两　生怀山药一两　生杭芍五钱　甘草三钱

共煎汤三盅，分三次温服下。

方解 按此方虽非白虎加人参汤原方，而实以生地黄代知母，以生山药代粳米，而外加芍药也。盖知母、地黄同能滋阴退热，而知母性滑，地黄则饶有补肾之力，粳米与山药皆有浓汁能和胃，而粳米汁浓而不黏，山药之汁浓而且黏，大有固肾之力。如此通变原方，自于胎妊大有益也。外加芍药者，欲借之以清肝胆之热也。

复诊 将药分三次服完，翌日午前大便通下一次，热已退十之七八，脉象已非洪实，仍然有力，心中仍觉发热，拟再用凉润滋阴之品清之。

处方 玄参一两 生怀地黄一两 天花粉五钱 生杭芍五钱 鲜茅根四钱 甘草二钱

共煎汤两盅，分两次温服下。

效果 将药煎服两剂，病遂霍然全愈。

说明 凡外感有热之证，皆右部之脉盛于左部之脉，至阳明府实之证，尤必显然于右部见之。因胃府之脉原候于右关也。今此证为阳明府实，其右部之脉洪滑而实宜矣。而左部之脉亦现此象，是以知其未病之先肝中先有郁热，继为外感之热所激，则勃然发动而亦现洪滑而实之脉象也。

【赏析】

妊娠血聚养胎，卫外不固，易招外感。因胎体日渐增大，影响气机升降，而致气滞邪留者亦属常见。本例何姓妇妊娠5个月，患温热传里而出现面红气粗，大便干燥，脉洪滑之阳明气分实热证。脾胃为水谷之海，气血生化之源。孕后脾胃强健，气血充足，则气能载胎，血能荫胎。如今"壮火食气，热盛伤津"，随时会扰动胎元而致胎气不固，故急需用白虎汤退热安胎。然石膏用于孕妇或让人有所顾虑。《神农本草经》记载生石膏"味辛，微寒"，且宜于"产乳"，可见其实石膏药性纯良。张锡纯谙熟其药性，果断用生石膏三两清热，并慎用对胎孕不利的滑利、渗利类药物。如将白虎汤方中的知母用具有补肾安胎之性的生地黄取代，并以质黏能补肾固胎之淮山药替换了粳米，如此既退了邪热，又不至损及胎元。加入人参既保其胎，更能稳固正气，助石膏托邪外出。由此可见张氏临证用药细致入微、丝丝入扣。温汤三次服下，孕妇大便即通，热亦退了十之七八。再投凉润滋阴之品两剂而收功。

案2 受妊呕吐

天津王氏妇，年二十六岁，受妊后，呕吐不止。

病因 素有肝气病，偶有拂意，激动肝气，恒作呕吐。至受妊后，则呕吐连连不止。

证候 受妊至四十日时，每日必吐，然犹可受饮食，后则吐浸加重，迨至两月以后勺水不存。及愚诊视时，不能食者已数日矣。困顿已极，不能起床。诊其脉虽甚虚弱，仍现滑象，至数未改，惟左关微浮，稍似有力。

诊断 恶阻呕吐，原妊妇之常，兹因左关独浮而有力，知系肝气胆火上冲，是以呕吐特甚。有谓恶阻呕吐虽甚剧无碍者，此未有阅历之言。愚自行道以来，耳闻目睹，因此证偾事者已有多人，甚勿忽视。此宜急治以镇肝降胃之品，不可因其受妊而不敢放胆用药也。

处方 生赭石两半，轧细　潞党参三钱　生怀山药一两　生怀地黄八钱　生杭芍六钱　大甘枸杞五钱　净萸肉四钱　青黛三钱　清半夏六钱

药共九味，先将半夏用温水淘三次，将矾味淘净，用做饭小锅煮取清汤一盅，调以面粉煮作茶汤，和以白糖令其适口，服下其吐可止。再将余药八味煎汤一大盅，分三次温服。

复诊 将药连服两剂，呕吐即止。精神气力稍振，可以起坐，其脉左关之浮已去，六部皆近和平。惟仍有恶心之时，懒于饮食，拟再治以开胃、理肝、滋阴、清热之剂。

处方 生怀山药一两　生杭芍五钱　冬瓜仁四钱，捣碎　北沙参四钱　碎竹茹三钱　净青黛二钱　甘草二钱

共煎汤一大盅，分两次温服下。

效果 将药连服三剂，病遂全愈，体渐复原，能起床矣。

【赏析】

本案为张锡纯治疗妊娠恶阻验案之一。孕后经血不泻，冲气偏盛，循经上逆犯胃，胃失和降，发为恶阻。冲脉隶于阳明而附于肝。本案王氏妇早孕肝胆火盛，挟冲气上逆于胃，致数日不能食，大便亦不通行，下脘结疼。如若恶阻持续不除，饮食不下，气血无源，将危及母儿生命。张氏拟安胃镇冲降逆之法。首诊药用清半夏、生赭石清肝胆、降逆气，党参、怀山药、地

黄、白芍、枸杞和山萸肉气阴双补、益气安胎。需说明的是，虽前人有半夏碍胎、赭石坠胎之说，然张氏仍放胆用之，正是遵循经旨"有故无殒，亦无殒也"。并谓生赭石虽为金石之药，重坠下行，但其性质平和，毫无破血之性，用之得当，能建奇效。何为用之得当？细揣张氏之意，一是用之于早孕期之恶阻证。因为此时胚胎尚未成形，惟是经血凝滞，故以生赭石折上逆之机，用之无妨，而怀孕至3个月后胎已成形则不宜用之。二是赭石以生用为宜，煅之则无效。三是赭石治恶阻的症候特征为孕3个月以内出现饮入即吐、上脘固结、大便不通。

案3 怀妊得温病兼痰喘

天津董姓妇，年三十四岁，怀妊，感受温病兼有痰作喘。

病因 受妊已逾八月，心中常常发热。时当季春，喜在院中乘凉，为风袭遂成此证。

证候 喘息有声，呼吸迫促异常，昼夜不能少卧，心中烦躁。舌苔白厚欲黄。左右寸脉皆洪实异常，两尺则按之不实，其数八至。大便干燥，小便赤涩。

诊断 此证前因医者欲治其喘，屡次用麻黄发之。致其元气将脱，又兼外感之热已入阳明。其实热与外感之气相并上冲，是以其脉上盛下虚，喘逆若斯迫促，脉七至即为绝脉，今竟八至恐难挽回。欲辞不治而病家再三恳求，遂勉为拟方。以清其热，止其喘，挽救其气化之将脱。

处方 净萸肉一两　生怀地黄一两　生龙骨一两，捣碎　生牡蛎一两，捣碎

将四味煎汤，送服生石膏细末三钱，迟五点钟若热犹不退。

煎渣再服，仍送服生石膏细末三钱。

复诊 服药头煎次煎后，喘愈强半，遂能卧眠，迨至黎明胎忽滑下，且系死胎。再诊其脉较前更数，一息九至，然不若从前之滑实，而尺脉则按之即无。其喘似又稍剧，其心中烦躁依旧，且觉怔忡，不能支持。此乃肝肾阴分大亏，不能维系阳分而气化欲涣散也。当峻补肝肾之阴兼清外感未尽之余热。

处方 生怀山药六两　玄参两半　熟鸡子黄六个，捻碎　真西洋参二钱，捣为粗末

先将山药煎十余沸，再入玄参、鸡子黄煎汤一大碗，分多次徐徐温饮下。每饮一次，送服洋参末少许，饮完再煎渣取汤接续饮之，洋参末亦分多次送服，勿令余剩。

三诊 翌日又为诊视，其脉已减去三至为六至，尺脉按之有根，知其病已回生。问其心中已不怔忡，惟其心中犹觉发热，此非外感之热，乃真阴未复之热也。当纯用大滋真阴之品以复其阴。

处方 玄参三两　生怀山药两半　当归四钱　真西洋参二钱，捣为粗末

将前三味共煎汤一大碗，分多次温饮下。每饮一次送服洋参末少许。

四诊 前方服一剂，心中已不觉热，惟腹中作疼，问其恶露所下甚少，当系瘀血作疼。治以化瘀血之品，其疼当自愈。

处方 生怀山药一两　当归五钱　怀牛膝五钱　生鸡内金二钱，黄色的捣　桃仁二钱　红花钱半　真西洋参二钱，捣为粗末

将前六味共煎汤一大盅，送服洋参末一半，至煎渣服时再送服余一半。

效果 前方日服一剂，服两日病遂全愈。

或问 他方用石膏皆与诸药同煎，此证何以独将石膏为末送服？答曰：石膏原为石质重坠之品，此证之喘息迫促，呼吸惟在喉间，分毫不能下达，几有将脱之势。石膏为末服之，欲借其重坠之力以引气下达也。且石膏末服，其退热之力一钱可抵半两，此乃屡经自服以试验之。而确能知其如斯，此证一日服石膏末至六钱，大热始退。若用生石膏三两，同诸药煎汤，病家将不敢服，此为救人计，不得不委曲以行其术也。

或问 产后忌用寒凉，第三方用于流产之后，方中玄参重用三两，独不虑其过于苦寒乎？答曰：玄参细嚼之其味甘而微苦，原甘凉滋阴之品，实非苦寒之药。是以《神农本草经》谓其微寒，善治产乳余疾，故产后忌用凉药而玄参则毫无所忌也。且后世本草谓大便滑泻者忌之，因误认其为苦寒也。而此证服过三两玄参之后，大便仍然干燥，则玄参之性可知矣。

或问 此证之胎已逾八月，即系流产，其胎应活，何以产下竟为死胎？答曰：胎在腹中，原有脐呼吸，实借母之呼吸以为呼吸，是以凡受妊者其吸入之气，可由任脉以达于胎儿脐中。此证因吸入之气分毫不能下达，则胎失所荫，所以不能资生也。为其不能资生，所以下降，此非因服药而下降也。

【赏析】

本案是张锡纯治疗产科急症典型案例之一。董姓妇34岁，怀孕8个多月得温病。因实热与外感之气相并上冲，致妊妇高热并喘不得卧。热扰胞宫兼有喘逆因此胎失所养，终致胎死腹中。且孕妇自身脉八至亦见元气将脱之危候。张锡纯速以生龙骨、生牡蛎重镇降逆下气，固涩冲任，生地黄、山萸肉补肾纳气平喘，同时送服生石膏末，急"清其热，止其喘"，挽救妊妇于危急之时。药虽仅五味，而配伍却寓意颇深。胎死既出，当"峻补肝肾之阴兼清外感未尽之余热"。方用山药、玄参、西洋参和鸡子黄。鸡子黄味甘，性平，李时珍称其"气味俱厚，阴中之阴"，能"除烦热"，是治疗阴虚心神失养的一味重要药物。玄参能入肺以清肺家燥热，解毒消火。人谓产后忌凉药而对玄参用之产后或存疑虑。《神农本草经》谓玄参性微寒，善治产乳余疾。因其性凉而不寒，又善滋阴，且兼有补性，是以张氏谓玄参"甘凉滋阴，实非苦寒之药"，产后忌凉药而玄参无妨。

案4 怀妊受温病兼下痢

天津张氏妇，年近三旬，怀妊，受温病兼下痢。

病因 受妊已六个月，心中恒觉发热，继因其夫骤尔赋闲，遂致激动肝火，其热益甚，又薄为外感所束，遂致温而兼痢。

证候 表里俱壮热无汗，心中热极，思饮冰水，其家人不敢予。舌苔干而黄，频饮水不濡润，腹中常觉疼坠，下痢赤多白少，间杂以鲜血，一昼夜十余次。其脉左部弦长，右部洪滑，皆重诊有力，一息五至。

诊断 其脉左部弦长有力者，肝胆之火炽盛也。惟其肝胆之火炽盛下迫，是以不但下痢赤白，且又兼下鲜血，腹疼下坠。为其右部洪滑有力，知温热已入阳明之府，是以舌苔干黄，心为热迫，思饮冰水。所犹喜者脉象虽热，不至甚数，且又流利无滞，胎气可保无恙也。宜治以白虎加人参汤以解温病之热，而更重用芍药以代方中知母，则肝热能清而痢亦可愈矣。

处方　生石膏三两，捣细　大潞参五钱　生杭芍一两　粳米五钱　甘草三钱

共煎汤三盅，分三次温饮下。

复诊　将药分三次服完，表里之热已退强半，痢愈十之七八，腹中疼坠亦大轻减，舌苔由黄变白，已有津液，脉象仍然有力而较前则和缓矣。遂即原方为之加减俾再服之。

处方　生石膏二两，捣细　大潞参三钱　生怀山药八钱　生杭芍六钱　白头翁四钱　秦皮三钱　甘草二钱

共煎汤三盅，分三次温饮下。

方解　按此方即白虎加人参汤与白头翁汤相并为一方也。为方中有芍药、山药，是以白虎加人参汤中可省去知母、粳米；为白虎加人参汤中之石膏，可抵黄连、黄柏，是以白头翁汤中止用白头翁、秦皮，合用之则一半治温，一半治痢，安排周匝，步伍整齐，当可奏效。

效果　将药如法服两剂，病遂全愈。

或问　《伤寒论》用白虎汤之方定例，汗吐下后加人参，渴者加人参。此案之证非当汗吐下后，亦未言渴，何以案中两次用白虎皆加人参乎？答曰：此案证兼下痢，下痢亦下之类也。其舌苔干黄毫无津液，舌干无液亦渴之类也。且其温病之热，不但入胃，更随下痢陷至下焦永无出路。惟人参与石膏并用，实能升举其下陷之温热而清解消散之，不至久留下焦以耗真阴。况此证温病与下痢相助为虐，实有累于胎气，几至于莫能支，加人参于白虎汤中，亦所以保其胎气使无意外之虞也。

【赏析】

妊娠下痢又称胎前赤白痢。《诸病源候论》谓其"孕后摄生不慎……以致传导失职，出现里急后重、腹痛、下痢赤白，甚至日夜无度等症。……下

痢无度，须防阳气下陷而胎堕"。《妇人大全良方》更阐明病机曰："妊娠之人，胞血既闭，脏气不理，脾胃易伤"，"热乘血散，渗入大肠，肠虚相化，故成血痢也"。本案张姓妇怀孕6个月因温病入内，表里俱壮热无汗，心中热极，且热邪挟肝胆火炽下迫大肠，出现赤白痢。其症下痢昼夜十余次，并见腹部坠痛。此温病与下痢相助为虐，恐累及胎气。然观其脉一息五至而流利无滞，示胎气可保。张氏速以变通白虎加参汤治温，遵照"有故无殒，亦无殒也"之宗旨，治疗上主张清热与安胎相结合。待热退大半时再加入白头翁、秦皮温痢并治。因用药精良、丝丝相扣，无需多时即热退痢止。按伤寒法，白虎汤用于汗吐下后，当加人参，本案两用变通白虎汤皆加人参，因其"下痢亦下之类也"。加人参的目的既扶正气、升阳举陷，又保胎气，可见张氏既善用古方，更不拘泥于古方，常药味不多，而效如桴鼓。

案5　产后下血

天津李氏妇，年近四旬，得产后下血证。

病因　身形素弱，临盆时又劳碌过甚，遂得斯证。

证候　产后未见恶露，纯下鲜血。屡次延医服药血终不止。及愚诊视，已二十八日矣。其精神衰惫，身体羸弱，周身时或发灼，自觉心中怔忡莫支。其下血剧时腰际疼甚，呼吸常觉短气，其脉左部弦细，右部沉虚，一分钟八十二至。

诊断　即此脉证细参，当系血下陷气亦下陷。从前所服之药，但知治血，不知治气，是以屡次服药无效。此当培补其气血，而以收敛固涩之药佐之。

处方　生箭芪一两　当归身一两　生怀地黄一两　净萸肉八钱　生龙骨八钱,捣碎　桑叶十四片　广三七三钱,细末

药共七味，将前六味煎汤一大盅，送服三七末一半，至煎渣再服时，仍送服其余一半。

方解　此乃傅青主治老妇血崩之方。愚又为之加生地黄、萸肉、龙骨

也。其方不但善治老妇血崩，即用以治少年者亦效。初但用其原方，后因治一壮年妇人患血崩甚剧，投以原方不效，且服药后心中觉热，遂即原方为加生地黄一两则效。从此，愚再用其方时，必加生地黄一两，以济黄芪之热，皆可随手奏效。今此方中又加萸肉、龙骨者，因其下血既久，下焦之气化不能固摄，加萸肉、龙骨所以固摄下焦之气化也。

复诊 服药两剂，下血与短气皆愈强半，诸病亦皆见愈，脉象亦有起色。而起坐片时自觉筋骨酸软，此仍宜治以培补气血，固摄下焦气化，兼壮筋骨之剂。

处方 生箭芪一两　龙眼肉八钱　生怀地黄八钱　净萸肉八钱　胡桃肉五钱　北沙参五钱　升麻一钱　鹿角胶三钱

药共八味，将前七味煎汤一大盅，鹿角胶另炖化兑服。方中加升麻者，欲以助黄芪升补气分使之上达，兼以升提血分使不下陷也。

三诊 将药连服三剂，呼吸已不短气，而血分则犹见少许，然非鲜血而为从前未下之恶露，此吉兆也。若此恶露不下，后必为恙。且又必须下净方妥，此当兼用化瘀之药以催之速下。

处方 生箭芪一两　龙眼肉八钱　生怀地黄八钱　生怀山药六钱　胡桃肉五钱　当归四钱　北沙参三钱　鹿角胶四钱　广三七三钱，细末

药共九味，先将前七味煎汤一大盅，鹿角胶另炖化兑汤药中，送服三七末一半，至煎渣再服时，仍将所余之鹿角胶炖化兑汤药中，送服所余之三七末。

方解 按此方欲用以化瘀血，而不用桃仁、红花诸药者，恐有妨于从前之下血也。且此方中原有善化瘀血之品，鹿角胶、三七是也。盖鹿角之性原善化瘀生新，熬之成胶其性仍在。前此之恶露自下，实多赖鹿角胶之力，今又助之以三七，亦化瘀血不伤新血之品。连服数剂，自不难将恶露尽化也。

效果 将药连服五剂，恶露下尽，病遂全愈。

【赏析】

"老妇血崩方"由三七末三钱、生黄芪一两、当归一两、桑叶14片组

成，为明末清初傅青主所创制，专治老年血崩。张锡纯十分推崇该方，谓"二剂血止，四剂不再发"、"诚之甚效"。后来张氏对该方有所发挥，用治室女血崩亦十分有效。

本案为产后出血病例。李氏妇年近四旬，产后下血近一月不止，伴有神疲体弱，身体时或发热。张氏以"老妇血崩方"加生地黄、萸肉、生龙骨。并曰，凡是见心中有热或脉象有热者，"必加生地黄一两，以济黄芪之热，皆可随手奏效"。山茱萸、生龙骨"固摄下焦之气化"，服用数剂产后出血即止。然恶露未下又当如何？他强调产后有多虚多瘀的特点，对恶露不下者当用黄芪、当归等益气养血，用鹿角胶、三七祛瘀生新，"连服数剂，自不难将恶露尽化也"。由本案可见张氏用药轻重缓急有度，既前承经义，又推陈出新。临证化裁，独具匠心。

案6　产后手足抽掣

天津于氏妇，年过三旬，于产后得四肢抽掣病。

病因　产时所下恶露甚少，至两日又分毫恶露不见，迟半日遂发抽掣。

证候　心中发热，有时觉气血上涌，即昏然身躯后挺，四肢抽掣。其腹中有时作疼，令人揉之则少瘥，其脉左部沉弦，右部沉涩，一息四至强。

诊断　此乃肝气胆火，挟败血上冲以瘀塞经络，而其气火相并上冲不已，兼能妨碍神经，是以昏然后挺而四肢作抽掣也。当降其败血，使之还为恶露泻出，其病自愈。

处方　怀牛膝一两　生杭芍六钱　丹参五钱　玄参五钱　苏木三钱　桃仁三钱，去皮　红花二钱　土鳖虫五大个，捣　红娘虫即樗鸡，六大个，捣

共煎汤一盅，温服。

效果　此药煎服两剂，败血尽下，病若失。

【赏析】

产后数日内突发四肢抽搐、项背强直，甚则口噤不开，角弓反张者，称"产后痉病"。该病最早见于《金匮要略》，曰："新产妇人有三病，一者

病痉……"。多因产后亡血伤津，心肝血虚，筋脉失养，或亡血复汗，外邪乘虚侵入，直窜经脉所致。《景岳全书·妇人规》亦云："产后发痉，乃阴血大亏也。"故养血熄风为其治疗大法。然本案中，张锡纯以活血化瘀、降败血之法治疗产后痉病，此在中医典籍中尚乏记载，惟王清任曾阐明痉证气虚血瘀的观点，堪补前人之未备。本案于氏妇产后数日肝胆气火挟败血上冲，阻滞经脉而致身形拘急发痉。《内经》曰："气反则生，不反则死。"张氏针对恶露不下，腹时作疼的病情，妙用怀牛膝、丹参、苏木、桃仁、红花、土鳖虫、红娘虫活血化瘀，引败血下行，正所谓"治风先治血，血行风自灭"，并佐以白芍、玄参养阴柔肝。"煎服两剂，败血尽下，病若失"。

案7 产后癥瘕

邑城西韩氏妇，年三十六岁，得产后癥瘕证。

病因 生产时恶露所下甚少，未尝介意，迟至半年遂成癥瘕。

证候 初因恶露下少，弥月之后渐觉少腹胀满。因系农家，时当麦秋忙甚，未暇延医服药。又迟月余则胀而且疼，始服便方数次皆无效。后则疼处按之觉硬，始延医服药，延医月余，其疼似减轻而硬处转见增大，月信自产后未见。诊其脉左部沉弦，右部沉涩，一息近五至。

诊断 按生理正规，产后两月，月信当见；有孩吃乳，至四月亦当见矣。今则已半载月信未见，因其产后未下之恶露，结癥瘕于冲任之间，后生之血遂不能下为月信，而尽附益于其上，俾其日有增长，是以积久而其硬处益大也。是当以消癥瘕之药消之，又当与补益之药并用，使之消癥瘕而不至有伤气化。

处方 生箭芪五钱　天花粉五钱　生怀山药五钱　三棱三钱　莪术三钱　当归三钱　白术二钱　知母二钱　生鸡内金二钱，黄色的捣　桃仁二钱，去皮

共煎汤一大盅，温服。

复诊 将药连服六剂，腹已不疼，其硬处未消，按之觉软，且从前食量减少，至斯已复其旧。其脉亦较前舒畅，遂即原方为之加减俾再服之。

处方　生箭芪五钱　天花粉五钱　生怀山药四钱　三棱三钱　莪术三钱　怀牛膝三钱　野党参三钱　知母三钱　生鸡内金二钱，黄色的捣　生水蛭二钱，捣碎

共煎汤一大盅，温服。

效果　将药连服十五六剂（随时略有加减），忽下紫黑血块若干，病遂全愈。

说明　妇女癥瘕治愈者甚少，非其病之果难治也。《金匮》下瘀血汤，原可为治妇女瘕之主方。特其药性猛烈，原非长服之方。于癥瘕初结未坚硬者，服此药两三次或可将病消除。若至累月累年，瘕结如铁石，必须久服，方能奏效者，下瘀血汤原不能用。乃医者亦知下瘀血汤不可治坚结之癥瘕，遂改用桃仁，红花、丹参、赤芍诸平和之品；见其瘕处作疼，或更加香附、延胡、青皮、木香诸理气之品，如此等药用之以治坚结之癥瘕，可决其虽服至百剂，亦不能奏效。然仗之奏效则不足，伤人气化则有余。若视为平和而连次服之，十余剂外人身之气化即暗耗矣。此所以治癥瘕者十中难愈二三也。若拙拟之方其三棱、莪术、水蛭，皆为消癥瘕专药。即鸡内金人皆用以消食，而以消癥瘕亦甚有力。更佐以参、术诸补益之品，则消癥瘕诸药不虑其因猛烈而伤人。且又用花粉、知母以调剂补药之热，牛膝引药下行以直达病所，是以其方可久服无弊。而坚结之癥瘕即可徐徐消除也。至于水蛭必生用者，理冲丸后论之最详。且其性并不猛烈过甚，治此证者，宜放胆用之以挽救人命。

【赏析】

癥瘕在古代又称为"肠覃"、"石瘕"或"血癥"，是指妇女下腹部胞中结块。其发生多由机体正气不足，风寒湿热之邪内侵，或瘀血、痰饮、湿浊等有形之邪凝结不散，日积月累而成。妇女经闭不行及产后恶露当下不下，亦可结为癥瘕。《金匮要略》有下瘀血汤，由大黄二两，桃仁二十枚，土鳖二十枚组成，专为癥瘕而设。然其药性猛烈，对坚结之癥难以速消，久用又耗伤正气，很易缠绵难愈。《医学入门·妇人门》云："善治癥瘕者，调其气而破其血，消其食而豁其痰，衰其大半而止，不可猛攻峻施，以伤元

气，宁扶脾胃正气，待其自化。"张锡纯深谙此理而最善治癥，拟理冲汤扶正与祛邪同施，成为后世治癥的典范。方以黄芪、白术、当归、山药益气健脾养血，扶助正气。张氏盛赞黄芪"其补气之功最优，故推为补药之长"，其次是白术、党参、山药，常取一二味以助黄芪之力。当归因其能活血又能生血，内润脏腑、外达肌表亦深得张氏重用。理冲汤以三棱（三钱）、莪术（三钱）、鸡内金、桃仁消癥散结。三棱与莪术为张氏最喜用之药对之一，两药相配既能化瘀消癥，又能开胃增食。且曰："参芪得三棱莪术则补而不滞，元气愈旺。元气既旺，愈能鼓舞三棱莪术之力以消癥痕，此其所以效也。"鸡内金"能化瘀血，又不伤气分，尤适于气分虚甚者"。佐以"花粉、知母以调剂补药之热，牛膝引药下行以直达病所"，如是则"其方可久服无弊"也。

本案产妇连服理冲汤六剂，腹痛即消，饮食增加，唯包块仍在但已见软。观其正气稍复，再于原方加牛膝、生水蛭连服十五六剂，忽下紫黑血块若干而痊愈。

案8 血闭成癥

邻庄刘氏妇，年二十五岁，经血不行，结成癥痕。

病因 处境不顺，心多抑郁，以致月信渐闭，结成癥痕。

证候 癥痕初结时，大如核桃，屡治不消，渐至经闭后则癥痕浸长。三年之后大如复盂，按之甚硬。渐至饮食减少，寒热往来，咳嗽吐痰，身体羸弱，亦以为无可医治待时而已。后忽闻愚善治此证，求为诊视。其脉左右皆弦细无力，一息近六至。

诊断 此乃由经闭而积成癥痕，由癥痕而浸成虚劳之证也。此宜先注意治其虚劳，而以消癥痕之品辅之。

处方 生怀山药一两　大甘枸杞一两　生怀地黄五钱　玄参四钱　沙参四钱　生箭芪三钱　天冬三钱　三棱钱半　莪术钱半　生鸡内金钱半，黄色的捣

共煎汤一大盅，温服。

方解 方中用三棱、莪术，非但以之消癥瘕也。诚以此证廉于饮食，方中鸡内金固能消食，而三棱、莪术与黄芪并用，更有开胃健脾之功。脾胃健壮，不但善消饮食，兼能运化药力使病速愈也。

复诊 将药连服六剂，寒热已愈，饮食加多，咳嗽吐痰亦大轻减。癥瘕虽未见消，然从前时或作疼今则不复疼矣。其脉亦较前颇有起色。拟再治以半补虚劳半消癥瘕之方。

处方 生怀山药一两　大甘枸杞一两　生怀地黄八钱　生箭芪四钱　沙参四钱　生杭芍四钱　天冬四钱　三棱二钱　莪术二钱　桃仁二钱，去皮　生鸡内金钱半，黄色的捣

共煎一大盅，温服。

三诊 将药连服六剂，咳嗽吐痰皆愈。身形已渐强壮，脉象又较前有力，至数复常。至此虚劳已愈，无庸再治。其癥瘕虽未见消，而较前颇软。拟再专用药消之。

处方 生箭芪六钱　天花粉五钱　生怀山药五钱　三棱三钱　莪术三钱　怀牛膝三钱　潞党参三钱　知母三钱　桃仁二钱，去皮　生鸡内金二钱，黄色的捣　生水蛭二钱，捣碎

共煎汤一大盅，温服。

效果 将药连服十二剂，其瘀血忽然降下若干，紫黑成块，杂以脂膜，癥瘕全消。为其病积太久，恐未除根，俾日用山楂片两许，煮汤冲红蔗糖，当茶饮之以善其后。

【赏析】

本案为张锡纯治疗癥瘕验案之一。与产后癥瘕成因不同的是，本案刘氏妇由于心情抑郁，气结血滞于胞宫冲任，渐至闭经，结为癥瘕。且因积结日久，阴血暗耗，竟致虚劳为害。张锡纯自拟十全育真汤专治虚劳。方中黄芪补气，知母滋阴，山药、玄参壮真阴之源。妙在用龙牡之收敛助黄芪固元气、凉润助知母滋真阴。更独到之处在于补药剂中稍佐三棱（钱半）、莪术（钱半），其意并不在于消癥瘕，而在于开胃健脾、宣通气血，振奋补气之

力。并曰："诚以人身经络，皆有血融贯其间，内通脏腑，外溉周身，血一停滞，气化即不能健运，劳瘵恒因之而成"，此正所谓"治虚劳必先治血痹，治血痹亦即所以治虚劳也"。全方因能"补助人身之真阴阳、真气血、真精神"而名"十全育真"汤。待元气归复，身形渐壮，更方理冲汤专消癥痕。连服十二剂瘀血尽下，癥痕全消。

癥痕之治，破瘀消癥固然紧要，但尤贵乎顾护正气。须根据患者体质强弱，病之久暂，酌用先攻后补、先补后攻，或攻补兼施等法，随证施治。

案9 产后温病

天津李氏妇，年二十七岁，于中秋节后得温病。

病因 产后六日，更衣入厕，受风。

证候 自厕返后，觉周身发冷，更数小时，冷已又复发热，自用生姜、红糖煎汤乘热饮之，周身得汗稍愈，至汗解而其热如故。迁延两日热益盛，心中烦躁作渴。急延愚为诊视，见其满面火色，且微喘，诊其脉象洪实，右部尤甚，一分钟九十三至。舌苔满布白而微黄，大便自病后未行。

诊断 此乃产后阴虚生内热，略为外感拘束而即成温病也。其心中烦躁而渴者，因产后肾阴虚损，不能上达舌本，且不能与心火相济也。其微喘者，因肾虚不能纳气也。其舌苔白而微黄者，热已入阳明之府也。其脉洪实兼数者，此阳明府热已实，又有阴虚之象也。宜治以白虎加人参汤更少为变通之，方于产后无碍。

处方 生石膏三两，捣细　野台参四钱　玄参一两　生怀山药八钱　甘草三钱
共煎汤三盅，分三次温饮下。

方解 按此方即白虎加人参汤，以玄参代知母，生山药代粳米也。伤寒书中用白虎汤之定例，汗吐下后加人参，以其虚也；渴者加人参，以其津液不上潮也，至产后则虚之尤虚，且又作渴，其宜加人参明矣。至以玄参代知母者，因玄参《神农本草经》原谓其治产乳余疾也。以生山药代粳米者，因山药之甘温既能代粳米和胃，而其所含多量之蛋白质，更能补益产后者之肾

虚也。如此变通，其方虽在产后用之，可毫无妨碍，况石膏《神农本草经》原谓其微寒，且明载其主产乳乎。

复诊 服药一剂，热退强半，渴喘皆愈。脉象已近和平，大便犹未通下。宜大滋真阴以退其余热，而复少加补气之药佐之。诚以气旺则血易生，即真阴易复也。

处方 玄参二钱 野党参五钱

共煎汤两盅，分两次温饮下。

效果 将药煎服两剂，大便通下，病遂全愈。

【赏析】

产后元气、津血俱伤，腠理疏松，卫外不固，所谓"产后百节空虚"。生活稍有不慎，最易感邪内传，由虚转实，发为温病。轻者蒸蒸发热，心烦腹胀满，重者高热不退，烦渴引饮，脉象洪实。产后虽忌用寒凉，而温热入阳明腑后，又必用寒凉方解。若专持产后诸虚不足，而不分寒热皆投温补滋腻之剂，则无异于闭门留寇，使邪无出路，变生他证。《医宗金鉴·妇科心法要诀》谓治产后发热："当详其有余不足，或攻或补，或用凉药正治，或用温热反治，要在临证细细参考。"本例患者产后受风，二日内邪热入里，出现高热烦渴、便秘、舌苔微黄、脉洪实等实热内闭之象。张氏果断用白虎加人参汤稍加变通直清里热。所用石膏和玄参在《本经》皆明载治产乳，其性微寒，故可放心用之无妨。服药1剂热解，渴喘皆愈，脉近平和，惟大便犹未通下。继用玄参、党参清热养阴以善其后，服药2剂，大便通下而痊愈。足见张锡纯辨证之准确，用药之精良。

案10 流产后满闷

天津张姓妇年二十六岁，流产之后胃脘满闷，不能进食。

病因 孕已四月，自觉胃口满闷，倩人以手为之下推，因用力下推至脐，遂至流产。

证候 流产之后，忽觉气血上涌充塞胃口，三日之间分毫不能进食。动则作喘，头目眩晕，心中怔忡，脉象微弱，两尺无根。

诊断 此证因流产后下焦暴虚，肾气不能固摄冲气，遂因之上冲。夫冲脉原上隶阳明胃府，其气上冲胃气即不能下降（胃气以息息下行为顺），是以胃中胀满，不能进食。治此等证者，若用开破之药开之，胀满去而其人或至于虚脱。宜投以峻补之剂，更用重镇之药辅之以引之下行，则上之郁开而下焦之虚亦即受此补剂之培养矣。

处方 大潞参四钱 生赭石一两，轧细 生怀山药一两 熟怀地黄一两 玄参八钱 净萸肉八钱 紫苏子三钱，炒捣 生麦芽三钱

共煎汤一大盅，分两次温服下。

方解 按方中用生麦芽，非取其化食消胀也。诚以人之肝气宜升，胃气宜降，凡用重剂降胃，必须少用升肝之药佐之，以防其肝气不舒。麦芽生用原善舒肝，况其性能补益胃中酸汁，兼为化食消胀之妙品乎。

效果 将药煎服一剂，胃中豁然顿开，能进饮食，又连服两剂，喘与怔忡皆愈。

【赏析】

产后腹胀满闷有因于败血者、因于伤食者、或因于元气亏虚等之不同。因于血则脉弦涩，因于食则脉弦滑，因于虚者，脉象微弱或虚大。冲脉上隶阳明，故冲气与胃气原相贯通。今孕妇怀孕至4月仍胃气虚而不降，加之骤然操作失误导致发生流产。因产后元气大亏，中气不足，不能推动腑气下行，则冲气更易于上干，竟致产后胃中胀满三日无法进食。其人腹胀满者貌似实证，然"动则作喘，头目眩晕，心中怔忡，脉象微弱"，其"实"为假象也。张氏特此告诫"慎勿作实证治之，若用开通之药，凶危立见"。是故"塞因塞用"，以党参、怀山药、熟地黄、净萸肉、玄参峻补脾肾，辅以生赭石、紫苏子平冲降胃。张锡纯谓"降胃之药，实以赭石为最效"，其能开上之郁，补下之虚，更有助于补益药发挥"以补开塞"的治疗效果。稍佐生麦芽舒肝。服1剂而"胃中豁然顿开，能进饮食"，再进2剂诸症皆除。

案11　月闭兼温疹靥急

天津杨氏女，年十五岁，先患月闭，继又染温疹靥急。

病因　自十四岁月信已通，后因肝气不舒，致月信半载不至，继又感发温疹，初见点即靥。

证候　初因月信久闭，已发热瘦弱，懒于饮食，恒倦卧终日不起。继受温疹，寒热往来，其寒时觉体热减轻，至热时，较从前之热增加数倍，又加以疹初见点即靥，其毒热内攻。心中烦躁怔忡，剧时精神昏愦，恒作谵语，舌苔白而中心已黄，毫无津液。大便数日未行，其脉觉寒时似近闭塞，觉热时又似洪大而重按不实，一息五至强。

诊断　此证因阴分亏损将成痨瘵，又兼外感内侵，病连少阳，是以寒热往来，又加以疹毒之热，不能外透而内攻，是以烦躁怔忡，神昏谵语，此乃内伤外感两剧之证也。宜用大剂滋其真阴清其毒热，更佐以托疹透表之品当能奏效。

处方　生石膏二两,捣细　野台参三钱　玄参一两　生怀山药一两　大甘枸杞六钱　知母四钱　连翘三钱　蝉蜕二钱　茵陈二钱　僵蚕钱半　鲜芦根四钱

共煎汤三盅，分三次温饮下。嘱其服一剂热不退时，可即原方再服，若服至大便通下且微溏时，即宜停药勿服。

复诊　将药煎服两剂，大热始退，不复寒热往来，疹未表出而心已不烦躁怔忡。知其毒由内消，当不变生他故。大便通下一次亦未见溏，再诊其脉已近和平，惟至数仍数，和其外感已愈十之八九，而真阴犹未复也。拟再滋补其真阴，培养其血脉，俾其真阴充足，血脉调和，月信自然通顺而不愆期矣。

处方　生怀山药一两　大甘枸杞一两　玄参五钱　地骨皮五钱　龙眼肉五钱　北沙参五钱　生杭芍三钱　生鸡内金钱半,黄色的捣　甘草二钱

共煎汤一大盅，温服。

三诊　将药连服四剂，饮食增加，精神较前振作，自觉诸病皆无，惟腹

中间有疼时，此月信欲通而未能即通也。再诊其脉已和平四至矣。知方中凉药宜减，再少加活血化瘀之品。

处方　生怀山药一两　大甘枸杞一两　龙眼肉六钱　当归五钱　玄参三钱　地骨皮三钱　生杭芍三钱　生鸡内金钱半，黄色的捣　土鳖虫五个大者，捣　甘草钱半　生姜三片

共煎汤一大盅，温服。

效果　此药连服十剂，腹已不疼，身形已渐胖壮，惟月信仍未至，俾停药静候。旬日后月信遂见，因将原方略为加减，再服数剂以善其后。

或问　方书治温疹之方，未见有用参者。开首之方原以治温疹为急务，即有内伤亦当从缓治之，而方中用野台参者其义何居？答曰：《伤寒论》用白虎汤之例，汗吐下后加人参，以其虚也；渴者加人参，以其气虚不能助津液上潮也。今此证当久病内亏之余，不但其血分虚损，其气分亦必虚损。若但知用白虎汤以清其热，不知加参以助之，而热转不清，且更有病转加剧之时（观白虎加人参以山药代粳米汤后附载医案可知）。此证之用人参，实欲其热之速退也。且此证疹屙之急，亦气分不足之故。用参助石膏以清外感之热，即借其力以托疹毒外出，更可借之以补从前之虚劳。是此方中之用参，诚为内伤外感兼顾之要药也。

或问　凡病见寒热往来者，多系病兼少阳，是以治之者恒用柴胡以和解之。今方中未用柴胡，而寒热往来亦愈何也？答曰：柴胡虽能和解少阳，而其升提之力甚大。此证根本已虚，实不任柴胡之升提。方中茵陈其性凉而能散，最能宣通少阳之郁热，可为柴胡之代用品。实为少阳病兼虚者无尚之妙药也。况又有芦根亦少阳药，更可与之相助为理乎？此所以不用柴胡亦能愈其寒热往来也。

【赏析】

杨氏女患闭经，卧床不起，将成痨瘵。不慎又染温疹屙急，寒热往来，呈热毒内陷之势。当此外感内伤两剧之际，张氏急清热毒治其标，并滋其真阴兼顾内伤。用寒解汤（石膏、知母、蝉蜕、连翘）清胃府之热，引邪达

表。加参内外兼顾，托邪毒外出，再少加茵陈、芦根宣通少阳。全方三阳经同治而重在阳明，以"邪入阳明之府，则不他传矣"。服方两剂，热毒由内而消，病热趋缓。继而治其本，补肾填精，恢复血脉，方用资生通脉汤加减。方中沙参、山药、龙眼肉滋肾之阴，玄参、芍药、地骨皮退热，枸杞补肝肾，鸡内金运化诸补药之力，使补而不滞。连服四剂胃纳转增，精神稍振。经虽未潮，但小腹时有胀感，此属意中佳兆。再以前方少加活血通经之品，旬日后月信遂见。

《景岳全书》谓"命门为精血之海"。傅青主提出"经本于肾"、"经水出诸肾"的观点。今患者肝肾阴亏，天癸难至，月事也难通调。张氏大补肝肾，方证切合，故效果显著。

案12 处女经闭

天津陈氏女，年十七岁，经通忽又半载不至。

病因 项侧生有瘰疬，服药疗治，过于咸寒，致伤脾胃，饮食减少，遂至经闭。

证候 午前微觉寒凉，日加申时，又复潮热，然不甚剧。黎明时或微出汗，咳嗽有痰，夜间略甚，然仍无妨于安眠。饮食消化不良，较寻常减半。心中恒觉发热思食凉物，大便干燥，三四日一行。其脉左部弦而微硬，右部脉亦近弦，而重诊无力，一息搏逾五至。

诊断 此因饮食减少，生血不足以至经闭也。其午前觉凉者，其气分亦有不足，不能乘阳气上升之时而宣布也。至其晚间之觉热，则显为血虚之象。至于心中发热，是因阴虚生内热也。其热上升伤肺易生咳嗽，胃中消化不良易生痰涎，此咳嗽又多痰也。其大便燥结者，因脾胃伤损失传送之力，而血虚阴亏又不能润其肠也。左脉弦而兼硬者，心血虚损不能润肝滋肾也。右脉弦而无力者，肺之津液胃之酸汁皆亏，又兼肺胃之气分皆不足也。拟治以资生通脉汤，复即原方略为加减，俾与证相宜。

处方 白术三钱，炒　生怀山药八钱　大甘枸杞六钱　龙眼肉五钱　生怀地黄

五钱　玄参四钱　生杭芍四钱　生赭石四钱，轧细　当归四钱　桃仁二钱　红花钱半　甘草二钱

共煎汤一大盅，温服。

复诊　将药连服二十余剂（随时略有加减），饮食增多，身形健壮，诸病皆愈。惟月信犹未通，宜再注意通其月信。

处方　生水蛭一两，轧为细末　生怀山药半斤，轧为细末

每用山药末七钱，凉水调和煮作茶汤，加红蔗糖融化，令其适口，以之送服水蛭末六分，一日再服，当点心用之，久则月信必通。

效果　按方服过旬日，月信果通下，从此经血调和无病。

方解　按水蛭《神农本草经》原无炙用之文，而后世本草谓若不炙即用之，得水即活，殊为荒唐之言。尝试用此药，先用炙者无效，后改用生者，见效甚速。其性并不猛烈，惟稍有刺激性。屡服恐于胃不宜，用山药煮粥送服，此即《金匮》硝石矾石散送以大麦粥之义也。且山药饶有补益之力，又为寻常服食之品，以其粥送水蛭，既可防其开破伤正，且又善于调和胃腑也。

【赏析】

陈氏女十七岁，月闭血枯，饮食减少，潮热咳嗽。因脾胃受伤，生血不足，以至经闭；又阴血不足，内热伤肺，则易生咳嗽。《素问·阴阳别论》谓："二阳之病发心脾，有不得隐曲，女子不月。"张锡纯据此理论创资生通脉汤，治疗室女血枯经闭。阐发其病机曰："夫二阳者，胃腑也。胃腑有病，不能消化饮食，……治之者，自当调其脾胃，使之多进饮食，以为生血之根本。"资生通脉汤以白术、山药、龙眼肉、鸡内金健脾胃，玄参、芍药退热，枸杞、生地、山萸肉补肝肾，桃仁、红花活血通经络。剖析全方，为心脾肝肾同补、阴阳并调之剂。重在补阴，且补中有消，塞中寓通。全方有健脾阳、益胃阴、滋肝肾、通血脉的功用。于本案中，张氏将资生通脉汤稍以加减，去鸡内金、山萸肉，加生赭石、当归者，以鸡内金虽能运脾消食，但因其收涩之性与大便结者不宜，而生赭石则兼能生血、降痰涎、通大便燥

结，并入心中引热下降。故临证之时，尤贵因证因时制宜。

本案治疗方法，采用先行补肝肾、调脾胃，连服二十余剂。待脾醒胃和，气血渐复，生化有源之后，再行活血通经而愈。

案13 血崩证

天津徐姓妇，年十八岁，得血崩证。

病因 家庭不和，激动肝火，因致下血不止。

证候 初时下血甚多，屡经医治，月余血虽见少，而终不能止。脉象濡弱，而搏近五至。呼吸短气，自觉当呼气外出之时，稍须努力，不能顺呼吸之自然。过午潮热，然不甚剧。

诊断 此胸中大气下陷，其阴分兼亏损也。为其大气下陷，所以呼气努力，下血不止，为其阴分亏损，所以过午潮热。宜补其大气，滋其真阴，而兼用升举固涩之品方能治愈。

处方 生箭芪一两 白术五钱,炒 大生地一两 龙骨一两,捣 牡蛎一两,捣 天花粉六钱 苦参四钱 黄柏四钱 柴胡三钱 海螵蛸三钱,去甲 茜草二钱

西药麦角中者一个，搀乳糖五分，共研细，将中药煎汤两大盅，分两次服，麦角末亦分两次送服。

效果 煎服一剂，其血顿止，分毫皆无，短气与潮热皆愈。再为开调补气血之剂，俾服数剂以善其后。

【赏析】

本案为张锡纯治疗血崩症验案之一。徐姓女十八岁，因激动肝火而致血崩不止、大气下陷、阴分亏损。张锡纯创冲气理论，认为凡崩中漏下、月经过多、产妇下血，不论病因何故，皆损及冲任，致冲任不固。当急以益气固冲摄血为法，所立安冲汤、固冲汤均为后世治疗月经过多所常用。"安冲汤"以《内经》"四乌贼骨一藘茹丸"为基础，合白术、黄芪健脾益气以摄血，煅龙骨、煅牡蛎固冲收敛止血，生地凉血敛阴止血而组成。意在挽欲脱之气，护欲竭之阴血，实乃治标救急之法。该方用药最妙在于茜草配海螵

蛸，龙骨配牡蛎。认为"茜草、海螵蛸能通经血"，同时"二药大能固涩下焦，为治血崩之主药也"。而龙骨与牡蛎二药并用，亦同样于收涩之中兼具开通之力。这种涩中有通、通中寓涩的方法十分可取，也正是其"止血不留瘀，化瘀不伤血"思想的体现。笔者曾多次采取上法治疗带下、崩漏，收效都较满意。

张氏用龙牡多喜生用，因其有止血不留瘀的特点，但对血崩之至危极者，认为必须煅用方能取效，且药量至一两，"煎服一剂，其血顿止"。再以调补气血善后。